全国医学院校高职高专教材

医护心理学

（第2版）

主　编　郭争鸣　杨小兵
副主编　郭果毅　梁琼芳
编　者（按姓氏笔画排序）
李　敏（肇庆医学高等专科学校）
李　赢（长沙卫生职业学院）
杨小兵（湖南中医药高等专科学校）
柳小年（常德职业技术学院）
郭少聃（湖南工业大学科技学院）
郭争鸣（湖南中医药高等专科学校）
郭果毅（湘潭职业技术学院）
梁琼芳（肇庆医学高等专科学校）

北京大学医学出版社

YIHU XINLIXUE

图书在版编目（CIP）数据

医护心理学/郭争鸣，杨小兵主编. —2版. —北京：北京大学医学出版社，2011.7（2019.1重印）
（全国医学院校高职高专教材）
ISBN 978-7-5659-0172-0

Ⅰ.①医… Ⅱ.①郭…②杨… Ⅲ.护理学：医学心理学—高等职业教育—教材 Ⅳ.①R47

中国版本图书馆CIP数据核字（2011）第079548号

医护心理学（第2版）

主　　编：郭争鸣　杨小兵
出版发行：北京大学医学出版社
地　　址：（100191）北京市海淀区学院路38号　北京大学医学部院内
电　　话：发行部010-82802230；图书邮购010-82802495
网　　址：http://www.pumpress.com.cn
E - mail：booksale@bjmu.edu.cn
印　　刷：北京瑞达方舟印务有限公司
经　　销：新华书店
责任编辑：张彩虹　**责任校对**：金彤文　**责任印制**：罗德刚
开　　本：787mm×1092mm　1/16　**印张**：14.5　**字数**：374千字
版　　次：2011年7月第2版　2019年1月第3次印刷
书　　号：ISBN 978-7-5659-0172-0
定　　价：35.00元

第二版前言

全国医学院校高职高专教材《医护心理学》第一版自2005年出版以来，已经使用了6年。为了适应医学模式的改变，满足高等护理专业人才培养的要求，加强和重视医护心理学课程教学和教材建设显得越来越重要。为此我们再版修订这本医护心理学教材。

在本教材再版修订过程中，编者坚持以就业为导向，以能力为本位。在内容选择上坚持以高职高专教学大纲为依据，把握内容的深度和广度。理论知识以够用为度，增强了实际应用的针对性，对心理学常用技术如评估测量技术、心理咨询技术、心理治疗技术和心理护理技术等加大了篇幅。为便于学生掌握所学内容，在每章后增加了强化训练习题。为体现教材的科学性、先进性和时代性，教材适当反映了当前医护心理学科的进展。

为配合广大师生计算机辅助教学的需要，学生自学和复习的方便，编者还精心制作了一套学习光盘。除对教材重点难点内容的教学点拨之外，大量彩色图表为学生理解和掌握本课程提供了极大的便利。

本教材再版修订过程中，得到了编者所在单位的大力支持，在此表示衷心的感谢！

参加本教材编写的作者，都是长期在心理学教学一线工作的教师。在编写过程中参阅了国内外大量最新的教材和参考书，同时也渗透了各自在教学、科研中的经验，力争达到形式和内容上的较高水平。但由于我们的学识水平所限，教材中难免出现不足之处，敬请读者在使用过程提出批评。

郭争鸣

2011年4月

目　录

第一章　绪　论

第一节　心理学与心理现象

一、心理学的概念与目标

心理学是研究心理现象及其规律的科学。作为一门科学，心理学的研究目标就是要对心理与行为进行描述、解释、预测和控制。

1. 描述心理与行为　先让我们看一些问题：右脑损伤后会发生哪些行为变化？为什么有的人能一目十行？创造性思维与一般思维有何差别？孤独症儿童对父母的反应是否异常？假如想要回答上述问题，首先就要对每一个问题中提到的每一种行为都有一个详细的描述。描述是在对典型行为观察的基础上所做的记载。描述行为和解释行为并不是一回事。例如，通过观察发现了以下事实：有的人能承受极大的压力或挫折；有人坚信现在的社会是光明的。但是，此时我们还无法解释"为什么"会这样。重要的是，正确的解释始于准确的描述。

2. 解释心理与行为　也就是说明一种心理与行为的产生原因。例如，前面提到一个事实：有人坚信现在的社会是光明的。对这一现象的研究表明，当人们的心中充满光明，看到的就是社会光明的一面，因而他们眼中的社会就是光明的。至此，我们可以给这个令人困惑的现象一个解释了。

3. 预测心理与行为　即要有能力准确地预报可能发生的心理与行为。例如，当你毕业后走上社会的时候，你是踏上一条光明之路还是一条黑暗之路？正如前面所说，你心中充满光明，就会踏上一条光明之途。大多数有此亲身经历的人都知道，这一预测是准确的。心理测量能够帮助我们预测人们在学业、工作或职业生涯中能否成功。

4. 控制心理与行为　一旦提到控制，人们往往容易形成一种似乎威胁个人自由的错觉。心理学中的控制，指的是根据预期结果改变影响行为的条件。例如，一位心理学家建议，对教室的环境精心布置将有助于孩子们更好的学习，这就是在运用行为控制的方法。再如，在帮助一个人克服恐高症的过程中也必须包括控制方法的运用。在飞机的设计中也需要运用行为控制的原理，尽量避免驾驶中失误的发生。研究表明，可以通过运用心理学原理改变人的行为。但是，人类必须理智和人道地运用知识，其中包括心理学知识和其他一切学科的知识。

总之，我们渴望了解行为，上述心理学目标就是这种追求的必然结果。就心理学中许多课题而言，研究的目标就是找出下列问题的答案：①心理和行为的表现是什么（描述）；②心理和行为为什么会发生（解释）；③心理和行为将在什么时候、什么地方、什么情况下发生（预测）；④影响心理和行为的因素有哪些（控制）。

二、心理现象

人的心理现象包括心理活动过程和心理特征两大部分。人类的心理活动绚丽多姿，丰富多彩。人类的心理特征千姿百态，神秘莫测。心理活动和心理特征构成了世界上最复杂的心理现象。心理现象是人人都很熟悉的客观事实。例如，我们看到光亮，听到声音，嗅到气味，尝到滋味，摸到物体的软、硬、凉、热等，这就是人所谓的感觉了。知道听到的是什么发出的声音，看到的是什么物体发出的光亮，嗅到的是什么发出的气味，尝到的是什么东西的滋味，摸到的是什么物体的软、硬、凉、热等，就是人所谓的知觉了。我们不但能够感知事物，而且还能把感知过的或是想到过的事物保留在头脑里，这就是人的记忆。我们头脑里不仅能够记住大量感知形象，而且还能依靠既往经验制作出从未感知过的形象，心理学将这种心理现象称为想象。人不仅能直观地反映事物的形象和表面现象，而且还能通过大脑的分析、综合、抽象、概括、判断、推理等来认识事物的本质特征和事物之间的内在联系和规律，这就是人类独特的高级思维心理。感觉、知觉、记忆、想象、思维都是人对客观事物的认识活动，所以在心理学中把它们统称为认识过程。

人在认识事物的过程中，凡是与自己有关的，总会对它有个态度：符合自己需要、动机、愿望的就产生满意、愉快的态度体验；违背自己需要、动机、愿望的就产生忧伤、愤怒或烦恼等态度体验。心理学将这些复杂多样的态度体验称为情绪和情感。

人不但能认识事物，体验对事物的态度，而且还能为了满足某种需要，自觉地确定目标，制订计划，克服困难，努力达到目的。这正是人的意志过程。

上述认知、情感、意志活动统称三大心理过程（简称知、情、意）。心理过程是心理学研究对象的一部分，也可说是人的心理活动的共同性的部分。

由于每个人的先天素质不一样，后天所处的环境条件和受教育的状况也有差别，各自从事的实践活动又不相同。因此，上述人类共有的心理活动过程具体到每个人身上的表现也就各不相同，这样就形成了一个人不同于他人的个性。个性是心理学研究内容的又一大方面。它包括每个人不同的个性倾向、个性心理特征和自我意识等。

- 心理现象
  - 心理过程
    - 认知过程：感觉、知觉、记忆、想象、思维等
    - 情绪过程：喜、怒、忧、思、悲、恐、惊等
    - 意志过程：自觉确定目标，克服困难，调节自身行为
  - 人格（个性）
    - 人格倾向：需要、动机、兴趣、理想、信念等
    - 人格特征：能力、气质、性格等
    - 自我意识系统：自我认识，自我体验，自我调节等

综上所述，心理学一方面研究人类心理活动的共同性（心理活动过程），另一方面研究个体心理活动的差异性（个性）。这就是人的心理现象。

第二节 心理的实质

人的心理究竟是什么？它究竟是怎样发生的？这是从古至今一直争论不休的问题。唯心主义者认为，心理是独立于人体之外或暂时寄居于人体内的虚无缥缈的灵魂；这种灵魂与物质毫无联系，纯粹是超物质的“绝对精神”。唯物主义者则认为心理是具有物质属性的，是

由物质派生的。不过，古代朴素唯物主义者对心理的理解也不完全正确，有人把心理理解为“气”或微小物质颗粒的组合。庸俗唯物主义者将脑髓分泌思想当成肝分泌胆汁。18世纪以来的旧唯物主义者尽管对心理的实质提出了进步的看法，但受当时物理学特别是力学理论的影响，不理解人的社会实践意义，不理解人的心理的能动性，不理解人的心理是在实践活动中发生的，只是机械地看待人和心理。法国的拉美特利说：“人是一架机器”；狄德罗把人比作一架有感觉的钢琴。17世纪法国著名哲学家笛卡儿最早提出了反射的概念，认为动物和人的一切不随意活动都是反射，这在心理学史上是重大的贡献。但他的反射学说是不彻底的，因为他认为只有无意识的活动是反射，而高级的心理现象如思维等则是居住在松果体里的灵魂的活动，与反射无关。这就使他陷入了二元论的泥潭。

心理实质究竟是什么？只有辩证唯物主义对此做出了唯一正确的阐明。列宁曾经说过，心理是“头脑的功能，是外部世界的反映”。

一、心理是脑的功能

现代科学史证明，心理依赖于脑，神经系统的发展水平决定着心理发展水平，其健康状况制约着人的心理活动，这可从如下三个方面来证明。

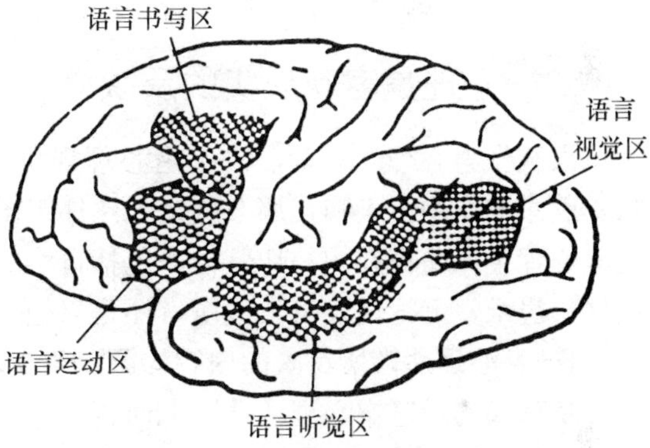

图1-1　大脑皮质功能定位示意图

（1）从经典的解剖生理学方法与知识来看，所有心理活动均与大脑不同部位有着直接联系（图1-1）。通常的做法是刺激动物大脑的一定区域或损毁动物大脑的某一部位观察其心理和行为有何改变。

（2）从物种发生进化史来看，心理是物质发展到高级阶段的产物。达尔文的进化理论认为：地球上最早只有无生命物质，物质发展到一定阶段，才由无机物合成为有机物，形成了有生命的物质——生物。生物又分化为植物和动物。动物发展到一定阶段又产生了神经系统，有了中枢神经系统的动物就开始具有原始的简单的感觉，即心理现象了。随着动物的演化发展，神经系统日渐完善，心理活动也相应地越来越丰富，越来越灵活（图1-2）。动物进化至灵长类，特别是从猿进化到人的过程中，在劳动和语言两种决定性因素的影响下，人脑发展到了特殊的阶段，成为一种结构上最为复杂，功能上极为灵活的“特殊物质”，用现代术语来讲，它是接收、加工和重现信息的器官。它的功能是当代任何先进的计算机都不可比拟的。据估计，一个人的大脑可以容纳全世界图书馆中全部藏书的信息量。各种动物、人的脑重与体重比较见表1-1。

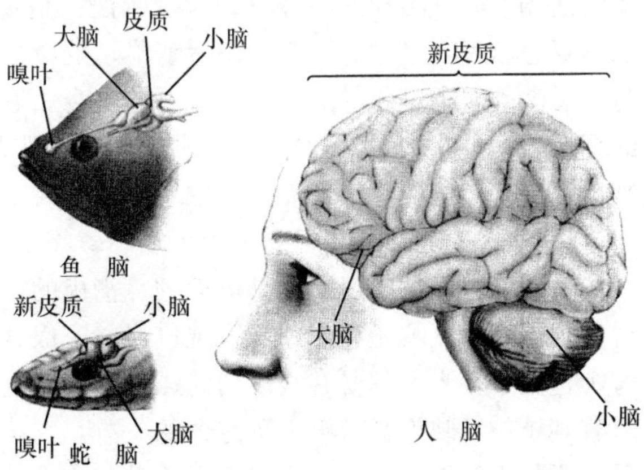

图1-2　鱼、蛇、人大脑与身体比例的比较

表 1-1 各种动物的脑重与体重比较

动物	脑重（g）	体重（g）	脑重/体重
鼠	0.4	200	0.002
熊	400	200 000	0.002
象	5000	2500 000	0.002
狗	120	46 000	0.0026
猩猩	400	90 000	0.0044
人	1400	70 000	0.02

（3）从个体发生发育过程来看，心理的发生和发展也是以脑的发育为物质基础的。大脑解剖学有关资料证明，新生儿的大脑皮质已分为六层，神经细胞的数量与成人相近；但他们的大脑皮质比成人薄，沟回比成人浅，重量也比成人轻。新生儿的脑重量为 390 g，9 个月时可达 660 g，2～3 岁时增加至 900～1000 g，7 岁时达 1280 g，12 岁时与成人的接近。而一个人正是随着其脑的结构不断发育，心理活动才得以不断完善和发展的。

二、心理是客观现实的反映

人脑作为心理的器官，仅仅是心理现象产生的场所，假若没有一定的客观现实作原材料，刺激或作用于大脑，那么脑是无法加工出任何心理活动产品的。所谓客观现实，是指不依赖心理主体而存在的一切事物，包括自然的现实和社会的现实。无论是感觉、知觉，还是记忆、思维，无论是性格、气质，还是兴趣、动机，无一不是客观现实在人脑的反映。

（一）心理活动所反映的内容均源自客观现实

从认知的最基本心理活动感觉而言，一个人尽管具备了眼、耳、鼻、舌等感觉器官，也有完善的大脑等感觉中枢，但看到什么、听到什么、闻到什么、尝到什么，只能由外界环境中的具体事物来决定，而不能由主观意愿所左右。同样，一个人想什么、注意什么、喜欢什么、讨厌什么等心理活动，也都不是无端产生的，而是由我们周围环境的具体事物决定的。

（二）心理是客观现实的主观映象

心理活动就其产生的方式而言，就是客观事物作用于人所引起的高级神经活动，即脑的反射活动。心理活动的内容正如列宁所说：是物质世界的“复写、摄影、摹写、镜像”。或如马克思所说：是“人脑中变位、变形了的物质”。这里所称映象是指客观事物的副本，它与所反映的对象是相像的，但不是对象本身。心理现象的产生，首先是作用于人的客观事物的存在，这种客观事物的存在是不依赖于心理活动的。“没有被反映者，就不可能有反映，被反映者是不依赖反映者而存在的”。

（三）人的心理是积极能动的反映

人对客观事物的反映不是被动的、消极的，也绝不像镜子反映物像一般呆板和固定。人对客观事物的反映是在作用于客观世界、完成各种行动、操纵各种事物的过程中发生的。在这个过程中，人不仅受客观事物的影响，同时也积极作用于客观事物。客观世界的影响是人对客观事物反映中具有根本决定性的一方，它决定和制约着人的一切心理活动和心理特征，但它不是直接地、自动地决定心理活动与心理特征的，而是在人的目的中，即在改造客观世界的活动之中，通过人与客观世界的相互作用实现的。

科学心理学特别强调社会实践是人的心理活动的源泉和基础。长期脱离了社会实践的人，即使有着与常人同样的大脑，也不可能形成正常人的心理活动和心理特征。1920 年印度心理学家辛格在一个深山的狼洞中发现了两个女孩。其中较大的一个女孩七八岁，辛格给她取名卡玛拉。辛格夫妇将其送到孤儿院精心抚养，一心想让其恢复人性。开始卡玛拉一身的狼性，吃饭喝水都是趴在地上舔，此习惯经过两年的矫正才改过来。卡玛拉已经 10 岁了，她还从死鸡肚子里掏肠子吃，晚上还抓着房门像狼一样嚎叫。她被带回来三年半，才刚刚学会直立行走；直到第六个年头，她走起路来还不如 2 岁孩子稳当，尤其一遇到惊吓，马上趴下“四蹄”逃跑。她刚被带回来时根本不会说话，经过两年的训练才学会 4 个词。直到 17 岁时死亡，她才学会 45 个词，智力水平才刚刚抵得上三岁半的孩子。这一事例说明，卡玛拉缺少社会生活条件，失去了人的社会生活环境，没有语言交际，没有使用工具参加劳动的机会，因此她尽管也具备了人的大脑，但却没有人的心理。1984 年 4 月，中国医科大学发现并研究了一个从小与猪经常生活在一起的 10 岁女孩。因为她既与人交往，又经常与猪为伍，所以心理活动方面既有人的行为，又有猪的习性。这个事例就更生动、更具体地说明，心理是客观现实在人脑中的反映。

第三节　心理学简史

一、现代科学心理学的产生

心理学作为一门独立的学科，实际上只有一百多年的历史。公元前 6 世纪至 19 世纪中叶心理学一直孕育在哲学的母体中，此期的心理学可称为哲学心理学。19 世纪中期随着近代自然科学特别是生理学、生物学、心理物理学的发展，1879 年冯特（图 1-3）在德国的莱比锡大学建立了世界上第一个心理实验室。心理学从此由哲学的母体中脱胎换骨，开始成为一门独立的现代科学。有人比喻，科学心理学的产生，哲学是父亲，生理学是母亲，生物学为媒人。经生物进化论的媒介，经验主义和理性主义哲学与生理学（费希纳、穆勒和赫姆霍尔茨）结合，生育的新生儿就是从哲学中分化出来的心理学。

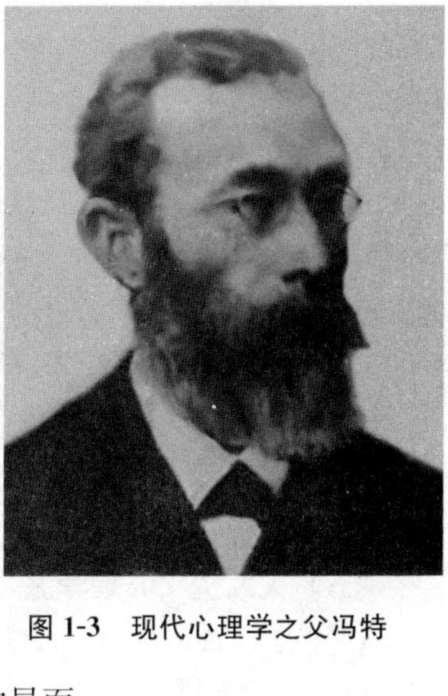

图 1-3　现代心理学之父冯特

心理学在过去一百多年的发展历史中，随着大批哲学家、生理家、医学家和教育家以各自的理论与方法积极投身心理学研究，心理学学术领域形成了百家争鸣、学派林立的局面。

二、当代主要的心理学学术流派

（一）构造主义心理学派

该学派是于 19 世纪末产生于德国，并发展于美国的最早的心理学派。作为该学派的创始人，冯特认为：心理现象可分解为感觉和情感两个主要元素；同时坚信心理过程与大脑的生理过程是两个完全独立的系统。因此构造主义心理学派的心身平行论属于典型的唯心主义二元论。

（二）心理动力学派

心理动力学派又称精神分析学派，是在19世纪末和20世纪初由奥地利精神内科医生弗洛伊德（图1-4）创立的一个影响非常广泛的学派。弗洛伊德提出了自我、本我、超我的三重人格理论，潜意识理论和心理防御理论等，并创立了自由联想和梦的解析等精神分析疗法。

（三）生理心理学学派

生理心理学是一门介于心理学和生理学之间的交叉学科。生理心理学学派以美国生理学家坎农为主要代表，其主要理论有情绪心理学和应激理论。应激理论被认为是20世纪医学领域的重大进展。

（四）行为主义心理学派

行为主义心理学派是由美国心理学家华生（图1-5）于1913年创立，并由斯金纳等人发展的一个心理学派。行为主义心理学派主张心理学研究的对象应该是看得见、摸得着的行为，而不是看不见、摸不着的意识。通过对外显行为的实验研究，不仅产生了刺激-反应的公式来解释行为的理论，同时也促成了以后许多关于外部奖励和惩罚对人类行为影响的重要发现，成为行为治疗的重要理论起点。

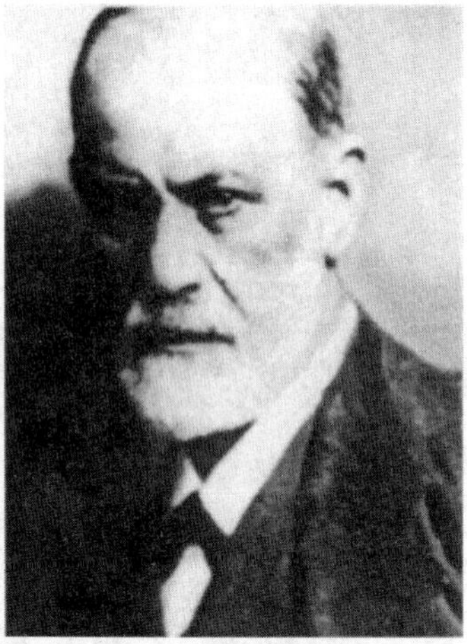

图1-4 精神分析的创始人弗洛伊德

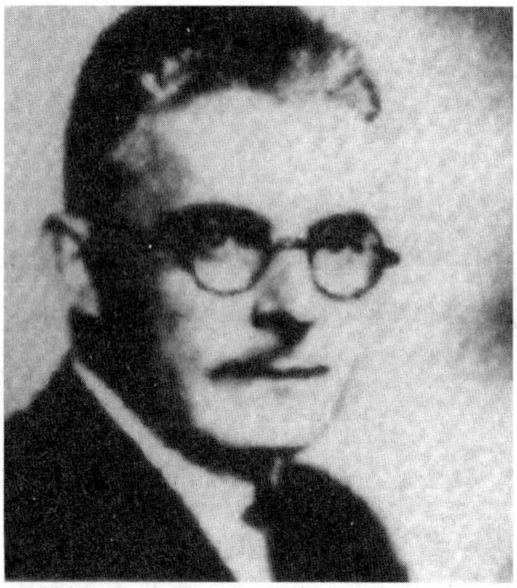

图1-5 行为主义心理学派代表华生

（五）人本主义心理学派

1950年以后，美国心理学家罗杰斯（图1-6）和马斯洛（图1-7）创立了人本主义心理学，掀起心理学研究的“第三次浪潮”。该学派反对行为主义只注重行为而忽视意识的观点，同时也反对精神分析只注重患者心理而忽视正常心理的主张，认为心理学研究应该注重人的价值、尊严、创造力与自我实现等；在心理治疗方面创立了来访者中心疗法，对医学心理学发展影响很大。

（六）认知主义心理学派

20世纪50年代，随着计算机的发明和计算理论研究的深入，美国心理学家奈塞尔主张以信息加工理论、综合整体的观点研究人的复杂的认知过程。1967年他的著作《认知心理学》公开出版发行，意味着认知心理学正式登上心理学的舞台。

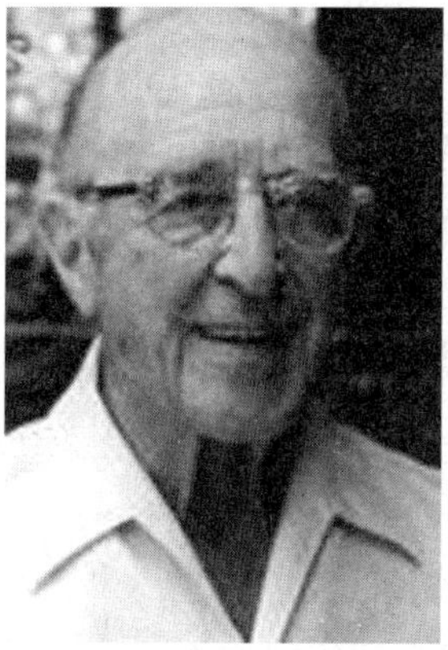

图 1-6　来访者中心疗法创始者罗杰斯

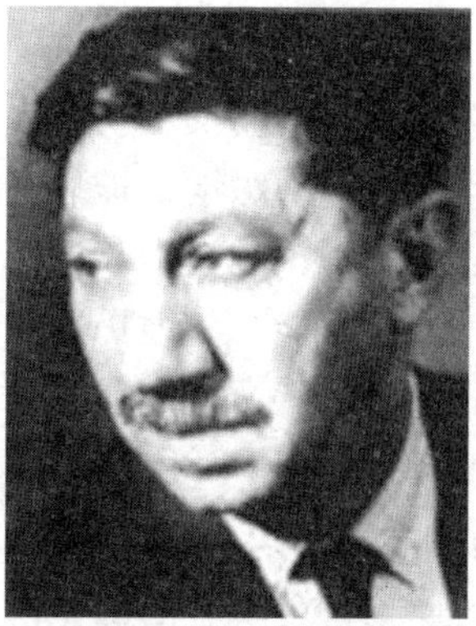

图 1-7　提出需要层次和自我实现理论的马斯洛

第四节　医护心理学概述

一、医护心理学的概念

医护心理学是一门心理学与临床医学、护理学相结合的交叉学科。作为一门新兴的边缘科学，医护心理学主要研究心理变量与健康和疾病变量之间的关系，着重研究解决医学领域中的疾病与健康的心理行为问题。从医学的角度而言，医护心理学研究临床医学和护理学中的心理行为问题，包括各种患者的心理行为特点、各种疾病的心理行为变化等；从心理学的角度而言，医护心理学研究如何把心理学的系统知识和技术应用于医学各方面，包括在疾病过程中如何应用有关心理行为学知识和技术进行科学诊断、预防、治疗和护理等。

二、医护心理学的学科范畴

医护心理学的学科范畴非常广泛，几乎涉及所有医学及护理领域。概括起来，主要有以下几方面：

1. 研究临床情境下医生、护士、患者心理活动发生、发展及变化的规律。
2. 研究心理与生理的相互作用规律及其具体机制。
3. 研究心理及行为因素在疾病发生、发展、诊断、治疗、康复以及健康保持过程中的作用规律。
4. 研究各种疾病过程中的心理与行为变化及干预方法。
5. 研究心理行为的生物学和社会学基础及其在健康和疾病中的意义。
6. 研究如何将心理行为学知识和技术有效地应用于临床诊断、治疗、护理和预防等各方面。

三、医护心理学的学科性质

医护心理学首先是医学与护理学的一门基础学科，同时又是一门医学与心理学相互交叉的边缘学科，而且还是心理学的一门临床应用分支学科。

（一）基础学科

医护心理学揭示心理行为的生物学和社会学基础、心理活动和生物活动的相互作用以及心理行为对健康和疾病的发生、发展、转归、预防的作用规律，寻求人类战胜疾病、保持健康的基本心理途径，为医学、护理事业提出心身相关的辩证观点和科学方法，因而是医学生的一门基础理论课程。医学生掌握医学心理学知识，就像掌握解剖学、生理学、药理学等基础医学知识一样，将能有效地扩大自己的知识面，能从心理学和生理学两个角度全面地认识健康和疾病，认识患者，在今后临床医学护理实践中能自觉地遵循心理行为的基本规律，更好地为患者服务。

（二）边缘学科

医护心理学与许多现有的医学院校的基础医学、临床医学、预防医学和康复医学等有关课程相互交叉、相互联系。首先，医护心理学与基础医学课程中的分子生物学、生理学、病理学、免疫学等有着十分密切的联系或交叉关系。例如，其中行为的神经学基础和心身疾病中介机制等医护心理学内容，涉及生理学和神经科学等学科知识。其次，医护心理学与临床医学的内科、外科、妇产科、儿科、五官科、神经内外科、精神科等各科也均有密切联系，存在着许多交叉的研究课题和应用领域。例如，A 型行为的测量评估和矫正技术主要与内科的心血管病领域有关；在外科主要涉及应激性医学操作的心理行为干预；行为矫正则对儿科患者有特殊意义。再次，医护心理学与预防医学和康复医学课程同样有着十分广泛的联系。例如，心理健康指导与预防医学密切相关，危机干预则与康复医学相互交叉。正因为如此，我们在学习医护心理学的过程中必须自觉地将本课程有关知识与基础医学、临床医学、康复医学和预防医学等有关课程知识相联系，加强医护心理学课程知识与这些课程知识之间的沟通。另一方面，医护心理学只有与上述这些学科密切结合，开展协同研究，其本身才会得到深入的发展。

（三）应用学科

作为心理学的应用分支学科，医护心理学将心理行为科学的系统知识，包括理论和技术，结合医学与护埋实践，具体应用到包括医院、疗养院、康复中心、防疫机构、健康服务中心、企事业和学校的保健部门以及某些特殊群体等领域中。高职高专的医学生掌握医护心理学的知识和各种技能，就像我们掌握生物医学课程中的放射学、病理学、临床药理学、急救医学等临床应用课程知识和技能一样，不论将来从事何种医学专业工作，都将会在实际工作中得到应用，成为生物医学防治与护理手段的一个重要补充。

四、医护心理学的主要分支与相关学科

（一）生理心理学

主要研究心理现象的生理机制，其内容包括神经系统的结构和功能，内分泌系统的作用，本能、动机、情绪、睡眠、学习和记忆等心理和行为活动的生理机制等。生理心理学是理解行为和经验的生物学规律的科学，也可以称为心理生物学。在生理心理学中将专门研究大脑与心理活动的具体关系（如心理活动的大脑机制问题）的分支称为神经心理学。神经心理学又可进一步细分为实验神经心理学和临床神经心理学。

（二）心理生理学

主要研究心理行为对机体生理生化过程的作用与影响。一般来说，心理生理学研究的刺激变量是心理和行为活动，应变量是生理或生物学变化过程，例如研究心理刺激条件下人体生理功能的改变过程，研究“放松”训练或生物反馈对生理功能的影响等。心理生理学研究成果为医学心理学的心身中介机制提供了许多基本理论依据，是医学心理学的重要基础分支。

（三）临床心理学

主要研究和直接解决心理学临床问题，其内容包括心理评估、心理诊断、心理咨询和心理治疗等具体工作。其目的侧重调整和解决人类的心理问题，改变和改善人们的行为方式，以及最大限度地发挥人的潜能。也有人将行为医学归于临床心理学的一个新领域。从事临床心理学工作的人称为心理医生，在西方发达国家心理医生遍布学校、医院、商业、法律、政府、军事等部门。

（四）护理心理学

是医护心理学在护理工作中的分支，研究在护理情境下护士及患者心理活动的发生、发展及其变化规律，研究护理工作中的心理学问题，包括心理测量、心理咨询与心理治疗在护理领域中的应用。

（五）心身医学

心身医学研究心身疾病的病因、发病机制、诊断、治疗和预防，研究生理、心理和社会因素相互作用及其对人类健康和疾病的影响。因此，可将心身医学看做是医学心理学的一个分支。某些心身医学专著扩大了其范围，内容几乎涉及目前医学心理学各领域。这样，心身医学与医学心理学就几乎成为相似学科了。

（六）行为医学

行为医学是综合行为科学和生物医学知识的交叉学科，研究有关健康和疾病的行为科学和生物医学的知识和技术，并将这些知识和技术应用于疾病的预防、诊断、治疗和康复。根据广义的行为概念，行为医学研究内容显然近似于甚至超过医学心理学的范围，故两者几乎是相似学科。狭义的行为医学作为医学心理学的一个分支，主要是研究行为治疗方法在医学临床中的应用；研究常见的不良行为如烟瘾、酒瘾、多食肥胖或A型行为等。

（七）康复心理学

研究解决伤残、慢性病患者和老年人存在的心理行为问题，促使他们适应工作、生活和社会，从而尽可能降低其生理、心理残障程度。

（八）缺陷心理学

研究心理或生理缺陷者的心理学问题，例如通过指导和训练，使伤残者在心理和生理功能方面得到部分补偿，因而其与康复心理学关系密切。显然，上述这两门近似的学科可看作是医学心理学在康复医学中的分支。

第五节　医护心理学研究方法

任何一门新兴学科都有收集资料、验证假设、形成理论的系统研究发展过程。其中研究方法起了关键的作用，新兴的医护心理学更是如此。为了促进医护心理学的迅速、健康发展，重视和创新研究方法显得尤其重要。根据医护心理学研究的方式、方法、对象、时间、场所的不同，可以将其研究方法做出大致的分类。

一、观察法

观察法是通过对研究对象的观察和分析，研究其心理行为规律。观察法的优点是可以取得被试者不愿意或者没有能够报告的行为数据（除内省法），缺点是观察的质量很大程度上依赖于观察者的能力。而且，观察活动本身也可能影响被观察者的行为表现，使观察结果失真。观察法在心理评估、心理治疗、心理咨询中广泛使用。

观察法又可进一步分为主观观察和客观观察、自然观察和控制观察、日常观察和临床观察、直接观察和间接观察等。

1. 主观观察法与客观观察法

（1）主观观察法　是个人对自己的心理进行观察和分析研究，传统上称为内省法。用内省法进行心理研究是心理学的特殊性质所决定的。但这种方法存在较大的局限性，因为只有当事人自己的体验，影响对结果的验证、推广或交流。

（2）客观观察法　是研究者对个体或群体的行为进行观察和分析研究。科学心理学广泛采用客观观察法进行研究。客观观察法要求按严格的客观规律忠实地记录，以正确地反映实际情况，并对观察的结果进行科学地分析，用以解释心理实质。

客观观察法和主观观察法相互配合，取长补短，是医学心理学临床研究的重要方式。

2. 自然观察法与控制观察法

（1）自然观察法　是在不加控制的自然情景中对个体行为作直接或间接的观察研究。例如对某些儿童的日常行为进行观察记录。

（2）控制观察法　是在预先设计的一定情景中对个体行为作直接或间接的观察研究。例如将被试者带到统一布置好的情绪气氛环境（或刺激情景）之中，观察记录他们进入情景后的行为活动特点，以分析其心理、行为或生理反应。

自然观察法的优点是不改变个体的自然生活条件，因而其行为反应真实可靠；控制观察法更快速，所得资料容易作横向比较分析，但由于设计的情景容易对被试者产生影响，故不易反映真实情况。

3. 日常观察法与临床观察法

（1）日常观察法　是对处于正常社会生活中的健康人群进行观察记录，并获取资料进行分析研究。

（2）临床观察法　是通过医学临床的观察记录而获取资料进行分析研究，是医学心理学的重要研究手段。例如临床神经心理学可通过对脑局部损伤患者或脑手术患者的行为观察和分析进行研究；变态心理学主要通过对临床患者的异常行为的观察和分析进行研究；心身疾病的许多资料也来自临床观察。

二、调查法

调查法是通过晤谈、访问、座谈或问卷等方式获得资料，并加以分析研究。

1. 晤谈法、访问法和座谈法　通过与被试者晤谈，了解其心理信息，同时观察其在晤谈时的行为反应，以补充和验证所获得的资料，进行记录和分析研究。晤谈法的效果取决于问题的性质和研究者本身的晤谈技巧。晤谈法应用于临床患者，也应用于健康人群，在心理评估、诊断、治疗、咨询、病因学等研究中均被广泛采用。科研中常在访问调查过程中完成预先拟定的各种调查问题并作记录。

座谈也是一种调查访问手段。通过座谈可以在较大范围内获取有关资料，以供分析研究。例如冠心病患者康复期的心理行为问题可以通过定期与其家属座谈的方式进行分析研究。

2. 问卷法　在许多情况下，为了使调查不至于遗漏重要内容，往往事先设计调查表或问卷，当面或通过邮寄供被调查者填写，然后收集问卷，对其内容逐条进行分析研究。例如调查住院患者对护理工作是否满意，哪些满意，哪些不满意等。问卷调查的质量决定于研究者事先对问题的性质、内容、目的和要求的明确程度，也决定于问卷内容设计的技巧性以及被调查者的合作程度。例如，问卷中的问题是否反映了所要研究问题的实质、设问的策略是否恰当、对回答的要求是否一致、结果是否便于统计处理以及内容是否会引起被调查者的顾虑等。问卷调查法简便易行，信息容量大，但特别要注意结果的真实程度。另外，对调查资料的分析和总结，要坚持科学态度。问卷调查法在目前国内医学心理学研究工作中被广泛使用。

三、测验法

在医学心理学研究工作中以心理测验作为心理或行为变量的主要定量手段。测验法使用经过信度、效度检验的现成量表，例如人格量表、智力量表、症状量表等。心理测验种类繁多，必须严格按照心理测量科学规范实施，才能得到科学的结论。心理测验作为一种有效的定量手段在医学心理学研究中被普遍使用。

四、实验法

实验法是对某一变量进行系统的操作，从而研究这种操作对于心理、行为或生理过程的影响规律。实验法通常运用刺激变量和反应变量来说明被操作的环境因素和所观察记录到的心身变化，同时还应密切注意控制变量的影响。

（一）实验技术

由于医学心理学的学科特点，其实验技术可涉及社会学和生物学各方面。许多新科学领域的飞速发展，已为医学心理学实验研究提供了许多前沿研究手段。①DNA 重组技术及聚合酶链反应（PCR）技术和基因识别、测序、基因组制图等，已广泛应用于阿尔茨海默病（AD）、心境障碍、强迫症和注意缺陷障碍等精神障碍的病因、病理研究。②计算机断层扫描（CT）、磁共振成像（MRI）和正电子发射断层成像（PET）等脑影像技术，可通过对脑组织结构分析、脑功能代谢分析等途径，有效探索精神异常的发生机制。③神经电生理中的脑电图及相应的睡眠脑电图、脑地形图、诱发电位等，可用于各种复杂心理因素（如准备、期待、注意、动机及觉醒）的研究。④心理应激测试技术是借助一些心理作业（如问题解决、信息处理、情感状态、厌恶或痛苦等作业）作为应激原，同时配合各种生物参数的记录，开展各系统的心理生理研究。以多学科的成果，建立脑的高级神经网络理论，可作为研究脑的高级功能的技术思路，具体涉及脑的功能系统、神经网络、大脑皮质联系的组织原则、神经信息的编码等方面。

（二）实验方式

根据其实施方式，实验法可分为实验室实验和现场实验。

1. 实验室实验 使用实验室条件，严格控制各种无关变量，借助各种仪器和设备，精确观察和记录刺激变量与反应变量，以分析和研究其中的规律。实验刺激变量可以是自然的如声、光等刺激，也可以是生物的如刺激脑的特定区域、注射某些生物活性物质等。反应变量是生物的如血压、体温、皮肤电、心电、脑电等反映内脏功能改变的指标。上述各类变量可结合交叉使用。实验室实验最大的缺点就是心理活动作为一种变量易受许多因素的影响，人类被试者更是如此。

2. 现场实验 这是在临床工作、学习和其它生活情景中，尽量使现场条件单一化，适当地对研究对象的某些变量进行操作，观察其有关的反应变量，以分析和研究其中规律的实验方式。对研究对象的临床实验就是现场实验研究之一，对医学心理学有重要的意义。例如，神经心理学通过临床的脑部实验（在脑手术允许条件下）取得了许多宝贵的资料，其中关于裂脑患者的研究为大脑优势半球说做了重大修正；心身医学的许多资料也是通过临床实验法所取得的，许多心身疾病的诊断和分型以及心身相互作用的研究，也多来自临床实验。近年来，临床检查技术的迅速发展，如电子计算机在临床诊断中的应用，为医学心理学的临床实验研究提供了较多的便利条件。许多现场实验研究也可以在生活情景中进行，例如对一组幼儿实施连续三年的行为学干预，同时记录其有关心身变量并与未干预组做比较，证明该干预方法对幼儿的心身发展各指标有重要意义。

第六节 研究和学习医护心理学的意义

医学院校之所以要开设医护心理学课程，主要与现代医学所面临的疾病谱的变化和医学模式转变有着实质性的联系。如果我们以简单的方式回答为什么要学习医护心理学这门新学科，可以说这就是适应现代医学模式从生物-医学向生物-心理-社会医学转变的需要。但要较详细地解答这一问题，必须从医学模式为什么要转变、新的医学模式与医学心理学在健康和疾病观上的一致性等方面进行讨论。

一、医学模式

所谓医学模式，大致是指医学的一种主导思想，它是某一时代的各种医学思想的集中反映，包括疾病观、健康观等。医学模式影响着医学工作的思维及行为方式，使它们带有一定倾向性的、习惯化了的风格和特征，从而也影响医学工作的结果。

二、医学模式的演变

1. 神灵主义医学模式 在远古的原始社会（约万年前），由于生产力极度低下，科学技术思想还未确立，人类对自然和生命缺乏认识，对疾病与健康的理解均是超自然的。人们认定上帝主宰着自己的生命与健康。因此，当时的病因学认为所有疾病都是由于触犯了神灵，天谴神罚造成的。治疗方法也就局限于祈求神灵，驱魔赶鬼。在一些偏远山区和部落中尚保留这种医学模式的痕迹。

2. 自然哲学医学模式 随着人类社会的进步，人们对自然的了解有所增加，对自身生命的理解也有所加深。大约在公元前三千年，在祖国哲学著作中开始出现“天人合一”、“天人相应”的观点。此期，人们将生命活动与自然现象进行分析，认为疾病产生的主要原因是阴阳平衡的紊乱导致的。因此，治疗学主要采用来自自然界的植物、动物和矿物等天然药物调节阴阳平衡。

3. 机械论医学模式　14 世纪以来，随着西方工业革命的推动和实验科学的兴起，人们对自身生命活动的认识水平也有了进一步提高。以笛卡儿发表其《动物是机器》为标志，将人体各系统的结构和功能看成是一部机器，将心脏看成抽水机，将肺看成鼓风机，将胃看成研磨机。其病因学就是机械故障，治疗学就是维修机器。

4. 生物-医学模式　现代西方医学是在自然科学冲破中世纪宗教黑暗统治以后迅速发展起来的。随着自然科学各个领域不断取得进展，医学家广泛地采用物理学、化学等学科的先进理论和技术，对人体进行步步深入的研究。医学科学出现诸如哈维的实验生物学和魏尔啸的细胞病理学。人们对自己身体的认识水平不断提高，从整体到系统、器官，直至现在的亚细胞和分子水平。在这几百年中，人们对病原的认识大大地向前迈进了一步，在防治某些生物源性疾病特别是控制长期危害人类健康的传染病方面，成绩尤为巨大。例如，在 20 世纪初，世界上大多数国家的主要死亡原因还是传染病，死亡率高达 580/10 万，而此后，大多数国家的传染病死亡率逐渐下降，直至 30/10 万以下。

不过，西医在发展过程中也受到某些不利因素的影响。由于长期受心身二元论和自然科学发展时期的分析还原论的影响，经典的西方医学习惯于将人看成是生物的人，忽视人作为社会成员的一面。在实际工作中，重视躯体的因素而不重视心理和社会的因素；在科学研究中较多地着眼于躯体的生物活动过程，很少注意行为和心理过程，忽视后者对健康的作用。正如恩格尔所指出的，经典的西方医学将人体看成一架机器，疾病被看成是机器的故障，医生的工作则是对机器的维修。可见，经典的西方医学还是停留在生物科学方面。这种医学模式被称为生物-医学模式。

5. 生物-心理-社会医学模式　与 20 世纪初相比，随着生物因素引起的疾病如传染病逐渐被控制，目前人类死亡谱的结构已发生了显著的变化（表 1-2）：心脏病、恶性肿瘤、脑血管病、意外死亡等已取代传染病成为人类的主要死亡原因。据分析，目前人类死亡的前十种原因中，约有半数直接或间接与吸烟、酗酒、滥用药物、过量饮食与肥胖、运动不足和对社会压力的不良适应等生活方式有关。这就是所谓的行为危险因子。这些行为危险因子与心理、社会因素直接有关，应该说是心理、社会因素造成了行为问题。研究证明，现代生活节奏的不断加快，例如技术更新迅速、职业技能容易落伍等，对人的内部适应能力包括保持心理的健全和情绪的平衡提出了更高的要求。结果人遭受到的心理、社会因素的挑战有相对增加的趋势。这是近代某些疾病包括心理疾病发病率升高的另一重要原因。通过近几十年的许多生物行为科学研究，人们对心理、社会紧张刺激造成躯体疾病的中介机制有了较深入的了解和认识。诸如生物反馈、自我放松训练、认知行为矫正等行为技术的发展，从实验和临床应用角度雄辩地证明，心理活动的调节对维持健康具有不可忽视的作用。随着人类物质文明的发展，人们对心身舒适的要求也在不断提高，迫切需要医生在解决其躯体疾病造成的直接痛苦的同时，也帮助他们减轻精神上的痛苦。就是说，人们追求生活质量的提高，其中也包括心理上的舒适和健全。这些都给医学提出了新的研究课题和工作任务。

表 1-2 我国前 10 位主要疾病死亡原因顺位变化表

死因顺位	1957 年	1975 年	1984 年
1	呼吸系统疾病	脑血管病	心脏病
2	急性传染病	心脏病	脑血管病
3	肺结核	恶性肿瘤	恶性肿瘤
4	消化系统疾病	呼吸系统疾病	呼吸系统疾病
5	心脏病	消化系统疾病	消化系统疾病
6	脑血管病	肺结核	外伤
7	恶性肿瘤	外伤	肺结核
8	神经系统疾病	传染病	中毒
9	外伤与中毒	泌尿系统疾病	泌尿系统疾病
10	其他结核病	中毒	传染病
占总死亡数比例（%）	61.49	83.94	88.42

这使人们逐步认识到以往的生物-医学模式已不足以阐明人类健康和疾病的全部本质。疾病的治疗也不能单凭药物或手术。人们对于健康的要求已不再停留在身体无病的水平，而是更进一步追求心身的舒适和协调。于是，新的生物-心理-社会医学模式被提出来。恩格尔 1977 年在《科学》杂志上发表的《需要一种新的医学模式：对生物-医学的挑战》一文，对这一新医学模式作了强有力的分析和说明。与传统的生物-医学模式不同，生物-心理-社会医学模式是一种系统论和整体观的医学模式，它要求医学把人看成是一个多层次的、完整的连续体，也就是在健康和疾病问题上，要同时考虑生物的、心理和行为的以及社会的各种因素的综合作用。

三、生物-心理-社会医学模式对健康和疾病的认识

1. 人是一个完整的系统，通过神经系统保持全身各系统、器官、组织、细胞活动的统一。因而任何在健康和疾病上只重视被分解了的各个器官或系统，忽视作为整体的人，或者只将各个器官、系统割裂开来看待，忽视它们之间的整体联系的观点，都被看成是医学指导思想上的失误。

2. 人同时有生理活动和心理活动，心、身是互相联系的。心理行为活动通过心身中介机制影响生理功能的完整，同样生理活动也影响个体的心理功能，因此在研究健康和疾病问题时，应同时注意心身两方面因素的影响。

3. 人与环境是密切联系的，人不仅是自然的人，而且也是社会的人。社会环境因素，例如文化背景、职业、家庭、人际关系以及自然环境因素，例如气候、污染、瘟疫等都对人的心身健康产生影响。

4. 心理因素在人类调节和适应的功能活动中有能动的作用。人作为一个整体要对包括社会环境、自然环境和个体的内环境随时做出适应性调整，以保持健康水平。在这种调整适应过程中，人不能总是被动的，而是可以通过认识和行为操作做出一些主动的适应性努力。例如人对社会环境因素包括人际冲突等的认识和评价，可以改变这些因素对个体影响的性质和程度；又如，人通过调整自己的行为方式包括回避、改造自然环境而改变自然因素对自身的影响；再如，人也可以通过包括松弛训练、行为矫正等改变体内的心理生理过程。

上述关于健康和疾病的四方面的认识，也就是医护心理学关于健康和疾病的理论观点。应该这样认为，医护心理学等学科的发展促进了生物-心理-社会医学模式的出现，同时新的

医学模式也对医护心理学的发展有重要指导意义。

四、医护心理学与医学模式转变

19 世纪末，西医作为一门现代科学传入我国。在相当长一段时期，生物-医学模式在我国医学界逐渐占据了支配地位。目前，我国人口的死亡原因与发达国家一样也发生了根本性变化，与心理、社会因素密切相关的一类疾病即心身疾病的死亡率已跃居首位。我国广大人民对医疗的需要也已开始向高层次发展。为适应形势发展的需要，我国医学模式也必须尽快地向生物-心理-社会医学模式转变。

为了促进我国医学模式的转变，从 20 世纪 80 年代初开始至今，国内的各层次医学院校已经全面开设了医护心理学课程。医学生和医护工作者通过各种途径系统学习医护心理学等有关学科知识，对促进医学模式的转变起到了很大的推动作用。

强化训练习题

一、选择题

1. 根据医护心理学的基本观点，人体的疾病主要由以下哪一因素引起
   A. 生理因素
   B. 心理因素
   C. 社会因素
   D. 综合因素
2. 学习医护心理学的主要目的不包括以下哪项
   A. 促进医学模式转变
   B. 树立人的整体观认识
   C. 提高临床医疗水平
   D. 提高用药水平
3. 下列哪项不是生物-心理-社会医学模式的特征
   A. 关注与心理、社会因素有关的疾病日益增多的趋势
   B. 全面了解患者，包括他们的心理状态，是诊疗护理的重要前提
   C. 心理状态的改变常为机体的功能改变提供早期信息
   D. 强调药物治疗的重要性
4. 现代心理学的创始人是
   A. 洛采
   B. 冯特
   C. 惠特曼
   D. 卡特尔
5. 下列哪项不是医护心理学的任务
   A. 研究药物在治病过程中的作用
   B. 研究疾病发生发展和变化过程中心理因素的作用规律
   C. 研究人格特征或行为模式在疾病发生和康复中的意义
   D. 研究心理与生理相互作用规律及其具体机制
6. 和临床或基础医学的其他学科相比，医护心理学研究的特点是
   A. 概念和变量难以精确地界定
   B. 心理现象受主观随意性影响很大
   C. 医护心理学研究常涉及多种因素
   D. 以上均是
7. 巴甫洛夫的经典条件反射理论是以下哪一心理学学派的基础
   A. 心理生理学
   B. 心理动力学
   C. 认知主义学派
   D. 行为主义学派

8. 每个人“都有向着健康和积极意志、向着成长的冲动或向着人的潜能自我实现的冲动”。这是哪一个学派的基本理论
   A. 精神分析学派
   B. 行为主义学派
   C. 人本主义学派
   D. 认知主义学派
9. 行为主义学派的基本观点是
   A. 人人都有自我实现的愿望
   B. 行为和心境障碍与适应不良性认知有关
   C. 所有行为的产生都是学习得来的
   D. “冰山”下潜意识决定一切行为
10. 测验法注重
   A. 对心理品质作量的研究
   B. 对心理过程的研究
   C. 对人格发展和形成历程的调查
   D. 对人的行为作自然观察
11. 不属于医护心理学的分支学科的是
   A. 临床心理学
   B. 社会心理学
   C. 神经心理学
   D. 护理心理学
12. 精神分析学派的基本观点是
   A. 人人都有自我实现的愿望
   B. 行为和心境障碍与适应不良性认知有关
   C. 所有的行为和情感都是学习得来的
   D. “冰山”下潜意识决定一切行为
13. 需要层次理论是谁提出的
   A. 罗杰斯
   B. 马斯洛
   C. 阿德勒
   D. 弗洛伊德
14. 以下哪项不属于心理活动范畴
   A. 意志特征
   B. 认知过程
   C. 情绪特征
   D. 人格特征
15. 人的心理的实质是
   A. 心脏的功能
   B. 脑的功能
   C. 自主神经系统的功能
   D. 个性特征

二、是非题

1. 心理现象包括心理活动和个性心理。
2. 心理学是研究生命活动及其规律的科学。
3. 美国心理学家华生认为潜意识是影响人的心理与行为的最重要的因素。
4. 马斯洛对心理学的主要贡献在于他提出了需要的五个层次理论。
5. 调查法主要包括访问法和问卷法。
6. 生物-心理-社会医学模式从根本上否认了生物因素对人的健康的作用。
7. 心理学不仅要描述心理与行为，还要解释、预测和控制心理与行为。
8. 医护心理学既是一门基础学科，又是一门应用学科。

三、问答题

1. 试述健康的概念与医学现代模式的关系。
2. 为什么说心理是脑的功能？
3. 学习医护心理学的重要性在哪里？

（湖南中医药高等专科学校 郭争鸣）

第二章　认知过程

认知过程又称认识过程，包括感觉、知觉、记忆、思维、想象和注意等，是人们获取知识经验的过程。人类通过认知过程，能动地反映着客观世界的事物及其关系，从而为人们认识环境和改造环境提供依据。

现代认识心理学以信息加工的观念来解释认知过程，认为认知过程就是信息的接受、编码、贮存、提取和使用的过程。

第一节　感觉和知觉

一、感觉

（一）感觉的概念及意义

感觉是人脑对直接作用于感觉器官的客观事物的个别属性的反映。如对光波、声波、气味、物体表面的光滑与粗糙的反映而产生视觉、听觉、嗅觉和触觉等。

感觉是一种最简单、最基本的心理现象。只有通过感觉，人们才能获得外界的各种信息。一切较高级、较复杂的心理现象，如知觉、记忆、思维、情绪、意志等，都是在通过感觉获得的材料的基础上产生的。人类加工信息的过程，就是从感觉开始的。

首先，感觉提供了内外环境的信息。通过感觉，人们获得了内外环境的各种信息，以帮助人们认识事物的各种属性以及自身的状态。其次，感觉是保持信息平衡，维持正常心理活动的必要条件。任何信息过载或信息不足都会破坏这些平衡，给人的生理和心理活动带来严重的不良影响。例如，加拿大心理学家赫布等人在 1954 年进行了著名的“感觉剥夺”实验。实验中，被试者被分别孤单地关闭在与外界隔绝的暗室里，戴上隔离套，躺在舒适的床上百般无聊地昏睡或胡思乱想，吃喝也不用移动手脚。被试者在感觉被剥夺后，心理活动发生异常，出现注意力不集中、思维不连贯，甚至产生了幻觉，感到难以忍受的痛苦。实验结束后，每个被试者的生理和心理都有不同程度的损害。实验表明，感觉对维持人的正常生存和心理活动是十分重要的。再次，感觉是人类全部心理现象的基础，是人认识客观世界的第一步，是一切知识的来源。如果没有感觉提供的信息，人类的信息加工过程和其他较高级的较复杂的心理活动就无法进行。

（二）感觉的生理基础及种类

1. 感觉的生理基础　感受器或感觉器官将感受到的不同形式刺激所含的能量转换成相应的神经冲动，后者沿一定的神经传入通路到达大脑皮质的特定部位，从而产生相应的感觉。由此可见，感觉的产生都是通过以上三个特定的部分共同活动而产生的。这三个部分称为感觉分析器。它们各部分的作用是：①感受器或感觉器官，接受外界刺激，并将刺激的能量转换为神经冲动；②神经传入通路，把神经冲动传到大脑皮质的特定部位；③大脑皮质的特定部位（感觉中枢），将传入信息分析综合，产生特定的感觉。

2. 感觉的分类 根据获取信息的来源不同，感觉可以分为两类：①外部感觉，是感受器或感觉器官对外部信息个别属性的反映。外部感觉又可分为远距离感觉和近距离感觉。远距离感觉包括视觉、听觉和嗅觉，它们由与机体有一定距离的刺激引起，对人类的生存有重要意义。其中视觉是人类最重要的一种感觉，在人脑所获得的外界信息中，至少有70%来自视觉。近距离感觉由机体表面或邻近的刺激引起，包括味觉和皮肤感觉。皮肤感觉又可分为触觉、温度觉和痛觉。②内部感觉，是感受器或感觉器官对机体内部信息的反映，如运动觉、位置觉、平衡觉及各种内脏感觉等。

（三）感受性和感觉阈限

感受性是感觉器官对适宜刺激的感觉能力。感受性的衡量指标是感觉阈限。刺激必须达到一定强度才能引起人们的感觉。能引起感觉的最小刺激强度称为感觉阈限。感受性与感觉阈限成反比，感觉阈限越低，感受性越高。对于同一性质的两个刺激，其强度的差异必须达到一定程度才能使人在感觉上加以分辨，这种刚刚能分辨的两个刺激强度的最小差异称为感觉辨别阈。

不同个体及同一个体的不同身心状态，其感受性是有差异的。年龄、功能状态、情绪、个人意向等因素对感受性都有明显影响。感受性随年龄增长呈现先上升后下降的变化，青年期达高峰，老年期感受性普遍下降。老年人对视、听、嗅、味的感觉越来越迟钝，但对痛的感觉有上升的趋势。机体处于疲劳状态时，感受性降低。人患病时，可能变得对声、光、温度等非常敏感，甚至对自己内脏的活动及身体的姿势也非常敏感，直接影响到睡眠和情绪，所以，在病房管理中十分强调光线柔和，放轻谈话声和脚步声。医护人员对患者感受性的差异及变化应有正确认识并引起重视，在工作中尽量采取措施减少让患者感觉不适的刺激。

（四）感觉的特性

1. 适应 是指在刺激的持续作用下感受性发生改变的现象。适应可表现为感受性提高或降低。适应对于人适应环境变化有很重要的意义。根据适应的快慢，感觉可分为快适应和慢适应两类。前者有皮肤触压觉和嗅觉等，后者有听觉、痛觉及体内的各种感觉。感觉适应的快与慢有不同的生理意义：快适应有利于机体再接受新的刺激，慢适应则有利于感受器对机体某些功能进行长期持续监控，并根据其变化随时调整机体的功能。

2. 对比 是指在一定条件下，各种不同的感觉可能发生相互作用，从而使感受性发生变化的现象。视觉中的对比是很明显的。例如，把一个灰色小方块放在白色的背景上，看起来小方块显得暗些；若把这个小方块放在黑色的背景上，看起来小方块就显得亮些（图2-1）。对比现象在味觉中也很明显，如吃过山楂再吃苹果，觉得苹果很甜；吃完糖后再吃苹果，会觉得苹果很酸。这是两种感觉在继时对比时所产生的影响。又如，当人咬紧牙关或紧握拳头时身体其他部位的疼痛感觉要轻一些，食物的温度及颜色可影响食物的味觉，照明会加强声音的强度，噪声下会更感疼痛等。感觉相互作用的一般规律是：弱刺激能提高其他刺激引起感觉的感受性，强刺激能降低其

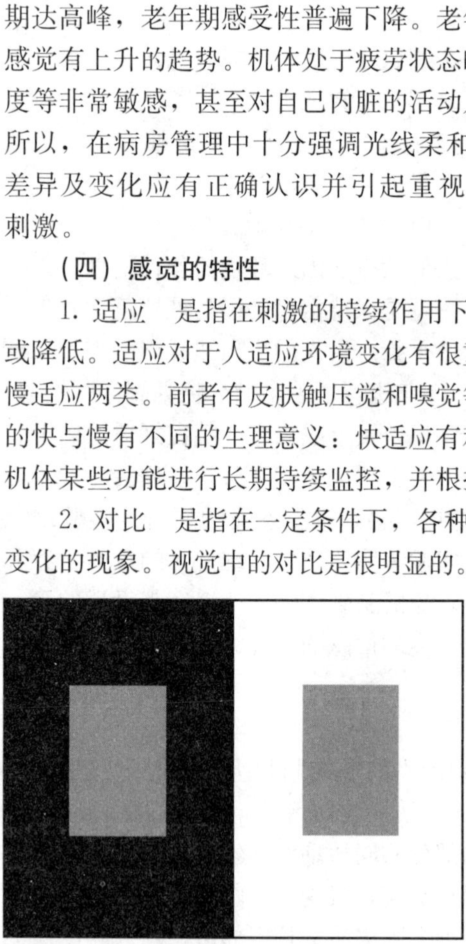

图 2-1 同时对比

他刺激引起感觉的感受性。

3. 联觉 指一种感觉引起另一种感觉的现象，联觉有多种表现，最明显的是色觉与其他感觉的联系。色觉可以引起不同的温度觉，如红、橙、黄等颜色使人联想到太阳和火焰而产生温暖的感觉，因而称为暖色；蓝、青、绿等颜色使人联想到蓝天、大海、树木而产生清凉的感觉，被称为冷色。色觉还对情绪和健康有影响，如黑色给人以庄重肃穆之感，红色给人以欢快热烈之感，蓝色则给人以静谧之感；红、橙等暖色能使高血压患者血压上升，而蓝、绿等冷色能使高烧患者体温有所下降。

4. 后象 指在刺激作用停止后，感觉在短暂的时间内仍不消失的现象。后象存在于各种感觉之中，但视觉中尤为突出。视觉后象有两种，即正后象和负后象。后象的品质与刺激物相同的叫正后象，相反的叫负后象。例如，在注视电灯之后闭上眼睛，眼前会出现灯的光亮形象位于黑色背景之上，这是正后象；随后可能出现灯的黑色形象位于明亮背景之上，这就是负后象。

5. 发展与代偿 人的感受性不仅可以在一定条件下发生暂时性的变化，而且能在个体实践活动和训练中获得提高与发展。由于每个人的生活和社会实践不同，人的各种感受性发展各不相同。由于职业的训练，某些人的某种感觉的感受性明显高于一般人。例如，专门制作黑色纺织品的工人能分辨出 40 多种深浅不同的黑色；有经验的医生能听出心脏的各种杂音等。丧失某种感觉能力的人，由于适应生活的需要，可以在生活实践中发展和提高其他健全的感觉来加以代偿。例如，盲人失去了视觉，其听觉和触觉可变得异常敏锐。可见，人的各种感觉能力有很大的发展潜力，通过练习可有明显的提高。

二、知觉

（一）知觉的概念

知觉是人脑对直接作用于感觉器官的客观事物的整体属性的反映。客观现实中的事物和人都有多种属性。物体有形态、大小、颜色、声音、气味、温度等，当物体作用于人的感觉器官时，人能通过各种感觉器官的协同活动，在大脑里将物体的各种属性按其相互的关系和联系，将其组合成一个整体形成知觉。当我们看到红旗的红色时，是感觉，因为红色只是红旗的个别属性。当我们辨认出红旗时，就是知觉了。因为红旗本身包含了颜色、形状、大小、寓意等红旗的所有特征。通过知觉，人们才能对某一事物形成一个完整的映像。

感觉和知觉是两种不同而又不可分割的心理过程。二者的相同点在于感觉和知觉都是客观事物直接作用于感觉器官产生的，都属于对现实的感性认识形式，对事物的反映都具有形象生动性和直接性。不同点在于感觉是对客观事物个别属性的反映，而知觉是对客观事物整体属性的反映。感觉是知觉的基础，知觉是感觉的升华。相同的刺激会引起相同的感觉，但知觉不仅取决于刺激物的特性，而且取决于人本身的特点如知觉经验、人格、情绪状态、需要和态度等。

（二）知觉的特性

1. 知觉的整体性 当事物的部分属性作用于感官时，人能够根据知识经验将事物的各个部分、各种属性结合起来从而保持认识的完整性，这就是知觉的整体性（图 2-2）。

知觉的整体性取决于对象本身的特性，也取决于个体的知识经验与主观状态。知觉的整体性使人能够根据事物的个别属性迅速认识整个事物，提高了人的认识能力。

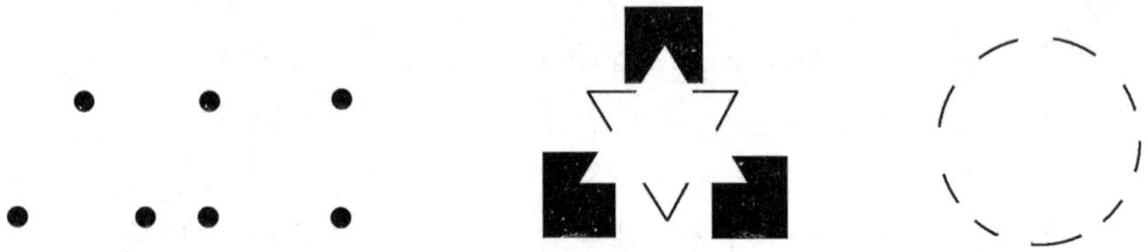

图 2-2 知觉的整体性

2. 知觉的选择性 人们根据当前需要，有选择地以少数事物作为知觉对象，把它们与周围背景区分开来，对其产生清晰的知觉映像，对周围背景只给予模糊的认识。这种把知觉对象从背景中区分出来的特性就叫知觉的选择性。知觉对象往往集中在新颖的、变化的、或与自己密切相关的事物上。但人的意识可以控制知觉对象与背景（图 2-3）。知觉的选择性使人们的知觉既清晰准确，又完善丰富。

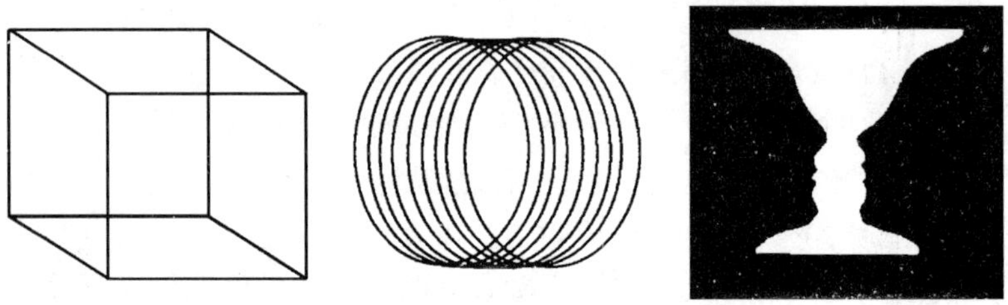

图 2-3 对象和背景转换双关图

3. 知觉的理解性 人在知觉过程中，主动地用已有的知识经验对知觉对象做出解释和理解，使其具有一定意义，这就是知觉的理解性。不同的知识背景和理解力会影响人们对同一事物的知觉。图 2-4 是一个不完整的图形，正是以知识、经验为基础的理解作用，帮人们填补了画面信息的不足，使人们把它知觉为一个有意义的整体。知觉的理解性可以使知觉更深刻、更精确，并能提高知觉的速度。

4. 知觉的恒常性 当知觉条件在一定范围内变化时，人对物体的知觉仍然保持相对不变，这就是知觉的恒常性。视知觉的恒常性最明显，如图 2-5。恒常性在人的生活实践中具有重要意义，它使人们在不同条件下，仍能按照事物的实际情况反映事物，保证人在不断变化的世界中保持相对稳定的知觉，并根据对象的实际意义适应环境，改造环境。

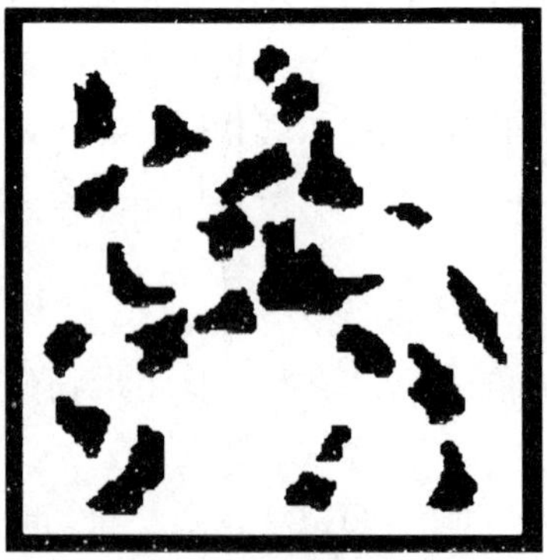

图 2-4 不完整的图形

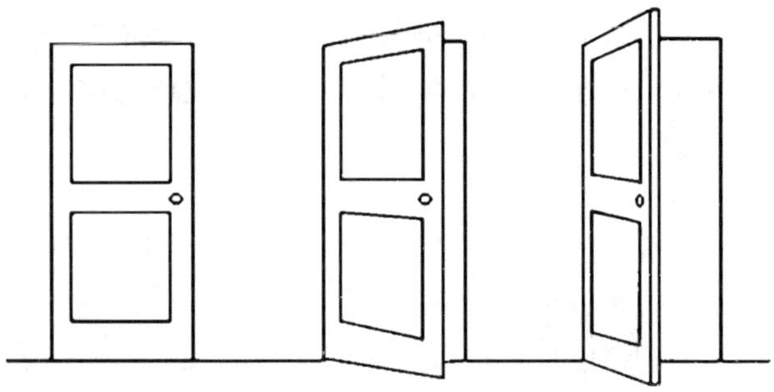

图 2-5 知觉的恒常性

（三）知觉的分类

按知觉对象性质，将知觉分为空间知觉、时间知觉和运动知觉。

1. 空间知觉 是指物体的空间特性在人脑中的反映。空间知觉有：①形状知觉，指对物体平面形状的二维空间特性的知觉；②大小知觉，指对物体大小特性的知觉；③方位知觉，指物体空间位置和机体自身所处空间位置的知觉；④深度知觉，指对立体物体或两个物体远近的三维空间特性的知觉。

2. 时间知觉 是指人对客观现象的延续性和顺序性的知觉。时间知觉的信息线索主要来自自然界周期性的变化和人体自身生理、心理的节律性变化。时间知觉有：①对时间的估量，如这门课学了一学期；②对时间的分辨，如先过春天再过夏天；③对时间的确认，如知道今天是 10 月 14 日；④对时间的预测，如再过三天是元旦。

人们对时间的估计与计时工具测出的时间往往不相符合。同一时间内，有人觉得“光阴似箭”，有人却觉得“度日如年”，这主要与个体当时的情绪、态度、身心状态及该时间从事的活动性质有关。

3. 运动知觉 是指人对物体和自身机体在空间位移的知觉。运动知觉是多种感官协同活动的结果，参与运动知觉的有视觉、动觉、平衡觉，其中视觉的作用非常重要。

（四）错觉

是指在外界刺激作用下产生的主观对事物歪曲的知觉。各种感知觉中都存在着错觉，其中视错觉表现得最明显。“杯弓蛇影”、“草木皆兵”都是错觉实例。感觉某具体事物时同时受到其他刺激的干扰是形成错觉的主要因素；人的主观因素如经验、情绪、年龄和性别等对错觉也有重要影响。产生错觉不一定就有心理障碍，健康人也会出现错觉，只是健康人对错觉能自行矫正。在病理状态下，尤其伴有程度不同的意识障碍时，常常出现错觉。

第二节 记 忆

一、记忆的概念

记忆是人脑中积累和保存个体经验的心理过程。人们感知过的事物、体验过的情绪、思考过的问题和从事过的活动，都会在头脑里留下一定的“痕迹”，在一定条件下重现出来，这个心理过程称为记忆。记忆是保证人正常生活的一种基本心理过程，在人的心理发展及人格形成中起着决定性的作用。

二、记忆的基本过程

记忆过程包括识记、保持、再认或回忆三个阶段。也可理解为对输入信息的编码、储存和提取过程。

（一）识记

是指识别和记住事物的过程，或理解外界信息进行形式转换的编码过程。它把来自感官的信息变成记忆系统能够接收和使用的形式。例如，看到一个汉字时，人们会注意到字的结构、发音或含义，从而形成相应的视觉编码、声音编码或语义编码。编码的效果直接影响着记忆的长短。强烈的情绪体验也会加强记忆效果。编码的完善程度直接影响到记忆的储存和以后的提取。一般情况下，对信息采用多种方式编码会收到更好的记忆效果。

1. 根据目的性和努力程度，将识记分为：①无意识记，是指没有明确目的、不需要意志努力的识记过程，人们的日常生活经验主要是通过无意识记积累的。无意识记精力消耗少，但缺乏目的性，不能获得系统的科学知识。②有意识记，是指个体有目的、需要意志努力的识记过程。这通常表现在系统学习过程中，力求掌握某种知识和技能。心理学研究证明，有意识记的效果优于无意识记。

2. 根据是否理解识记内容，把识记分为：①机械识记，是指采用机械的重复的方法进行识记，在日常生活中多指死记硬背的方法。一般记忆保持时间不长久，但有助于识记材料的精确化。②意义识记，是指在理解的基础上进行的识记。学习者运用已有的知识经验，弄清学习材料的意义和内在联系，从而把它记住。意义识记是人们掌握学习材料的有效的基本方法之一。

（二）保持

是指已识记的材料在头脑中保存和巩固的过程。保持是记忆过程的中心环节。保持是一个动态变化的过程，这种变化表现在质和量两个方面。从量的方面讲，保持的信息量随时间的推移而逐渐减少；从质的方面来讲，有的信息变得更简要，有的相似内容相混淆，有的信息消失了，有的变得更丰富充实了。记忆保持内容的最大变化是遗忘。

（三）再认或回忆

是指对储存的信息提取的过程。这一过程是衡量记忆巩固程度的重要指标。再认与回忆是一种复杂的心理活动，可能包括知觉、思维等一系列的认知活动。

再认是指过去感知过的事物再度出现时仍能认识。再认取决于记忆者对事物的识记牢固程度、保持的效果以及事物的变化程度。回忆是指过去感知过的事物不在眼前，能在头脑中重新出现的过程。根据回忆是否有预定的目的可把回忆分为：①有意回忆，是指有目的、需要意志努力的回忆；②无意回忆，是指没有预定目的、不需要意志努力的回忆。考试时回忆、工作的总结汇报等都属于有意回忆，“触景生情”是常见的无意回忆。

再认与回忆没有本质的区别，但再认比回忆要容易。一般说来，能回忆的都能再认，但能再认的不一定都能回忆。

三、记忆系统

按照记忆在人脑中的储存时间以及生理机制的联系与差异，记忆可分为感觉记忆、短时记忆和长时记忆三个记忆系统。

（一）感觉记忆

亦称瞬时记忆，是指当外界刺激通过感觉器官时，按输入信息的原样，以感觉痕迹的形式在人脑中被暂时保留的现象。各种感官都可能引起感觉记忆。可通过以下实验体会视觉的感觉记忆：闭上眼睛，然后尽可能快地睁开双眼再闭上，体会在睁开眼睛的瞬间所看到的鲜明清楚的景象是如何消失的。

感觉记忆的信息存储容量大，形象鲜明，但保持时间短，为 0.25～2 s；信息编码方式以视觉图像编码为主，以感觉形式保持。它起着感觉登记的作用，受到注意选择的信息就会由感觉记忆转入短时记忆阶段，不被注意或编码的信息就会自动消退。

（二）短时记忆

也称操作记忆，是感觉记忆和长时记忆的中间阶段，是信息加工系统的核心。短时记忆信息保持时间大约为 5 s～1 min；信息编码方式以听觉编码为主，以知觉形式保持。信息储存的容量相当有限，一般为 7～9 个记忆单位。短时记忆信息的保持和转入长时记忆的关键是复述。生活中，人们查到电话号码后到拨号的间隔时间即相当于短时记忆的保持时间。

（三）长时记忆

是信息经过充分加工后，在头脑中保持 1 min 以上乃至终生的记忆。长时记忆既可由短时记忆经过复述加工形成，也可以因识记材料印象深刻而一次形成。长时记忆中语义编码占主导地位，以存储形式保持。长时记忆的容量无限，我们所有的知识经验都是储存在长时记忆中的。

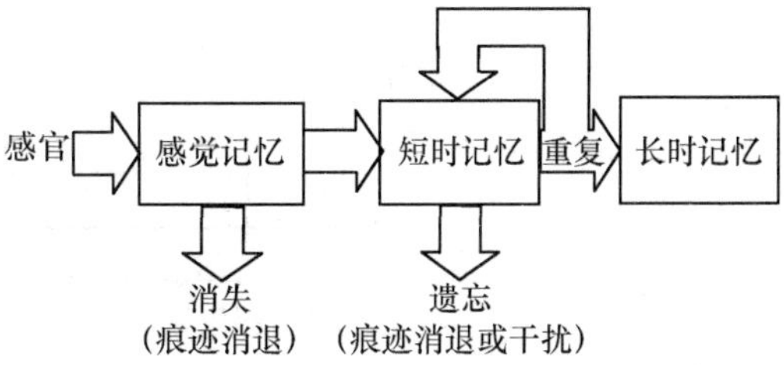

图 2-6 三种记忆类型关系图

记忆系统分类不是绝对的，往往记忆过程中同时呈现几种记忆类型，分类是为便于研究和叙述。

四、记忆的生理机制

对感觉记忆和短时记忆的生理机制尚未完全揭示，生理、心理的研究结果认为两者都属于大脑皮质电生理活动的结果。有学者认为脑细胞之间存在着生物电传导的反响回路，回路的震荡形成感觉记忆和短时记忆痕迹，震荡能量的衰减决定了记忆时间的短暂。

研究表明，长时记忆的生理机制不仅与脑的电生理活动有关，而且还涉及中枢神经突触结构，边缘系统中海马、扣带回等组织的作用及解剖学变化，在脑细胞水平上也存在着生物化学的变化。

五、遗忘

（一）遗忘的概念

遗忘是指对识记过的事物不能再认或回忆，或再认和回忆有错误。遗忘和记忆保持是对立统一的两个方面，记忆保持的最大变化是遗忘。遗忘有两种：不重新学习，永远不能再认或回忆称为永久性遗忘；一时不能再认或回忆，但在适当条件下记忆还可恢复称为暂时性遗忘。

（二）遗忘的规律

德国心理学家艾宾浩斯（H. Ebbinghaus）最早用实验方法研究了遗忘的规律，提出了著名的艾宾浩斯遗忘曲线（图 2-7）。这条曲线显示遗忘在学习之后立即开始，而且最初遗忘得很快，以后逐渐缓慢稳定在一个水平上，揭示了遗忘“先快后慢”的时间规律。

遗忘的进程不仅受时间因素影响，还受到其他许多因素影响，主要有：①记忆材料的性质：有意义材料比无意义材料遗忘得慢，形象材料比抽象材料遗忘得慢。②学习的程度：对学习材料达到一次完全正确背诵后仍继续学习称为过度学习。研究表明，过度学习的材料遗忘得较慢，过度学习在 150％最恰当，既能取得良好的保持效果，又不浪费时间和精力。③记忆材料的系列位置：较长的记忆材料，首尾部分遗忘得较少，而中间部分遗忘得较多。④识记者的态度：人们对需要的、感兴趣的事物遗忘得慢，反之遗忘得快。

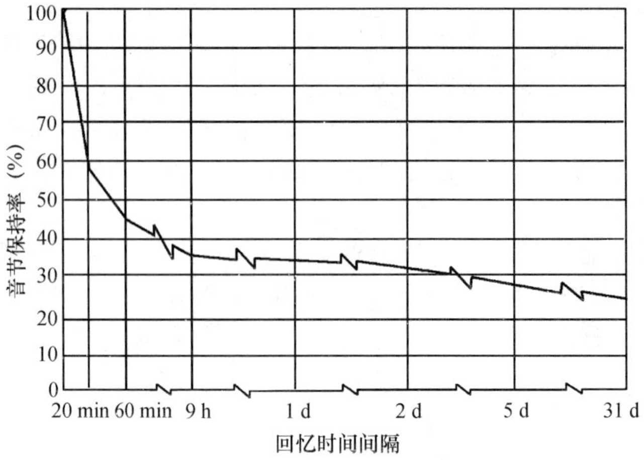

图 2-7 艾宾浩斯遗忘曲线

遗忘是人们生活中的正常现象，它可以让人忘记一些令人痛苦的经历，也可以使人忘掉一些需要保持的信息，有积极的作用，也有消极的作用。没有遗忘，人们所经历的所有事件全堆积在头脑中，将会给人们带来无尽的烦恼。但是遗忘过多，也给人们的学习和工作带来很多困难。因此，要研究和利用遗忘的规律，针对遗忘的产生原因，在活动中采取有效的学习方法，尽可能减少遗忘，不断提高记忆效果。

第三节 思 维

一、思维的概念及基本特征

思维是人脑对客观事物间接的和概括的反映。它是认识过程的高级阶段。人类通过思维，能够获得对事物的本质属性、内在联系和发展规律的认识。

人类思维的基本特征是间接性和概括性。①间接性：是指借助媒介和已有的知识经验来认识事物。例如，医生借助心电图间接了解心肌缺血情况，气象学家根据各种现象对未来天气变化作出预测，天文学家通过现有的天文现象推测宇宙的过去和将来等。由于思维的间接性，人们可以超越感知觉提供的信息，认识那些没有直接作用于人的事物，并揭示出事物的本质及其规律。②概括性：是指同一类事物共同的、本质的特征和事物间规律的反映。思维的概括性是借助概念来实现的。例如，树有不同的形态，人的思维对它们共同特征的反映即“树是多年生木本植物”，并把这种认识推广到同类事物中去，进而认识各种各样的树。思维的概括性使人们的认识摆脱了具体事物的局限，这不仅扩大了人们的认识范围，也增加了人们认识的深度。

二、思维的分类

（一）根据解决问题的方式分类

1. 动作思维　是指依赖身体的具体动作进行的思维。这是 3 岁前幼儿的主要思维方式。

成人有时也有伴随劳动操作进行的动作思维，如修理自行车时，一边检查一边思考。

2. 形象思维 是指凭借事物的具体形象和表象的联想进行的思维。这是 3～7 岁学龄前儿童的主要思维方式。成人也经常运用形象思维，如房屋装修、服装设计、艺术创作等。

3. 抽象思维 又称为逻辑思维，是指用抽象的概念和判断推理的形式进行的思维。抽象思维是人类所特有的、复杂而高级的思维形式。抽象思维发展较晚，一般在青年期以后才较发达。人的思维大多是以语言概念和符号进行的抽象思维，如学校的教学、医生对疾病的诊断等。

（二）根据思维方向分类

1. 聚合思维 是指把解决问题所提供的各种信息聚合起来得出一个正确答案的思维。聚合思维是一种有方向、有范围和有条理的思维方式。聚合思维的功能是求同。例如，医生根据患者的临床表现、体格检查和实验室检查的结果诊断疾病的过程。

2. 发散思维 是指解决一个问题时，根据提供的信息向不同方向扩散，去探索符合条件的多种答案的思维。发散思维是一种重要的创造性思维，具有多向性、灵活性、新颖性等特点。发散思维的功能是求异。例如，做作业时一题多解、一词多组，临床上护士可以使用冰袋、醇浴、冰水灌肠等多种方法给患者降温等。

（三）根据思维创新程度分类

1. 常规思维 又称习惯性思维，是指根据已有的知识和经验证明行之有效的方案和程序来解决问题的思维。常规思维在解决经常出现的相似问题时，具有省时省力的优点，但易使人的思维活动形成惰性和思维定势，影响对新问题的解决。

2. 创造性思维 是指重新组织已有的知识经验，以全新的方案和程序来解决问题的思维。创造性思维是多种思维的综合表现，在科学发明、技术革新、社会改革等活动中具有极为重要的作用。

三、思维的过程

人类思维活动是复杂的心理过程，是对外界输入的信息与原有的知识经验进行分析与综合、比较与分类、抽象与概括的过程。

（一）分析与综合

是思维的基本过程。分析是在头脑中把事物的整体分解为各个部分或各个属性的过程。例如，把一篇文章分解为段落、句子和词汇，把植物分为根、茎、叶、花等。综合是把事物的各个部分、各个方面和各种属性综合起来进行整体认识的思维过程。人们对事物的认识往往是从分析事物开始的。离开分析，综合就失去了基础；而只有经过综合，人们才能抓住事物的本质。所以，分析和综合是同一思维过程中不可分割的两个方面。

（二）分类与比较

分类是按事物的不同属性进行区别归类，比较是把不同事物之间或同一事物的不同部分的共同点和不同点加以对比。比较的客观基础是事物之间的差异性和同一性。比较是在一定的关系上、根据一定标准进行的。

（三）抽象与概括

抽象是在头脑中抽取事物的共同特征、本质属性，舍弃个别特征、非本质属性的思维过程。例如，人们从手表、座钟、电子钟等对象中，抽取出它们的共同的、本质的特征即“能计时的工具”，舍弃它们非本质的特征，如不同的大小、形状等。概括是把事物的共同的、本质的特征综合起来，推广运用到同类事物中去的过程思维。例如，不论是单细胞还是多细胞，是植物还是动物，只要它们具有生命这个特征就称为生物。概括是在抽象的基础上进行的，没有抽象就不可能进行概括。

四、思维与语言

思维与语言是人类最复杂和最重要的活动，两者密切相连。人类思维最主要的特点就在于使用语言。思维的间接性和概括性是凭借语言得以实现的。如果没有能代表一般事物及其本质特征的词语，思维就无法进行。而语言的存在又离不开思维的作用，语言的意义就是思维的内容。人无论说出语言还是领会别人的语言，都离不开思维活动。人类与其他动物的本质区别之一是人类可以对词语形成条件反射，具有抽象思维的能力。人类思维的高度发展与人类语言的高度发展是分不开的。

五、思维的生理机制

思维在感知、记忆等感性认识基础上形成，其过程是十分复杂的。目前，对于思维的生理机制了解得不多。脑科学研究揭示，思维是整个脑的功能，特别是大脑皮质的功能。临床发现，脑的不同部位受损伤，对思维具有不同的影响。

第四节 想 象

一、想象的概述

（一）概念

想象是对头脑中已有的表象进行加工改造而创造出新形象的心理过程。这是一种高级的认知活动。想象不是凭空产生的，想象的素材是表象。表象是人脑对以前感知过的但当前没有发生的事物形象的反映。表象是物体或事件的一种知识表征，即知识的存储状况，它可以是物体的图像，也可以是一系列概念或命题。

（二）基本特征

想象是在表象的基础上形成的，但并不是表象的简单再现，而是对头脑中贮存的表象进行加工、重新组合、创造出新形象的过程。想象在实践活动中发展起来，并具有对现实超前反映的特点。因此想象具有形象性和新颖性的基本特征。

（三）意义

想象对科学的发展、人类的学习和进步都是非常重要的。具体表现在：①想象的预见作用，人们通过想象可以预见活动的结果，对自己的行为作出计划，从而克服了行为盲目性。②想象的补充作用，人们通过想象可以补充不可能直接感知的客观事物，如远古的人类生活、宇宙间的变化等，从而扩大人们的视野，弥补知识经验的不足。③想象的替代作用，当人们的某些需要因条件限制不能满足时，人们可以通过想象的方式得到满足。

有一种理论认为，想象是联系人的意识与潜意识的桥梁，通过想象，可以影响到人的潜意识，进而影响到人的意识，即有所谓“心想事成”的说法。例如：当我们上台演讲前想到自己会紧张时，我们就会感到紧张；当我们觉得自己精力充沛时，也会感到浑身有使不完的劲。因此有人利用想象治疗疾病，帮助患者想象自己的疾病正在好转，这种方式让许多被医学判了死刑的患者恢复了健康。当然，想象是有技巧的，首先，想象需要符合潜意识的逻辑而不是意识的逻辑，如当我们在紧张时不断告诫自己“不紧张”、“不紧张”，我们反而会更紧张；其次，想象需要符合机体的可能性，如果我们想象自己正在统领身体内的免疫大军对癌症细胞发动进攻并最终取得胜利，这是有可能的，但如果想象断臂会重新长出来就不太可能了。

二、想象的分类

根据有无预定的目的，可把想象分为无意想象和有意想象。

（一）无意想象

是一种没有预定目的，不由自主的想象。无意想象是最简单、最初级的想象。例如，人们看到墙上的水迹上或天上的浮云，会想象出各种动物或人物的形象。

（二）有意想象

是根据一定目的，自觉进行的想象。如作家笔下栩栩如生的人物，就是通过有意想象创造出来的。根据想象的新颖性和创造性的不同，有意想象分为：

1. 再造想象　是指根据语言的描述或图样的示意，在人脑中形成新形象的过程。如建筑工人按图施工建成大厦，医学生通过解剖挂图想象人体的实际结构。

2. 创造想象　根据一定的目的和任务，不依据现成的描述而独立创造新形象的过程。如作家、建筑设计师的创作过程。创造想象具有首创性、独特性和新颖性等特点。

3. 幻想　是创造想象的一种特殊形式，是与个人愿望相联系的，并指向未来事物的想象。如果幻想以客观现实为依据并指向行动，经过努力可以实现就是理想；若幻想超出客观现实，不可能实现就是空想。

第五节　注　　意

一、注意的概念与特点

注意是心理活动对一定对象的指向和集中。注意的核心在于人对输入的刺激信息进行有选择的加工分析并忽略无关的刺激信息。注意本身不是一个独立的心理过程，而是一种伴随心理过程的意识状态。注意保证了心理过程能更好地反映客观现实，使心理活动富于组织性、积极性、清晰性和深刻性。没有注意的参与，任何心理活动都难以顺利进行。

指向性和集中性是注意的两个特点。指向性是指人的心理活动选择了某个对象而忽略了其余对象，实际上是对心理活动的对象所做的一个选择和朝向。个体的认识能力是有限的，人的心理活动不能同时朝向所有事物而只能有选择性地指向特定对象。集中性是指个体将心理活动稳定在所选择的对象上，使反映鲜明、清晰和完善。它使心理活动不仅离开一切无关的事，并且抑制多余的活动。如果说，注意的指向性是心理活动朝向哪个对象，那么，注意的集中性就是心理活动在一定方向上活动的强度。

注意能使人的对选择的刺激感受性提高，知觉清晰，思维敏捷，行动及时、准确。

二、注意的种类

根据有无目的以及是否需要意志努力，可以将注意分成无意注意、有意注意和有意后注意。

（一）无意注意

无意注意又称不随意注意，是指没有预定目的、也无需意志努力的注意。如大街上突然响起的警车或救护车尖锐的叫声所引起的注意。无意注意产生的原因有主观和客观两个方面。客观方面的原因有刺激物的新异性、强度、对比差异以及运动变化性等，主观方面的原因有个体的需要、兴趣、情绪、生理心理状态以及知识经验等。某些对个体有意义的异常微弱的刺激也能引起人们的无意注意。无意注意既可帮助人们对新异事物进行定向，也能使人们从当前正在进行的活动上被动离开，因此具有积极和消极两种作用。

（二）有意注意

有意注意又称随意注意，是指有预定目的、需要一定意志努力的注意。例如，学生听课，工人劳动，科技人员从事科学研究，都是随意注意。有意注意是在无意注意的基础上发展起来的，是人类所特有的心理现象。有意注意主要受意识控制与调节，它与心理活动的任务、目的，个体的人格特征、意志品质及意识水平有关。有意注意是学习、工作所必需的，但长时间的有意注意会使人感到疲劳，注意力分散。

（三）有意后注意

有意后注意又称随意后注意，是指有预定目的，但无需意志努力的注意。如熟练地骑自行车、织毛衣等活动中的注意。这是注意指向一个对象的后期出现的一种特殊形式。有意后注意是在有意注意的基础上发展起来的。人们从事一项生疏的工作，往往需要一定的意志努力才能保持注意；经过一段时间，对这项工作熟练了，就可以不需要意志努力而继续保持注意，这时有意注意就转化成了有意后注意。有意后注意既服从于当前的活动任务，又能节省意志的努力，因此对完成长期、持续的工作特别有利。关键是要对活动本身产生直接兴趣。

三、注意的基本品质

（一）注意的广度

又称注意的范围，是指一个人在单位时间内能注意的对象的数量。注意广度受知觉对象的特点的影响，知觉对象越集中、排列越有规律，越能成为相互联系的整体，注意范围就越广。另外，一个人的知识经验、知觉活动的任务等也影响注意的广度。

（二）注意的稳定性

又称注意的持久性，是指注意集中于某一事物所持续的时间。一般人们集中注意的时间为 10 min 左右。注意的稳定性强调的是注意保持在活动的总方向、总目标上，而不是指把注意保持在单纯的一项活动上。注意的稳定性与个体差异和兴趣状态有关，也与训练有关。如外科医生能连续几小时全神贯注地做手术。

（三）注意的分配

是指在同一时间内，把注意分配在两种或两种以上活动或对象上的能力。例如，医生给患者做体格检查时，要边检查边观察患者的反应。注意分配的条件是：在同时从事两种以上的动作时，必须有一种达到熟练程度。注意的分配能力可通过实践得到提高，知识经验越丰富、操作越熟练，分配能力也会越强。

（四）注意的转移

是指根据一定的目的，主动地把注意从一个对象转一个对象上来的能力。注意转移的快慢和难易，在客观上取决于新事物的性质和原来注意的紧张度，在主观上取决于人的高级神经活动类型。

良好的注意品质应当是注意广度较大，注意稳定，分配能力强，又善于转移。正常人可以通过有意识地训练，使自己的注意品质得到改善。

四、注意的生理机制

20 世纪 50 年代，俄国著名生理心理学家巴甫洛夫的高级神经活动学说对注意的生理机制做过系统的阐述。该学说认为注意是大脑皮质的功能，表现为两个水平的机制：①初级机制为定向反射，当客观现实中出现一定强度的刺激或新异刺激时，人或动物就自然会以外部感受器朝向它，探究其来源。与此同时，机体产生相应反应，如肢体血管收缩、头部血管舒张、皮肤电阻降低，皮质进入相应的兴奋状态等，并调整自己行为以适应和应对新的变化。②当人在注意一定对象时，大脑皮质的相应区域就产生一个优势兴奋中心，而皮质的其他区域便处于抑制状态，优势兴奋中心依靠其他次要的兴奋中心而加强，具有高强度、高稳定性、持续性的特点。这就是高级神经活动的负诱导规律。负诱导越强，则注意越集中。优势兴奋中心可随主、客观因素的变化，不断从一个区域转移到另一个区域。此外，巴甫洛夫还认为，由于人能借助于词语（第二信号）来表达外界事物，因此人可以有意识地控制自己的注意，按照自己的意愿或别人的提示，根据现实条件和任务目的，有意识地集中、转移或分配注意。

现代神经生理学研究表明，注意是在觉醒状态下产生的，注意的生理机制不仅与大脑皮质有关，而且与皮下结构，特别是脑干的网状结构有关。认为脑干网状结构在刺激的作用下，起着“唤醒”皮质的上行激活系统作用。在此基础上，通过皮质（如额叶）、边缘系统（如海马）和网状结构的相互作用，实现注意的选择与集中，保证心理活动的正常进行。在这一过程中，脑内多种神经递质，如 5-羟色胺、去甲肾上腺素等起着重要作用。

强化训练习题

一、选择题

1. 以下哪项不是感觉分析器的组成部分
   A. 感受器
   B. 神经传入通路
   C. 大脑皮质特定区域
   D. 神经传出通路
2. 关于感受性的叙述，下列哪项是错误的
   A. 感觉阈限越大，感受性越高
   B. 能引起感觉的最小刺激强度称为感觉阈限
   C. 随着年龄的增长，感受性先上升后下降
   D. 老年期痛觉阈限上升
3. 以下哪种感觉属于慢适应
   A. 温度觉
   B. 触压觉
   C. 听觉

D. 嗅觉

4. 关于感觉的叙述，下列哪项是正确的
A. 感觉与刺激共存亡
B. 人的认知可以超越时空
C. 是认知的初级阶段
D. 感觉是真，眼见为实

5. 吃完苦药后再吃糖，觉得糖更甜的现象属于感受性的
A. 适应
B. 对比
C. 联觉
D. 代偿

6. 知觉是指
A. 对表象进行加工改造而创造出新形象的心理过程
B. 对直接作用的刺激物的整体属性的反映
C. 多种感觉的综合
D. 思维的结果

7. 关于想象的叙述，下列哪项是正确的
A. 对表象进行加工改造创造出新形象
B. 具有形象性和新颖性的特征
C. 可以超越时空
D. 主要以概念形式的语言信息为中介

8. 运动知觉是多种感官协同活动的结果，其中最重要的感觉是
A. 听觉
B. 视觉
C. 平衡觉
D. 位置觉

9. 以下哪种情况属于无意回忆
A. 总结汇报
B. 触景生情
C. 参加考试
D. 背诵课文

10. 人们从查询电话号码到拨号的间隔时间，大致相当于
A. 瞬间记忆
B. 短时记忆
C. 长时记忆
D. 形象记忆

11. “全神贯注”是指
A. 记忆的随意性
B. 思维的严谨性
C. 注意的集中性
D. 想象的有意识性

12. 注意的基本功能是
A. 对信息的选择
B. 对信息的加工
C. 对信息的贮存
D. 对信息的保持

13. 人脑对客观事物间接的、概括的反映称为
A. 感觉
B. 知觉
C. 想象
D. 思维

14. 短时记忆的时间是
A. 5 s～1 min
B. 5 min～1 h
C. 0.5～1 h
D. 1～5 h

15. 知觉的基础是
A. 感觉
B. 想象
C. 思维
D. 注意

16. 空间知觉不包括
A. 大小知觉
B. 形状知觉
C. 运动知觉
D. 深度知觉

17. 有经验的护士让骨折患者睡硬板床属于
A. 聚合思维
B. 发散思维
C. 常规思维
D. 创造性思维

18. 护士用多种方法给患者降体温属于

A. 聚合思维
B. 发散思维
C. 形象思维
D. 创造性思维

19. 把植物分为根、茎、叶等是思维活动中的
A. 分析过程
B. 综合过程
C. 分类过程
D. 比较过程

20. 当人们的某些需要不能得到满足时，通过想象得到满足是想象的
A. 替代作用
B. 预见作用
C. 补充作用
D. 概括作用

21. 鲁迅先生创造“阿 Q”形象的过程属于
A. 无意想象
B. 创造想象
C. 再造想象
D. 幻想

22. 下列哪项不属于形象思维
A. 服装师设计服装
B. 儿童游戏中扮演角色
C. 雕塑家创作作品
D. 医生诊断疾病

23. 护士通过体温计能测知患者是否发热是思维的
A. 创造性
B. 间接性
C. 概括性
D. 综合性

24. 人与动物的最本质区别是
A. 感觉方式
B. 知觉方式
C. 注意方式
D. 思维方式

25. 关于想象的叙述，下列哪项是错误的
A. 对表象进行加工改造创造出新形象
B. 具有形象性和新颖性的特征
C. 可以超越时空
D. 主要以概念形式的语言信息为中介

26. 关于思维的叙述，下列哪项是错误的
A. 是认识过程的高级阶段
B. 抽象思维是人类所特有的
C. 发散思维是一种重要的创造性思维
D. 特征只有间接性和概括性

27. 关于认知过程的叙述，正确的是
A. 表象是感知过的事物在头脑中留下的形象
B. 记忆是头脑对表象的加工
C. 想象是头脑对表象的再现
D. 感觉和知觉对事物的反映也可具有间接性

28. 正在配药的护士听到患者的呼救，能马上投入到抢救患者的工作中属于
A. 注意的广度
B. 注意的稳定性
C. 注意的分配
D. 注意的转移

29. 外科医生能连续几小时全神贯注地做手术属于
A. 注意的广度
B. 注意的稳定性
C. 注意的分配
D. 注意的转移

30. “杯弓蛇影”是一种什么现象
A. 错觉
B. 幻觉
C. 幻想
D. 空想

二、是非题

1. 感受器感觉阈限越小，说明其感受性越低，感受能力越弱。
2. 不同个体对同一刺激的感受性不同，同一个体不同生理心理状态时，对同一刺激的感受性也不相同。
3. 老年人感受性普遍降低，视、听、嗅、味觉越来越迟钝，对痛刺激也不敏感。
4. 相同刺激会引起相同的感觉，但不一定引起相同的知觉。
5. 感受性的适应既可表现为感受性的提高也可表现为感受性的降低。
6. 患者和健康人都可能出现错觉和幻觉。
7. 一般说来，再认的都能回忆，但能回忆的不一定都能再认。
8. 人们对印象深刻的识记材料可一次形成长时记忆。
9. 由于遗忘使人们学习需要花一定功夫，所以遗忘在人们的生活中只有消极作用。
10. 一般来说，随着时间的推移，遗忘会越来越快。
11. 聚合思维的功能是求异，发散思维的功能是求同。
12. 空想和理想都属于想象。
13. 想象具有预见作用，所以可不依赖于感觉而产生。
14. 注意与其他认知过程一样属于独立的心理过程。
15. 刺激如果异常微弱，即便对个体有意义，也不能引起人们的无意注意。
16. 注意时人的心理范围缩小，以保证人对事物反映的清晰、深刻和完整。

三、问答题

1. 什么是联觉？在医学中有何应用？
2. 试说出感觉记忆、短时记忆和长时记忆的联系和区别。
3. 想象在医学中有何作用？在运用想象治疗时应注意哪些方面？

（湖南中医药高等专科学校　郭争鸣　湖南工业大学科技学院　郭少聃）

第三章　情绪与情感

第一节　情绪、情感概述

一、情绪与情感的概念

（一）概念

情绪和情感是人对客观事物的态度的体验。它是一种以人的需要为中介的心理活动，它反映的是外界客观事物与人主观需要之间的关系。外界事物符合人的需要，就会引起积极的情绪体验，否则便会引起消极的情绪体验；它亦是人的一种主观感受，或者说是一种内心的体验；通过人的表情外显，同时常伴随着一定的生理反应。

由此可见情绪心理现象主要由情绪体验、情绪表现和情绪生理三因素组成，又与环境、认识和行为多方面密切联系。

（二）情绪和情感的联系与区别

情绪和情感的区分是相对的，实际上它们指的是同一心理现象，只是分别强调了同一心理现象的两个不同的方面，是一种复合状态。情绪更倾向于行为，情感更倾向于体验。

一般说来，与自然需要（生物学的）紧密联系在一起的内心体验谓之情绪。它有情景性强、表情和行为表现明显、冲动性大、发生时间短暂等特点。这一概念既可以用于人类，也可用于动物。而与社会需要密切联系的内心体验谓之情感，是一种内在的、稳定的、意识性的，往往无明显表情和行为冲动伴随。情感侧重于人的主观体验及对其他正在进行着的心理活动起评价和监督作用，常被用来描述具有深刻而稳定的社会意义的感情，如对祖国的热爱，对敌人的仇恨；对美的欣赏，对丑的厌恶等。

事实上，情绪依赖于情感（情绪的各种变化一般都受到已经形成的情感及其特点的制约）；情感也依赖于情绪（人的情感总是在各种不断变化着的情绪中得到自己的表达）。离开了具体的情绪过程，人的情感及其特点就不可能现实地存在。因此，在某种意义上说，情绪是情感的外在表现，情感是情绪的本质内容。它们既是在有机体的种族发生的基础上产生的，又是人类社会历史发展的产物。

（三）情绪、情感的两极性

情绪、情感是一种与环境、认识、行为等多方面相联系的有机体的复合状态，从任何一个角度去认识、度量它都过于简单化。无论是从它的动力性、激动度，还是它的强度和紧张度来进行分析，每一种特征的变化都具有两极对立的特征。也就是说，每一种特征都存在着两种对立的状态，例如，肯定—否定、愉悦—悲哀、热爱—憎恨、兴奋—宁静、紧张—轻松等。这就是情绪和情感的两极性。而在每对相反的情绪、情感中间又存在着程度不一的差异，表现为多样化的形式。

1. 情绪、情感的动力性有增力和减力的两极　一般来讲，满足需要的、肯定的情绪、情感都是积极的、增力的，能提高人的活动能力；不能满足需要的、否定的情绪、情感都是消极的、减力的，能降低人的活动能力。如愉快的情绪和情感使人精神焕发、干劲倍增。“人逢喜事精神爽”指的就是这类积极的体验；消极的情绪和情感，如由悲哀引起的郁闷会削弱人的活动能力，起着“减力”作用，表现为精神不振、心灰意懒。但有些时候同一种客观事物或客观情境既可能引起人的积极性的情绪、情感，也可能引起人的消极性的情绪与情感。例如，危险的情境可能使人感到恐怖，也可能使人产生亢奋的情绪。

2. 激动度有激动和平静的两极　由重要的、突如其来的事件引起的强烈的、有明显外部表现的情绪状态是激动的；在正常生活、工作条件下的安静的情绪状态是平静的。

3. 强度有强的和弱的两极　从愠怒到狂怒，从惬意到狂喜都是弱和强的两极。在强和弱的两极之间，还可以区分出各种不同的强度，如愠怒到狂怒之间还可以区分出愤怒、大怒和暴怒等几种强度。一般人的任何情绪、情感都有从弱到强的等级变化。如从厌烦到憎恨，从忧郁到悲伤，从适意到狂喜等。根据强度大小，把怒分为愠怒、愤怒、大怒、盛怒、暴怒等；把喜分为欣喜、欢喜、狂喜等。最强和最弱构成情绪、情感的两极。

4. 紧张度有紧张和轻松的两极　情绪的紧张程度依赖于情景的紧迫程度和个体的心理准备和应变能力。在情景紧迫、个体心理准备不足又缺乏应变能力的情况下，往往会感到紧张，不知所措，甚至身上发抖；相反的情况下人会觉得轻松自如。这类两极性常在人们活动的紧要关头，或面临某种具有重要意义的任务或意外情景时表现出来。如大型比赛前与后的情绪，就是这类两极性的集中表现。

当然，由于客观事物的复杂性，这类对立的内心体验之间并不绝对排斥，它们可以在同一事件中同时或相继出现。例如分别多年的亲人重新团圆是愉快的，但却引起对离别期间痛苦经历的辛酸回忆，从而同时体验到悲喜交加的情感。

二、情绪和情感的分类

（一）基本情绪

中医认为人有喜、怒、忧、思、悲、恐、惊七情，现代心理学则将情绪分为四种基本类型：①快乐　是指人们努力追求某一目标，随着目标实现、紧张状态的消除而出现的情绪；②悲哀　是人们失去追求目标或有价值的事物所产生的情绪；③恐惧　是人们企图回避某一不利事物但又无能为力时的情绪；④愤怒　是人们追求某一目标，屡遭挫折，紧张状态不断积累造成的一种情绪。基本情绪是人和动物共有的原始情绪。每一种基本情绪都有独立的神经生理机制、内部体验、外部表现和不同的适应功能。一般情况下，愉快情绪是积极情绪，有益于人的健康，对行为有增力作用，如友爱、欢乐、幽默和幸福感等；不愉快情绪是消极情绪，对行为有减力作用，如忧郁、内疚、怨恨、苦闷等。

（二）情绪状态

情绪状态是情感在实践活动中不同程度的体现。根据情绪发生的强度、速度、紧张度和持续性，可以把日常生活中人们的情绪状态分为心境、激情与应激。

1. 心境　是一种使人的一切体验和活动都染上情绪色彩的、比较轻微而持久的情绪状态。通常被人们称为心情。其特点是：①缓和而又微弱，有时难以察觉；②持续时间长，少则几天，多则数年；③是一种非定向的弥散性体验，使个体的所有情绪都受渲染。这种情绪状态不是关于某一事件的特定体验，而是以同样的态度对待所有的事件，让所遇到的事件都产生和当时的心境同样的色调。它成为人们内心世界的背景，每时每刻发生的心理事件都受这一情绪背景的影响，使之产生与这一心境相关的色调。当一个人处于某种心境时，就好像戴上了一副有色眼镜，使其对周围一切事物的反应都染上当时的情绪色彩。所谓“情哀则景哀，情乐则景乐”、“忧者见之则忧，喜者见之则喜”，指的就是心境。

不同心境往往由对人有重要意义的事件引起，但人们并不是对引起某种心境的原因都能意识得到，而这种原因肯定是存在的，如工作的顺逆、人际关系的亲疏、身体的健康状态以及气候的变化等。

心境对人的生活、工作和健康会发生重要的影响，积极、良好的心境可以使人振奋，提高人的活动效率，增强克服困难的信心，有益于健康；消极悲观的心境会降低人活动的效率，使人意志消沉，而影响事业的成功，甚至会使人患有严重的心身障碍。

2. 激情　是一种迅猛爆发、强烈而短暂的情绪状态。激情往往由重大的、突如其来的事件或激烈的意向冲突引起。激情可以是正性的，也可以是负性的。暴怒、惊恐、狂喜、悲痛、绝望等激烈状态都是激情的表现。激情的特点是：①冲动性：激情的出现快而强；②短暂性：持续时间短，冲动一过便迅速淡化或消失；③指向性：常有特定对象，引起激情的原因通常是重大生活事件，如竞赛胜利、重大发现、亲人死亡、信仰破灭等。

激情有明显的外部表现，并很容易导致某种行为。在激情状态下，人的认识范围狭窄，理智分析能力受到限制，自我控制能力降低，不能正确地评价自己行动的意义和后果，因而往往出现不顾一切的不良行为。正性的激情可以成为激励人们积极行动的巨大动力。比如舍生忘死，勇救落水儿童，为了保护国家的财产冲向火海等。这时激情成为人们奋勇向前的一种动力。而负性激情应当避免，因为失控的行为可能导致不堪设想的后果。人应该善于控制自己的激情，学会做自己情绪的主人。例如，转移注意以冲淡激情爆发的程度，防止鲁莽的行为发生。

3. 应激　是在出现意外事件和遇到危险情景时所出现的高度紧张的情绪状态。如我们形容的目瞪口呆、惊慌失措等。应激的特点是：①事件的突发性和重要性：事件往往是未曾料到的，如车祸、突然发现不治之症、突然取得料想不到的成绩、突然要做出重大决策等；②应激比激情的激动水平更高、更强烈：应激状态可通过机体生理功能的变化和调节进行适应性的防御，以应付外界突如其来的刺激和高度紧张的环境。如果应激状态长期持续，机体的适应能力将会受到损害，结果会导致疾病的产生。

良好的心境、适度的激情和应激可以充分、有效地动员机体的能量，提高行为效率，对行为有很大的积极作用；不好的心境、不适度的激情和应激可以降低人对自己的需要和行为目标以及行为效率的认识范围和能力，对行为有很大的消极作用，可以导致一系列疾病。应激还可以直接导致休克和死亡。

（三）社会性情感的分类

在人类社会历史发展过程中形成的人的情感是多种多样的，它具有人所特有的社会性，它反映着人们的社会关系和社会生活状况，并对人的社会行为起着积极或消极的作用。

人的社会性情感主要有道德感、理智感和美感。

1. 道德感　是按照一定的道德标准评价人的思想、观念和行为时所产生的主观体验。道德感是在社会实践中发生和发展的，是根据一定社会文化的、政治的、伦理的道德标准，评价人的行为、举止、思想意图时所产生的情感体验。即不同历史时代、不同社会制度、不同阶级，具有不同的道德标准。所以，人的道德感具有社会性、历史性和阶级性。

道德感按其内容分类包括：对民族、祖国的自豪感和尊严感；对民族和阶级的敌人的仇恨感；对社会劳动和公共事务的义务感、责任感；对社会集体的集体主义感、荣誉感；对人群间的友谊感、同情感以及人道主义情感和国际主义情感等。

2. 理智感　是人在智力活动过程中，认识和追求真理时，由需要能否满足而产生的情感体验。这类情感和人的认识活动、求知欲望、认识兴趣、世界观、人生观等有着密切联系。理智感在人的认识活动中产生，又进一步推动人的认识深入和发展。

理智感的表现形式有：对未知事物的好奇心、求知欲和认知的兴趣；在解决问题过程中表现出来的怀疑、自信、惊讶，以及问题解决时的喜悦；对真理的热爱感、充实感；对谬误与迷信的鄙视和憎恨感等。

理智感不仅产生于智力活动，而且对推动人学习科学知识，探索科学奥秘有积极的作用。列宁曾说过：“没有人的感情，就从来没有也不可能有人对真理的追求。”缺乏情感，便难以使认识深入。只有当人们的思想被深厚的情感渗透时，才能力量倍增，引起积极的注意、记忆、思考、积极钻研和认真探索。同时，在认识世界和改造世界的过程中，会不断地丰富自己的精神生活和情感体验。

3. 美感　是由客观事物是否符合个人审美需要而产生的个人情感体验。人的审美标准既反映事物的客观属性，又受个人的思想观点和价值观念的影响，所以美既是客观的，又是主观的，是主客观的对立统一。优美的自然环境可以陶冶人的情操；善良、纯朴的人格特征，公正无私、舍己救人的高贵品质给人以美的感受；奸诈狡猾、徇私舞弊、损人利己的行为则让人厌恶和憎恨。

美感根据对象可分为自然美感、社会美感和艺术美感三类。例如美感，可来源于自然，如无垠的草原、浩瀚的大海和巍峨的山峰等；也可来源于社会，如地域的、风俗的、制度的行为美、语言美、心灵美和形态美（如动作端庄，仪表典雅等）等；美感还可来源于文学、美术和艺术，如美好的音乐、绘画和优雅的环境等都可以使人产生美的体验。

美感与个人的审美修养和审美标准有关，即受审美观（文化的、阶级的和地域的）、审美能力（知识水平与层次）、社会性、历史性等诸多因素的影响。对美感的培养和进行美的教育是精神文明建设的重要组成部分。

三、情绪的体验

情绪体验是人主观上的感受，是一种意识活动。如忧伤感、欣慰感、幸福感等情绪体验。婴儿虽有原始的哭笑表情，但并不一定有情绪体验。

由于人的情绪极为复杂多样，人的情绪体验也微妙无穷。同一性质的情绪可有不同强度的体验，如生气可表现为愠怒、愤怒、暴怒等；一个人既可同时体验到几种相似的情绪如厌恶、烦恼、恐惧等，又可同时体验到性质相反的对立情绪，如悲喜交加、啼笑皆非等；有些情绪体验是明显的，但有些情绪体验是模糊的，如愤怒、恐惧和悔恨是明显的不愉快体验；欢喜、骄傲、尊敬是明显的愉快体验；而怜悯、奇怪则既不是明显的不愉快体验，也不是明显的愉快体验。

四、情绪的行为

情绪体验通过外部表现形式（即人的表情）和一定的生理变化表现出来。

（一）情绪体验的外部行为表现——表情

情绪和情感发生时，常伴随着表情动作，即受肌肉支配的面部可动部位的变化、身体的姿态、手势以及言语器官的活动等外部表现。它能比较精细地表现出人的不同情绪和情感，是鉴别人的情绪和情感的主要标志。表情既有先天的、不学而会的性质，又有后天模仿、学习获得的性质。

1. 表情的概念和分类　表情是情绪的外部行为表现。它主要是通过肌肉支配外部行为实现的。表情包括面部表情、身段表情、言语和手势表情三种。

（1）面部表情　情绪体验引起面部肌肉、皮肤的活动称面部表情。如口部咧嘴的喜、撇嘴的厌；前额抬起的惊愕等；尤其眼神表达的情绪最为丰富细腻，如喜上眉梢、怒目圆睁、眉目传情等。

（2）身段表情　情绪体验引起身体姿态的变化称身段表情，如手舞足蹈的喜、捶胸顿足的悔和卑躬屈膝的奴性等。

（3）言语和手势表情　情绪体验引起的语气、语调、言语强度和节奏等的变化称言语表情。例如，朗朗笑声表欢乐时高昂的语调，轻言细语表关爱时语气柔和，哼哼呻吟表痛苦时的折磨难忍，语无伦次表惊恐局促，悲痛时言语低沉、缓慢等。

手势是人类语言的一种形式，也是人类特有的一种情绪表达方式，例如，招手表示友好，手指呈“V”表示胜利欢快等。总之，面部表情、身段表情或言语手势表情，构成了人类的非言语交往形式，是人们表达情绪、情感的重要外部方式。

综上所述，我们也可以得知，人体的美感不仅仅表现为五官与皮肤以及体型的静态表征，而且还表现为人的动态表征，这就是风度，走路及手势的姿态以及言语的音色与音量。

2. 表情的特征　人类表情有先天性、习得性、共同性和可控制性。

（1）表情的先天性　即表情的生物属性（所有动物都有一定的情绪体验）。例如，人和鼠、犬、猴在恐惧时排尿次数都增加；从个体发育来看，情绪有一套与动物相似的生理机制，先天性盲人仍有愉快和不愉快等原始表情。

（2）表情的习得性　人类大多数表情是后天习得的。先天性盲人的表情贫乏而呆板，后天失明的人失明时间越晚，表情越丰富。人的习得性表情受社会文化、风俗习惯、宗教信仰等的影响。例如鞠躬表示恭敬，握手表示友好，下跪表示屈服、敬畏，五体投地表示对佛的虔诚等都是后天习得的。

（3）表情的共同性　埃克曼等人测量发现，不同民族和文化背景的人对愉快、厌恶、惊奇、悲哀、愤怒和恐惧等六种表情的识别有很大的一致性，因此，人类的习得性表情有跨文化的共同表情模式。

（4）表情的可控制性　表情主要受骨骼肌的支配，骨骼肌受意志控制。因此，人在很大程度上可以控制表情。一般来说：内心体验的程度与机体变化、情绪外部表现是一致的。例如：有的人表现出丰富的表情，痛哭流涕地述说以取得他人的同情和关注，而内心却缺乏相应程度的体验。这就给表情识别带来一定的困难。由于情绪体验与受控制的表情相冲突，真实的表情仍很难被控制，可以微表情来辨别。

（二）情绪体验的内部行为表现——内脏活动

情绪体验的内部行为表现是通过心肌、平滑肌和腺体等脏器活动实现的。它包括呼吸系统、循环系统、消化系统、内分泌腺（肾上腺、脑垂体、甲状腺等）与外部腺体（汗腺、泪腺）等方面以及皮肤电、心电、肌电的变化。如愉快时面部微血管舒张，害怕时脸变白、血压升高、心跳加快、呼吸减慢等。

由于情绪体验的这些内部行为变化受自主神经系统支配，而自主神经系统不直接受意志支配，因此可以用仪器测出情绪状态下的脏器变化，反映情绪的心理体验，用以揭露人心理上的冲突，测量情绪的稳定性。测谎仪就是根据这种科学原理设计出来的，但人的心理很复杂，且人的生理变化影响因素较为复杂，目前要用仪器完全测出来还很困难，只能作为测定是否说谎的一个重要指标。

第二节 情绪理论

一、情绪的外周理论

美国心理学家詹姆斯和丹麦生理学家兰格分别于 1884 年和 1885 年提出了观点相同的情绪理论，称为詹姆斯-兰格情绪理论。

他们认为，情绪是对身体变化的知觉，即当外界刺激引起身上的变化时，我们这些变化的知觉便是情绪。“因为我们哭，所以愁；因为动手打，所以生气；因为发抖，所以怕。并不是愁了才哭，生气了才打，怕了才抖”，“情绪，只是一种身体状态的感觉，它的原因纯乎是身体的”。

在情绪的发生上，他们强调血液系统的作用，认为自主神经系统活动的增强和血管扩张就会产生愉快感；自主神经系统活动的减弱，血管收缩，器官痉挛，就会产生恐怖感。

因为詹姆斯和兰格都强调情绪与机体变化的关系，强调自主神经系统在情绪发生中的作用，所以该理论被称作情绪的外周理论，也有人称为内脏理论。尽管该理论有它的不足之处，但它推动了关于情绪机制的大量研究，因而在情绪心理学发展史上占有重要的地位。

二、情绪的丘脑理论

美国芝加哥大学的著名生理学家和情理学家坎农通过大量实验，质疑了詹姆斯-兰格的情绪理论，提出情绪的生理机制不在外周，而在中枢神经系统的丘脑。

坎农认为，大脑皮质对丘脑的功能一般情况下存在着抑制作用。当这种抑制作用解除时，丘脑的功能就会亢进。情绪过程正是大脑皮质抑制解除后，丘脑对刺激进行加工，所产生的信息向上传至大脑皮质，引起情绪的主观体验；向下传至交感神经系统，引起机体的生理变化，所以，身体变化和情绪体验是同时发生的。这一理论表示如图 3-1。

坎农的丘脑学说强调了被唤醒的丘脑过程是情绪产生的机制，提出了情绪的特定中枢，因此比詹姆斯-兰格的外周理论前进了一步。但其忽略了外因变化的意义以及大脑皮质对情绪发生的作用，同样有它的局限性。

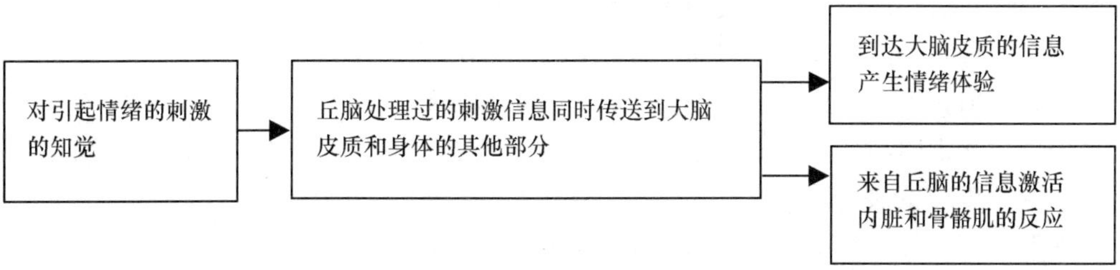

图 3-1　坎农情绪丘脑学说

三、情绪的三因素理论

该理论是由美国心理学家沙赫特等人提出，他们的实验证明了情绪是三因素整合的结果，即情绪受环境刺激因素、生理因素和认知因素制约，而认知过程又起着决定的作用，故又称为认知理论（图 3-2）。

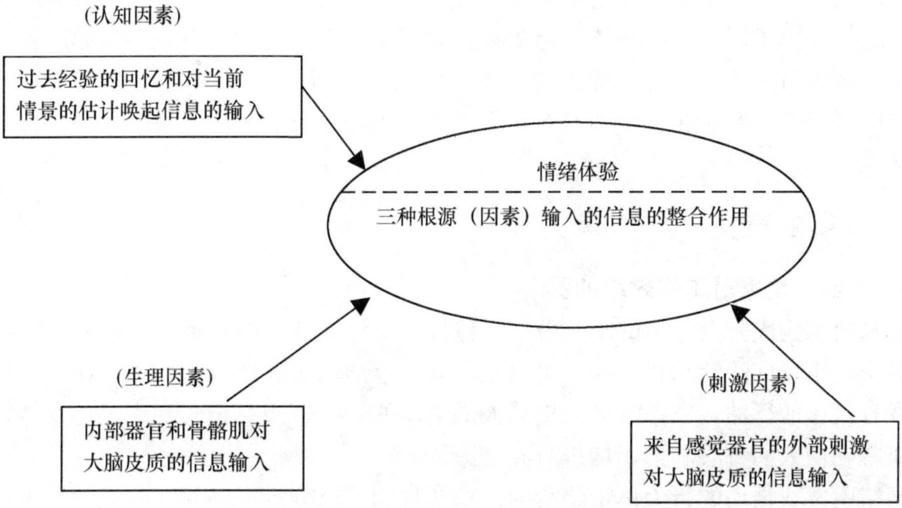

图 3-2　情绪的认知理论模式图

1962 年他又和辛格共同设计了一个实验来证明他的理论。他让不同组的被试者产生相同的生理变化，又接受相同的环境刺激，但由于各组被试者对生理变化的认识不同，他们所产生的情绪体验就不相同。个体对认为符合自己需要的环境刺激产生肯定的情绪；对认为妨碍需要满足其需要的环境刺激产生否定情绪。

四、情绪的中枢学说

情绪的激活学说是由美国心理学家林斯利于 1951 年提出的。该理论以脑干网状结构的生理特点为依据，认为脑干上行网状激活系统汇集了各种感觉冲动。经过整合作用之后，再弥散投射至大脑，调节睡眠、觉醒和情绪状态，而非特异投射系统生理功能的多样性正符合情绪过程的基本特征。

情绪的边缘系统学说是由帕佩兹和麦克莱恩提出的。他们认为大脑皮质、海马、丘脑和下丘脑等结构在情绪体验和情绪表现中具有重要作用。帕佩兹提出情绪产生的环路学说，认为环路从海马开始，经穹窿，通过胼胝体的白色纤维，到下丘脑的乳头体，由此又到丘脑下部，回到大脑的扣带回，再回到海马和杏仁核，完成环路。在这一环路中，下丘脑与情绪的表现有关，而扣带回与新皮质的联系和情绪体验更为密切。麦克莱恩认为海马和颞叶皮质在情绪的体验中更为重要。

上述两种学说是继丘脑学说之后，许多心理学和生理学家关于中枢神经系统与情绪发生关系的研究的成果，统称为中枢理论或学说。与以前的有关情绪理论相比，这两种理论不但具有整体和器官水平的实验证据，还有细胞生理学的实验依据。所以这两种理论从 20 世纪 50 年代提出，至今一直在情绪生理机制研究领域中具有重要地位。

第三节 情绪与健康

情绪、情感是人的精神活动的重要组成部分，在人类的心理活动和社会实践中，有着极为重要的作用。这些作用主要通过情绪和情感对行为的调节、对行为效率的影响以及对外界环境的适应等方面实现。情绪和情感会影响人的工作效率、人际关系、心身健康等。国外一项调查结果表明与情绪紧张有关的患者数占全体门诊患者的 76%。近年来国内外研究结果证明情绪可以影响人的疾病发生和发展，而疾病又反过来影响人的情绪变化，两者具有相互影响的关系。

一、情绪的意义

（一）情绪、情感对工作效率的影响

情绪和情感构成一个基本的动机系统。愉快、平稳而持久的积极情绪能使人的大脑及整个神经系统处于良好的活动状态，它可以驱动人从事活动，并放大和增强其作用，从而更有力地激发有机体的行动，发挥潜能，提高人的活动的效率。同时也有利于保持身体各器官系统功能正常，使人的身心和谐，增进身心健康。

由情绪引发或推动的行为称情绪行为。情绪行为可以分为提高效率的增力行为和降低效率的减力行为。因而，情绪也属于行为的动力系统之一，如兴奋或低沉的情绪，将提高或降低活动效率。这与情绪对动机和认知的配合有关。如果配合得当，情绪提高行为效率的特性称增力性。发挥人的情绪的增力性作用，可以大大提高行为效率。

情绪降低行为效率的特性称减力性。不良的心境、强烈的激情和应激状态下，情绪也可以阻碍人的行为。其主要原因是：①当某种需要过于强烈，引起大脑皮质过度兴奋，从而抑制了皮质其他部位的兴奋，于是整个皮质被这种强烈的情绪笼罩，认知局限，产生偏见。②情绪的本质是增力性的。但强烈的情绪活动使皮质下中枢高度兴奋，从而抑制大脑皮质理智活动的功能，降低认知范围和能力，使对行为目标认知不清晰，产生不知所措，“吓呆了”的表现。这就是情绪对动机和认知的配合不当，产生了减力作用。

从上述对情绪行为的分析，我们可以进一步的认识到情绪、情感的两面性。积极的情绪、情感能够提高人的活动能力，充实人的体力和精力；消极的情绪、情感能抑制人的活动能力，降低人的体力和活力。也就是说：积极的情绪、情感有助于工作效率的提高，消极情绪、情感则会影响工作效率。但是经过心理学家们的实验研究证实，消极情绪不是在所有时

候都会减低工作效率，比如焦虑在适度的情况下也会促进工作的效率。适当的紧张情绪状态往往可以维持人们对任务的兴趣和警觉，有利于工作效率的提高。

总之，情绪、情感和工作效率的关系是一个复杂的问题。有时情绪和情感的积极的“增力”和消极的“减力”作用在方向上不是截然分明的。由于具体情境不同，个体的个性特点不同等，有时积极的肯定性情绪也可能会产生“减力”作用，消极的否定性情绪也能产生“增力”作用。心理学家一般都同意适度的情绪紧张有利于最佳工作效率的发挥。

（二）情绪、情感对人际交往的影响

情绪和情感具有传递信息、沟通思想的功能。情绪和情感的信号功能是通过表情来实现的，如微笑表示友好、点头表示同意，可以使得人际间关系和睦；相反，如果皱眉、怒目，会使得人际关系变得紧张。表情的信息作用在人际交往中有很重要的意义，如果一个人不能适当地表达表情，识别表情，其社会适应就会受阻。《祝福》中的祥林嫂就是一个典型，她的遭遇十分令人同情，但当人们听多了后产生的不是同情而是厌恶，在我们身上有无祥林嫂的影子？当我们受到了不公平的对待时是否老是喜欢抱怨？还是喜欢抛开这些向前看？我们自己是喜欢前者还是喜欢后者？

人是一个社会的人，每个人的一生中都会与成千上万的人进行交往。交往过程中会产生相应的情绪情感体验，它直接影响和反映人与人之间的交往关系和亲近程度。当交往需要顺利并满足时，会产生肯定性的情感体验，这会对人际关系进一步发展起着促进作用；如果交往受到挫折，便可能产生否定性的情感体验，对人际交往有很大的阻碍作用。这种不良的情感体验，还受到知识水平、不良性格品质、生理缺陷等因素的影响。

（三）情绪、情感对心身健康的影响

从情绪的生理机制可知——情绪使得神经的和内分泌的功能变化，进而影响机体的免疫系统功能，导致心身状况改变。也就是说：情绪伴有的机体功能变化，可以直接影响到心身的健康。正性的情绪如乐观、开朗、心情舒畅等能使人从心理与生理两方面保持健康；负性情绪如焦虑、抑郁、悲伤、烦闷等则会损害人的正常的生理功能和心理反应。如果负性情绪产生过于频繁或强度过高或持续时间过长，会导致身体疾病或心理疾病。如临床上常见的高血压病、冠心病、癌症、糖尿病、消化性溃疡、哮喘、偏头痛等 80 多种疾病，现代医学认为都与不良情绪有关，并称此类疾病为心身疾病。

另外，某些容易引起强烈紧张状态的重大生活事件，如战争、社会动荡、地震、水灾、家庭的变故等，也会使人产生各种心身疾病；严重的不良情绪也可导致心理障碍及精神疾病。比如，长期紧张会患神经衰弱，严重者还可导致抑郁症、焦虑症甚至精神分裂症等疾病。

总之，正如俄国生理学和心理学家巴甫洛夫曾指出的：“一切顽固的忧愁和焦虑，足以给疾病大开方便之门。”因此，我们应该保持平和、乐观的积极情绪，拥有一个健康的身体和心理状态 。

二、情绪与治疗和护理的关系

（一）情绪障碍

是指人对客观事物是否符合或满足自己需要的不同类型和程度的异常心理状态，在生活经历中可经常遇到。当然，面对压力，适度的悲伤或愤怒属正常的适应反应；但如果出现了

强烈的情绪低落或高涨，甚至长期得不到解除，将严重影响到生活和工作。在病患护理中要高度重视。

1. 情绪障碍的主要特点　①有情绪体验；②有情绪表现；③伴随相应的生理变化；④受社会、文化、历史等多种因素影响；⑤除表情淡漠外，具有感染性，可影响周围人。

2. 情绪障碍的分类　①病理优势情感：如焦虑、抑郁等；②情感反应性异常：如易激惹性、情感爆发、情感脆弱、病理性激情等；③情感统一性正常：精神病患者可见道德情感倒错、情感矛盾等。

（二）情绪的调节

情绪是心身的“桥梁”，近年来国内外研究结果证明：情绪可以影响疾病的发生和发展，而疾病又反过来可以影响人的情绪变化，二者具有相互影响的关系。作为医务工作者，我们应当研究各种患者的情绪特点及影响因素，研究不良情绪对疾病过程的影响，学会调节自己及患者的不良情绪，促进健康。

1. 形成良好的心态　俗话说：“哭也好，笑也好，花儿照样开。”意思是说，事情已经发生，这是无法改变的，但我们能把握自己的心情。听到好友到老师那里告了你的刁状，你会如何反应？愤怒、伤心、高兴或……很多学生感到遭人背叛，但不要急着生气，请反过来想想，他的心中如果无你，会这样做吗？最终对你而言是有好处还是有坏处？很多人之所以能拥有良好的心态，就是遇事时总习惯于朝好的方面去想。这样，即使遇到天灾人祸，他（她）也能保持好的心态。

2. 多运用正性词汇　每个人都有自己习惯用的词，遇到事情这些词就会脱口而出。描述积极情绪的词是正性词，如高兴、愉快、兴奋、棒极了等；反之则为负性词，如郁闷、倒霉、烦死了等。当我们习惯运用正性词时，就容易产生积极的情绪体验，反之则产生消极的情绪体验。当你遇到了挑剔你的老师或护士长，你应该对自己说：“太棒了，我能学到更多，我能改正更多缺点，或……”；当老师或护士长布置了大量的任务，你应该对自己说：“太棒了，我有了更多的锻炼机会，或……”。列出你常用的词，看看是正性的多还是负性的多，并试着用正性词代替那些负性词。

3. 善用比喻　人常用比喻来描绘自己的处境，如“我的生活像蜜一样”或“我的心胸像大海一样广阔”等。不同的比喻带来的影响是不一样的，大家试着想想下面的比喻：“学习、生活的压力就像一座巨大的石山一样压在我身上”、“学习、生活的压力就像鸿毛一样压在我身上”，哪个比喻让你更轻松？所以恰当地运用比喻可以减轻压力，形成积极的情绪。

强化训练习题

一、选择题

1. 心境是一种
   A. 爆发性的情绪状态
   B. 持续存在的情绪状态
   C. 较短暂的情绪状态
   D. 弥散的情绪状态

2. 学习效率最高的情绪状态是
   A. 宁静心境
   B. 中等焦虑
   C. 高度焦虑
   D. 低度焦虑

3. 情绪的特点是
   A. 较稳定
   B. 持久存在
   C. 带有情景性
   D. 本质内容
4. 情绪状态不包括
   A. 激情
   B. 情感
   C. 应激
   D. 心境
5. 热爱真理，解放思想，有强烈的求知欲和自信心属于
   A. 理智感
   B. 道德感
   C. 美感
   D. 认识
6. “感时花溅泪，恨别鸟惊心”是一种
   A. 情操
   B. 情感
   C. 激情
   D. 心境
7. 激情状态下，下列描述哪项不对
   A. 外部表现明显
   B. 理智分析能力受限
   C. 不可控制
   D. 认识范围狭窄
8. 强烈而持续时间短促的情绪状态是
   A. 心境
   B. 激情
   C. 应激
   D. 情感
9. 人逢喜事精神爽是描述人的
   A. 激情
   B. 心境
   C. 应激
   D. 热情
10. 道德感、理智感、美感是与下列哪项相联系的
   A. 社会需要
   B. 生理需要
   C. 客观环境
   D. 物质需要
11. 情感过程与认知过程的主要区别在于前者
   A. 是由客观现实直接决定
   B. 是对客观现实的反映
   C. 是心理活动的表现形式
   D. 需要在其中起中介作用
12. 情绪情感的特点描述，哪项错误
   A. 都是对客观事物的态度的体验
   B. 情绪具鲜明的情景性和短暂性
   C. 情绪带有冲动性和外显性
   D. 情绪多与社会需要有关
13. 由过去痕迹刺激引起的、强烈而短暂、具有感染色彩情绪状态是
   A. 激情
   B. 应激
   C. 心境
   D. 大怒
14. 关于焦虑特点的描述哪项错误
   A. 是临床上一种常见的情绪障碍
   B. 正常人也有一定水平的焦虑
   C. 焦虑过强和不及均影响适应功能
   D. 是对实际危险的一种强烈害怕、担心
15. 关于激情的特点的描述哪项错误
   A. 时间短暂
   B. 都是负性情绪的表现
   C. 爆发力强
   D. 是一种情绪状态
16. 下列哪项不是高级情感体验
   A. 正义感
   B. 荣誉感
   C. 求知欲
   D. 应激

二、是非题

1. 情绪具有两极性，表明情绪存在对立的性质，而对立的两极是相互排斥的，不可同时存在。
2. 人的表情都是个体通过后天模仿、学习而获得的。
3. 所谓心境就是心理情境。
4. 激情是无法控制的。
5. 不同的道德感是受不同的道德标准制约的。

三、问答题

情绪对我们的身心健康有何影响？如何调节人的情绪？

（湘谭职业技术学院　郭果毅　湖南中医药高等专科学校　杨小兵）

第四章　意志与意识

第一节　意　　志

一、意志概述

（一）意志的概念

“有志者，事竟成”指的是人为了达到一定的目的，靠毅力和决心去克服困难，百折不挠地去实现自己的目标的活动过程。这个过程需要一种促人达标的力量，有目的地、自觉地、能克服困难地达到目标的心理过程称为意志。

（二）意志行动

为了达到既定目标，我们常把受意志支配的自觉行为称为意志行动。它在意识的支配下，通过克服困难和挫折的行为表现出来，以实现预定目的。

（三）意志过程

最终表现为行为的，积极要求改变现实的心理过程称为意志过程。

二、意志行动的基本阶段

意志行动有着复杂的心理成分和内容，一般简化为两个阶段进行分析。

（一）采取决定阶段（准备阶段）

这一阶段包括在思想上要确立行动的目的，是意志行动的前提，它决定行动的方向，是意志行动的灵魂。它通过复杂的动机斗争而确立，然后进行最佳行动方案的选择，并要做出决策、制订计划。

（二）执行决定阶段（执行阶段）

是将目的付诸实现的过程，是意志行动实现的关键，需要有坚忍的意志品质。因为在这一阶段，既要坚定地执行既定计划，又要克制那些妨碍达到既定目标的动机和行为。在这一阶段还要不断审视自己的计划，以便及时修正计划，保证目标的实现。

三、意志行动的基本特征

意志是通过行动而表现出来的。意志主要体现在意志行动上。意志行动有三个最基本的特征。

（一）意志行动有指向性和目的性

这是人类的行为特征。它是在意识支配下，根据经验，有预见性的、有目的的行为。当发现行动偏离目的时，会能动地调节和控制自己的行动，使行动继续指向自己的目的。人们对于行动的目的越明确，实现目的的价值越大，克服困难的动力也就越大，意志也就越坚强。

（二）意志行动是克服困难的行动

它体现一个人对目标的坚持，体现在克服困难中。可以说，没有困难的行动不是意志行动。因为人的意志强弱主要是以所克服困难的大小为衡量标准。当一个人付出艰辛的代价，克服重重困难，实现了自己的目标，我们说这个人有优良的意志品质；而害怕困难，遇到挫折自动放弃的人，我们谓之意志薄弱者。

在意志行动中所遭遇的困难主要包括主观的和客观的。主观的包括心理上和生理上的困难。心理上的困难如确定行动时的动机冲突、焦虑抑郁等消极情绪的影响、平时养成的不良习惯等因素对意志行动所造成的困难；生理上的困难如体力与身高欠佳、疾病状态等。客观的包括自然环境和社会环境的困难，如天灾人祸、团队不合作、缺乏物质技术条件等因素。

（三）意志行动是随意运动

意志行动是有目的的行动，意志行动的目的性就决定了意志行动必须是在人的主观意识控制下的随意运动，所以随意运动是意志行动的基础。

意志行动的这三个基本特征是相辅相成的——目的性是意志行动的前提，克服困难是意志行动的核心，随意运动是意志行动的基础。

四、意志的品质

构成人的意志的某些比较稳定的方面，就是人的意志品质。包括以下几方面：

（一）自觉性

意志的自觉性的品质，贯穿于意志行动的全过程。是指一个人认识到行动的目的意义，能自觉地支配自己的行动，使之服从于活动目的的品质。具有自觉性品质的人，不随波逐流，不屈服于外界的压力，能独立地判断，独立地采取决定和执行决定。

与意志的自觉性相反的是盲从和独断。盲从的人没有主见，轻信他人，轻率地改变方向，从而表现出行动的盲目性。独断的人盲目地、不论对错地拒绝他人的意见或劝告，而对自己的决定总是深信不疑。从表面上看起来好像自觉性很强，但这样的人缺乏“兼听则明”，没有真正意识到行动的目的意义，做出的决策往往缺乏足够的依据，因而也是不切实际的。盲从和独断都属于缺乏自觉性的表现。

（二）果断性

意志的果断性是指一个人善于明辨是非、不失时机地、迅速而合理地做出决定，并实现所做决定的意志品质。它是在充分掌握信息的基础上，经过分析、研究，有了足够的依据后，抓住时机，迅速做出判断。果断性是以自觉性为前提的，一是指敢于做出决定，二是指所做出的决定是有依据的。

与这种品质相反的是鲁莽草率和优柔寡断。鲁莽草率是指缺乏足够的依据就做出决定，这样的决定往往是不符合实际的，甚至是错误的，实际上是缺乏果断性的表现。优柔寡断是指已有充分的依据，应该做出决定时，却常常瞻前顾后，犹豫不决，动机冲突重重，在执行决定时，常常怀疑所做出的决定是否正确，动摇不定，拖延时间等，这与意志的果断性品质截然不同。

（三）坚韧性

意志的坚韧性是指在执行决定行动受阻时，能顽强地克服各种困难，排除干扰，永不退缩的意志品质。这种品质又叫毅力或顽强性。

有坚韧性品质的人，具有克服困难、勇往直前、百折不挠的精神。表现为目标专一、不为一时的冲动或困难而改变方向，始终不渝地朝着目标，一步一个脚印地向前进。

与意志的坚韧性品质相反的是执拗和动摇。执拗的人，明知自己的目标偏离或无法达到，但他仍然固执己见、执迷不悟、一意孤行，其结果往往是受到客观规律的严厉惩罚；动摇者在执行决定的过程中，则常遇到困难就动摇自己的决心，甚至放弃自己的目标。这种人做事朝秦暮楚、见异思迁、虎头蛇尾，甚至半途而废。

（四）自制性

意志的自制性是指在意志行动中，困难会影响目标的实现，为了实现自己的目标，必须管理和控制自己的情绪和行为，这种善于控制和约束自己的能力，又叫自制力。

意志的自制力品质主要表现在对自己的情绪、愿望、动机、兴趣、爱好、注意力等心理过程的控制和对行为的约束，以便能够实现自己的目标。

与意志的自制力品质相反的是任性和怯懦。任性和怯懦的人缺乏自制力，经常受情绪、愿望、注意力等心理过程的支配，影响意志行动，使得意志行动无法达到目标。

五、意志的培养

人的意志品质各有差异，它是人格的一个组成部分。意志品质的优劣，要看其意志活动的社会价值；意志力的强弱，则看其意志表现程度。它的形成受到遗传和环境两方面的影响。要培养一个人的良好意志品质，至少应从以下几方面着手：

1. 树立远大的理想、形成健康的人生观　顽强意志的动力来自于远大的理想和健康的人生观。无数英雄和伟人，都是在崇高的理想、抱负激励下，克服种种困难而成功的。

2. 加强困难磨炼　在困难和挫折面前，要善于驾驭自己的情感，约束自己的行为，努力克服在行动中所遇到的障碍，这样才能积累经验，培养起坚强的意志力。

3. 提高认知水平　懂得意志品质是后天培养的、是自觉的，只有当自己有提高的意愿，并努力付诸实践，方能不断增强。

4. 干预个体的认识活动　情感活动应注意个体周围的环境，特别是社会环境等方面，帮助个体注意在日常生活中保持始终如一、从不马虎的态度，努力克服意志力薄弱的行为，成为具有优良意志品质的人。

第二节　意　识

一、意识概述

（一）意识与无意识

意识具有重要的心理功能，它对人的身心系统起着统合、管理和调节的作用。意识是在觉醒状态下的一种知觉过程，它包括对外界事物和自身内部状态的知觉；意识具有定向性，总要指向并表现一定的客体，是主体对客体所意识到的心理活动的总和。

而无意识则是相对于意识而言的，可定义为主体对客体所未意识到的心理活动和心理过程的总和。如自动化了的行为就常常不在意识的控制下进行；有时没有注意到某种外界的刺激，但它却对人发生了影响，也就是既可以有无意识的行为，也可以有对刺激的无意识。无意识包括无意感知、无意识记、无意再认、无意表象、无意想象、无意注意和无意体验等。

（二）有关意识的心理学理论

不同的心理学流派的理论和体系，对意识有不同的认识。如以冯特为代表的心理学家，认为意识是由元素构成并有其基本规律。以威廉·詹姆斯为代表的心理学家，则认为全部心理活动是一个不间断的，构成每个人直接经验的，经常变幻着的意识流。这一理论解释了意识的动力状态、原因、条件及其直接结果。以弗洛伊德为代表的精神分析学派，以研究无意识为中心，将人的精神世界分为三部分：无意识、前意识和意识。无意识，又称潜意识，指人的原始冲动、各种本能和出生后被压抑的欲望，按“快乐原则”去追求满足，是心理活动的深层、基础和人类活动的内驱力，它决定着人的全部有意识的生活。前意识，指无意识中可召回的部分，处于无意识和意识之间，人们能回忆起来的经验。意识指心理同外界接触的表面现象，是与直接感知有关的心理部分，它服从于“现实原则”，调节着进入意识的各种印象，压抑着心理中那些先天的兽性本能与欲望。

二、几种不同的意识状态

（一）睡眠

人的一生大约有1/3的时间是在睡眠中度过的，睡眠可以使人的精力和体力恢复，而且从进化的角度来说，睡眠对机体也起着保护的作用，因为大多数动物在黑夜都不必为生计忙碌，通过睡眠可以保存能量。

根据脑电波的变化，可以将睡眠分为两个阶段：第一阶段主要是同步化慢波，称慢波睡眠期，这时，身体放松，呼吸变慢，很容易被外界刺激惊醒。第二阶段脑电波的特点为去同步化快波，故谓之快波睡眠期，又称异相睡眠期。此期肌肉进一步放松，身体各项功能指标变慢，但有间断的阵发性表现——可见快速眼动（类似于清醒状态下的高频低幅脑电波出现时，眼球开始快速上下、左右移动）、部分肌肉抽动、自主神经系统功能出现短暂而明显的不规则活动，这时梦境开始出现。

（二）梦

做梦是人人都有的体验。它是指觉醒时回忆起似乎发生在一个非物质世界里的景象和事件。事实上，梦是一种正常的生理和心理现象，用眼动仪监测睡眠的话，在快波睡眠期叫醒睡眠者，他通常都会报告说正在做梦。如果对快波睡眠进行剥夺，即只要发生快速眼动的现象就把睡眠者叫醒，几天内就可使被实验者记忆力下降，情绪低沉，进而会影响到健康。

梦的内容具有鲜明的形象性和幻想性。可以包括做梦时外界的刺激物，也可以是“日有所思，夜有所梦”。

梦的刺激物可以是外界事物如声音、光或接触，也可以是人体内的器官（如胃肠、膀胱、肺、心脏等）。这些器官通过神经同大脑皮质密切相连。夜间当外部感觉器官的活动变弱时，就能敏锐地感觉到体内器官产生的刺激，而出现某些不合时宜或漫无边际的场景。现有人提出：这种刺激如果是由于某种病理过程所引起的，在觉醒状态下不易感觉到，在睡眠或梦中能体验得到，可以根据这种梦来协助诊断体内发生的某种病变。

梦有很多特点，如梦境的不连续性、不协调性和认知的不确定性等。其中最主要的特点是梦境的不连续性，即梦中的思想、行为或情景会突然变成与原来无关的其他的思想、行为或情景。解释梦境可以用大脑皮质的信号系统学说。第一信号系统采用具体的形象、类似或相反的联想来进行思维。它的主要特点是形象十分鲜明、联想异常丰富。随着言语的发展，出现了第二信号系统，它采用抽象的、逻辑的思维，失去了原始的形象性。睡眠时由于发展较晚、稳定性较差的第二信号系统首先受到抑制，而第一信号系统摆脱了第二信号系统对它的抑制，变得十分活跃，故梦境中产生各种鲜明生动的形象。弗洛伊德在他的巨著《释梦》中指出：许多梦的起因是一度感受过，而现在被从意识中“挤到”潜意识范围隐蔽起来的欲望，是由于某种原因没有得到满足或不可能得到满足的被囚禁的愿望，以及与之相关联的使人不安的形象。尽管弗洛伊德的理论带有唯心主义的倾向，但他用经验主义的方法对梦所做的研究，显然包含着合理的因素。许多学者认为，确实有潜意识这种东西。它不但存在而且在活动，在影响意识的过程。我们每个人都可以感觉到它的影响。

强化训练习题

一、选择题

1. 与意志的自觉性相反的特征是
   A. 独断
   B. 冲动
   C. 暗示
   D. 执拗
2. 有目的的行动是意志行动的
   A. 前提
   B. 核心
   C. 基础
   D. 方向
3. 激情是一种强烈、短暂、爆发式的情绪状态，其特点是
   A. 激动性
   B. 弥散性
   C. 渲染性
   D. 冲动性
4. 关于意识的描述，正确的是
   A. 在觉醒状态下的一种知觉过程
   B. 指个体没有觉察到的心理活动和心理过程
   C. 睡眠不属于意识状态
   D. 意识与人的行为无关
5. 与鲁莽草率、优柔寡断相反的良好意志品质为
   A. 自觉性
   B. 果断性
   C. 坚韧性
   D. 自制力
6. 一个人始终不渝、排除万难，从而实现了目标，表现了一个人的意志的
   A. 自觉性
   B. 果断性
   C. 坚韧性
   D. 自制力
7. 精神活性物质不包括
   A. 麻黄
   B. 海洛因
   C. 可卡因
   D. 大麻
8. 良好的意志品质的特征不包括
   A. 目的性
   B. 自觉性
   C. 被动性
   D. 果断性
9. 关于意志特征的描述哪项错误
   A. 有明确目的性
   B. 以不随意运动为基础
   C. 受自我调控
   D. 必须与克服困难相联系
10. 不良意志特征不包括

A. 固执
B. 盲从性
C. 优柔寡断
D. 灵活机动

11. 演员刚发生不愉快的事，但上台演出时仍能谈笑风生，是意志的
A. 果断性
B. 自觉性
C. 坚韧性
D. 自制性

12. 意志分为采取决定和（　　）两个阶段
A. 制订计划
B. 确立目标
C. 执行决定
D. 动机斗争

二、是非题

1. 以随意运动为基础的行动都是意志行动。
2. 有意注意与无意注意最大的区别在于有意注意不需付出意志的努力。
3. 动物有心理，也有意识。
4. 动机斗争是解除意志的内部障碍的过程
7. 随意运动是通过感觉、知觉分析器的活动实现的。
8. 不与克服困难相联系的行动不是意志行动。

三、问答题

优良的意志品质有哪些？如何培养优良的意志品质？

（湘谭职业技术学院　郭果毅）

第五章　个　性

第一节　概　述

一个人怎样认识他和他周围的世界，怎样表达他的情感，怎样与他人交往，怎样对待他的工作与生活，这些东西的整体就是一个人的个性。个性无论对于个体的生存、发展、社会适应、人际关系，还是个人健康、家庭幸福、事业成败、人生价值，都有着不可忽视的、有时甚至是举足轻重的作用。所以，个性一直是心理学、哲学、社会学等诸多学科的研究对象。心理学主要从个性倾向性和个性心理特征两方面去研究它。

一、个性的概念

个性又称为人格，是指一个人的整体精神面貌，即具有一定倾向性的各种心理特征的总和。

个性常常支配着一个人的言谈举止，体现出一个人的行为特征，决定着一个人的活动结果。对一个护理工作者来说，有效的治疗和护理离不开对患者和医生、同事个性的透彻了解；而护理工作者本身是否具有良好的个性，也会影响到工作的优劣与成败。因此，一个合格的现代护理工作者应当善于用个性理论指导自己了解别人的个性，认识和改善自己的个性。

二、个性的心理结构

个性既然是“各种心理特征的总和”，我们把“各种心理特征”大致分为以下几个方面，并合称为“个性的心理结构”。

（一）个性心理特征

是个性心理结构中能反映出一个人的基本精神风貌而经常地、稳定地表现出来的心理品质，它影响着一个人的言行举止，体现着一个人心理活动的独特性。我们常说某某人“精明强干”指的就是个性特征。个性心理特征主要包括气质、性格和能力等成分。

（二）个性倾向性

是个性心理结构中最活跃的因素，是决定个人对客观事物采取何种态度和行为的动力系统。它决定着人对现实的态度、对认识对象和活动对象的选择与趋向。我们常说某某人“追求完美”或“胸有大志”，指的就是个性倾向。个性倾向性主要是个体在后天的社会化过程中形成的，主要包括需要、动机、兴趣、理想和世界观等。

（三）自我意识系统

自我意识系统是个性的核心，包括自我认识、自我体验和自我调节三个子系统。这三者紧密联系而形成统一的自我意识系统，对个性中的各成分进行调节和控制，保证个性的和谐、完整和统一。

第二节 个性心理特征

一、气质

（一）气质的概念

气质是人的心理活动在速度、强度、均衡性等动力性质方面的心理特征，在很大程度上受制于先天的遗传因素。即是说，气质主要取决于个体先天决定的高级神经活动类型。稍作比较，我们就会发现：同样是新生儿，有的活泼好动，哭声响亮，反应灵敏；有的则安详宁静，哭声轻微，反应迟钝。这些特征常常随着孩子的成长始终保持着。气质的这种几乎是天赋的动力特征，使每一个人的全部心理活动都蒙上了独特的个人色彩。俗话说“禀性难移”，就是说人的气质具有稳定而不易改变的特点。当然，后天的环境、教育也使气质有可塑性的一面，只是比其他心理特征（如性格）的变化要微弱和缓慢得多。

（二）气质的类型

1. 气质学说　由于发现气质有很大的天赋性，气质自然成为人们关注的课题，出现了气质的体液学说、血型学说、激素学说、高级神经活动类型学说等，在此将其中重要而常用的两种学说简介如下：

（1）体液学说　早在2500年前，古希腊名医希波克拉底继承前人关于人体由空气、水、火、土四元素构成的学说，提出这些元素有冷、温、湿、干四种性质，两两相配便使人体内产生了四种体液，即血液（温而湿）、黏液（冷而湿）、黄胆汁（温而干）和黑胆汁（冷而干），并根据自己多年的细心观察，将人划分为多血质、黏液质、胆汁质和抑郁质四种体质类型。500年后，古罗马医生盖伦（Galen）从希波克拉底的体液学说出发，将人体由各种体液的混合“比例”称作“气质”，这就是气质名称的由来。盖伦根据四种体液在人体内占优势的不同将人的气质分为四类，并仍然使用了希波克拉底的命名。

用体液来解释气质虽然并不科学，但千百年来，人们却发现这种气质的四分法颇为切合实际，而且使用方便，所以一直被沿用至今。

（2）高级神经活动类型学说　著名的俄国生理学家巴甫洛夫通过大量的动物实验发现，高等动物大脑皮质神经活动的两个基本过程——兴奋和抑制具有三种基本特性：强度、灵活性和平衡性。强度是指神经细胞和整个神经系统感受强烈刺激的能力与持久工作的能力；灵活性是指兴奋与抑制两种神经活动过程相互转化的难易程度；平衡性是指神经系统兴奋与抑制过程的力量对比。这三种基本特性在个体存在的差异及不同的组合就形成了高级神经活动的不同类型，而最基本的有四种：强而不均衡型、强而均衡灵活型、强而均衡不灵活型与弱型。这四种高级神经活动类型与希波克拉底的四种气质类型有着对应的关系（表5-1），因此，神经活动的类型被众多学者看作是气质的生理基础。胆汁质、多血质、黏液质和抑郁质这四种气质类型是典型的气质类型，真正纯粹属于这四种气质类型的人并不多，多数人是某种气质类型特征占优势，其他类型的某些特点也兼而有之。

2. 如何看待气质类型

（1）气质的稳定性与可塑性　稳定性强是气质的一个突出特点。因为气质是先天的高级神经活动类型在后天行为活动中的表现。所以，遗传素质相同或相近的人气质类型也比较接近。一个人的气质类型在一生中都比较稳定，但又不是不能变化的。生活的磨炼，尤其是重大的生活事件，可以导致人的气质发生显著变化。但这种变化过程很慢，而且，一旦条件适宜，原来的气质特征又“死灰复燃”，即所谓“江山易改，禀性难移”。

表 5-1 四种气质类型的特征与典型表现

气质类型	气质特征						外显表现
	感受性	耐受性	敏捷性	可塑性	情绪兴奋性	指向性	
胆汁质（强而不均衡型）	低	高	快	一般	高而强	明显外倾	言行敏捷、精力充沛、热情直爽、冲动粗暴、急躁粗心、自制力差
多血质（强而均衡灵活型）	低	高	快	强	高	外倾	言行敏捷、灵活好动、志趣多变、喜怒易形于色，注意力易转移。
黏液质（强而均衡不灵活型）	低	高	迟缓	弱	低而体验强烈	内倾	言行缓慢、稳重沉着、缺乏生气、喜怒不形于色、冷淡、专注、自制力强。
抑郁质（弱型）	高	低	慢	刻板	高而体验深刻	严重内倾	动作缓慢、语少声轻、观察入微、体验深刻、孤僻、敏感、羞怯、退缩

（2）气质类型无好、坏之分 这是气质的又一个突出特点。每一种气质类型都有其积极的方面和消极的方面。因为气质仅仅体现出一个人心理、行为的动力特征。任何气质类型的人，都可能成为品德高尚、对社会有价值的人；也可能成为一事无成、甚至对社会有害的人。例如，胆汁质的人可以成为豪爽、勇敢、身先士卒、不怕艰难困苦的人，也容易形成蛮横、急躁、粗野、任性的品质；多血质的人可以成为热情、机敏、生气勃勃的人，也容易形成轻浮、没耐心、不踏实、虎头蛇尾的品质；黏液质的人可以成为坚毅、稳重、踏实、处变不惊的人，也容易养成冷淡、固执、保守的习惯；抑郁质的人可以成为严谨、精细、敏锐、负责的人，也容易郁闷、怯懦、多疑而使自己处于孤僻失助的境地。

气质对一个人来说没有选择余地，重要的是读懂自己，自觉地接受后天的环境与教育，发扬自己气质中的积极方面，努力克服消极方面。

（3）气质类型不决定人的成就高低，但能影响工作效率 因为气质类型不决定人的智力发展水平，所以任何气质类型的人都能取得成就。例如，俄国著名文学家中，普希金是胆汁质的，赫尔岑是多血质的，克雷洛夫是黏液质的，果戈里是抑郁质的。

但是，不同的职业和工作对人的气质有不同的要求，因此，在因人择事（选择职业）或因事择人（人事选拔）的时候，都应当考虑气质类型。例如，多血质的人宜于从事环境多变，要求作出迅速反应、交往繁多的工作，难于从事较为单调、需要持久耐心的工作；黏液质的人则相反，他们适宜做耐心细致、相对稳定的工作。如果一个人有一份适合他气质类型的工作，他就会感到得心应手，兴趣盎然，工作效率也高，否则，会给他带来烦恼，也会影响他的工作效率。

医护工作是一项需要敏锐的感知、细心的精神、耐心的作风的工作，有必要主动地把握好自己的气质特征。

（4）护理工作应重视病人的气质类型 护士除了要深刻认识护理工作的性质与自己的气质特征外，还要善于辨识病人的气质类型。临床上，不同气质类型的病人对待疾病与治疗的态度是不一样的。例如，对同样的病痛，胆汁质的人可能无所谓；多血质的人可能痛苦的表情十分丰富；黏液质的人可能一声不吭；而抑郁质的人则可能焦虑不安。护士在对他们的态度上也应区别对待：同样的语言在胆汁质、多血质的人听来没什么，抑郁质的人可能就受不了。

此外，气质与人的心身健康也有一定的关系。孤僻、抑郁、情绪不稳定、易冲动等特征都不利于心身健康，而且是某些疾病的易感因素。

二、能力与智力

（一）能力的概念与分类

1. 能力的概念 能力是顺利而有效地完成某种活动所必须具备的心理条件，是个体的一种心理特征。

气质与性格虽然也会影响活动的进行，但不是最直接、最必需的心理特征。例如，护理活动需要护理能力方能完成。而凡是具备了药物、器材辨别、准确记忆护理操作程序等护理能力的人，无论他是多血质的还是黏液质的、是内向性格还是外向性格，都能有效地从事护理活动。现实社会中，一个人的实际能力比文凭、学历更重要。

2. 能力与知识、技能的关系 知识是人类社会历史经验的总结和概括，是能力发展的基础。技能是通过练习而巩固了的、已经“自动化”的、完成某种活动的动作方式。而能力是一个人在完成该项活动时，已经具备、无须训练的获取知识、信息，组合、运用知识、技能的主观条件。能力决定着掌握知识技能的方向、速度、准备性、巩固程度和所能达到的水平。同时，在掌握知识技能的过程中，能力也会得到促进和发展。相对而言，能力的发展比知识、技能的获得要慢得多。

3. 能力的分类

（1）按能力的构造分类 可分为一般能力与特殊能力。

1）一般能力 是指各种活动都需要的一些共同的、基本的能力。包括观察力（观察的速度、广度和精细度等）、记忆力（记忆的速度、广度、准确性、持久性等）、注意力（注意的广度、持久性、分配与转移等）、理解力（理解的速度与深浅）、思维能力（对事物的分析、综合、抽象、概括、推理等能力）和语言表达能力（语言表达上的丰富性、流畅性、机敏性等）等。

2）特殊能力 指从事某些特殊活动所需要的能力。如音乐家敏锐的音乐感受能力、画家敏锐的辨色能力、数学家高度的变通推理能力、宇航员在高空高速及失重、超重条件下的专门能力、中医对脉象的精细辨识能力、外科医生对病人生命体征准确判断的能力等。这样看来，特殊能力也可视为精深的职业能力或专业能力，也可以说特殊能力就是某些一般能力专门化的结果。

（2）按能力所涉及的领域分类 可分为认知能力、操作能力和社会交往能力。

（3）按能力是否有创新性分类 可把能力分为模仿能力、再造能力和创造能力。模仿能力是仿效他人的言谈举止而做出与之相似的行为的能力。小学低年级和幼儿园的小朋友要重视培养模仿能力。再造能力是指遵循现成的模式或程序掌握知识技能的能力。小学高年级和初中生至少应具有这种能力。创造能力是指不依据现成的模式或程序，突破常规思维，发现新事物、新规律、找到新途径、新方法，创造新事物的能力。高中生尤其是受过高等教育的人应当努力培养自己的创造能力。

（4）按能力发展的程度分类　可把能力分为能力、才能和天才。

现实生活中，人人都有一般能力，多数人一般能力不差，但缺乏突出的特殊能力和创造能力；也有人其一般能力很差，但具有突出的特殊能力。最极端的例子就是“白痴天才”：尽管其生活都不能自理，却在某一方面有惊人的能力（如有的人善解人意、有的人善于动手操作等）。

能将一般能力与特殊能力和谐统一者便拥有了“才能”；有才能的人如果主观上努力，客观上有施展的机会和环境条件，就可成为天才。

（二）智力的概念与分类

1. 智力的概念　智力高低自古以来都是人们关心的问题。人们也常常能从个体学业成绩的优劣，语言表达是否优美，科研设计是否精巧及处理突发事件是否机敏看出一个人的“聪明”程度，即智力高低。然而究竟什么是智力，至今还没有一个公认的定义。

有几点可以肯定：第一，一定的智力水平是掌握知识的前提，智力的高低直接影响着掌握知识的速度、广度与深度；第二，个体的智力水平在幼年阶段就可以表现出来，而且常常与其父母的智力水平呈正相关；第三，智力在掌握知识的过程中发展，却并不与知识的积累成正比；第四，智力在学习和运用知识的过程中表现出来，却并不随年龄增长而无止境地发展；第五，智力水平高的人，一般都有较强的能力，尤其是一般能力。智力似乎更像一种与遗传素质有关的潜在能力或能力倾向，一种认识世界、改造世界的“悟性”，一种应付客观环境和处理事物时表现出来的内在素质，是后天获得各种能力的基础。大量的研究表明：智力受遗传因素的影响更大，个体先天的遗传素质是智力的物质基础；能力受后天环境、教育的影响更大，同样的遗传素质，可以获得不同的能力水平。所以，不少学者将智力看作是一种整体的能力或潜能，是多种基本能力（学习能力、抽象思维能力和适应环境能力等）的综合表现。或认为智力是一个人去理解和应付他的周围世界的总的才能。

为鉴定人的智力而设置的衡量指标，基本上都是对个体记忆力、理解力、分析力、运算力的测量，即是说，是对人的“一般能力”的测量。所以，人们对智力与能力常常不做精确的区分，而合称为“智能”。

2. 智力的分类

（1）液态智力与晶态智力　在研究了智力的发展趋势后，智力毕生发展论者提出智力中包含着这两种成分，揭示了两种智力不同的发展特点。

1）液态智力　即与基本心理过程有关的能力，如知觉、记忆、运算速度、推理能力。在个体发展早期，液态智力发展较快，中年之后开始衰退。

2）晶态智力　即后天通过学习获得的语言、数学、判断力、联想力和各种技能。晶态智力尽管 25 岁以后发展速度趋缓，但在人的一生中一直都在发展，所以人可以活到老，学到老。

（2）加德纳的多元智力理论　20 世纪 80 年代，美国心理学家加德纳向偏于认知的传统智力观提出了挑战，他认为人有 7 种观察世界的方式，即有七个方面的智力。

1）逻辑-数学智力　在自然科学界获得成功的人这种智力水平高。

2）语言智力 能准确表达内心思想情感的智力。语言智力高的人在教育、演说、谈判、宣传、写作方面可能有所成就。

3）身体-动觉智力 这种智力高的人，善于控制身体动作。出色的运动员、舞蹈家、外科医生等，就是身体-动觉智力发达的人。

4）空间智力 指从三维空间观察环境，并在头脑中构成形象，使之变形的智力。画家、雕塑家和建筑师的水平与这种智力的高低有关。

5）音乐智力 指感知并创造音调与旋律的能力。加德纳认为这种智力多系天赋。

6）洞悉人性、善解人意的智力 指通情达理、善于揣摩他人心理的智力。这方面智力发达者，适宜当教师、推销员、政治家、宗教人士。

7）自我内省的能力 即认识自己的能力。这种智力有利于客观评价自己，以发挥自身优势，克服自身弱点，促进个体的发展和完善。

以往讲智力，大多偏向科技性，而忽略社会性，似乎善于运动、善于理解他人、善于剖析自己就不是智力的体现。加德纳的主张不以一种智力尺度评价人，有利于各种人才的涌现。

（三）智力发展的一般趋势

智力发展的趋势也被认为是能力发展的趋势。一般认为，12 岁以前智力与年龄同步发展。从 15 岁左右开始，智力的发展越来越落后于年龄的增长，18～25 岁的智力发展达到顶峰（智力的不同成分达到顶峰的年龄是不一致的），中年期则保持在稳定的水平，到老年期，液态智力逐渐衰退，晶态智力平缓发展。大量研究表明：做出卓越成就的著名人物年龄大都为 25～45 岁。所以说，25 岁以前是发展智力的最佳时期，45 岁以前是发挥智力的最佳时期。

（四）智力发展的个体差异

1. 智力发展水平的差异 大量的智力测验证明，人群的智力水平呈正态分布，即绝大多数人都属中等智力，其智商（IQ）在 100 左右，高智商和低智商各占人群的 2%～3%（图 5-1）。

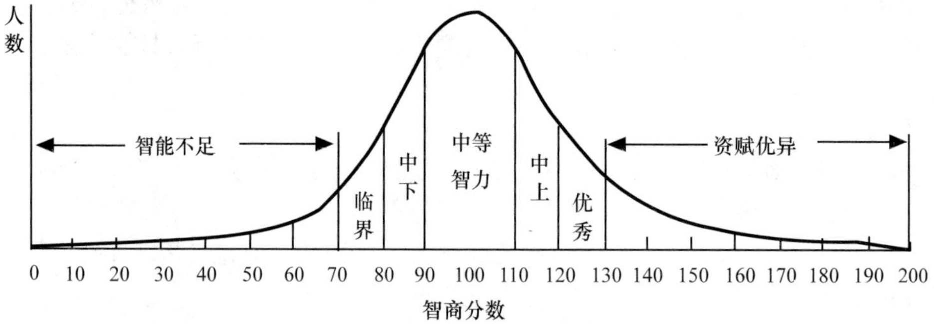

图 5-1 人类智商的理论分布

2. 智力结构的差异 不同的人在智力结构上所表现出来的差异也是很大的，如感知觉能力、记忆能力、理解能力、想象能力、思维能力等。例如，有的人听觉灵敏，且听觉记忆力好，有的人视觉发达，且视觉记忆力强，有的人学语言很轻松，有的人辨方向很容易。其中，思维能力是智力的支柱与核心，代表着智力发展的水平。

3. 智力表现早晚的差异 智力发展有迟、早之别。有的人童年期就表现出超人的智慧，叫“人才早熟”，被喻为“神童”，如“初唐四杰”之一的王勃10岁能赋诗，13岁就写出了著名的《滕王阁序》；控制论创始人诺伯特·维纳4岁能看书，14岁哈佛大学毕业，19岁获博士学位。有的人则大器晚成：齐白石40岁才表现出绘画才能，达尔文50岁才开始有研究成果。

（五）影响智力形成与发展的因素

影响智力发展、导致智力差异的因素很多，概括起来不外乎遗传与环境两大因素。

1. 遗传因素 即一个人生来具有的、由遗传基因决定的先天素质、解剖生理特点。遗传素质是智力发展的生物基础和物质前提。如先天盲人不可能成为画家，先天耳聋的人也没法成为音乐家。许多研究表明血缘关系近的人在智力水平上有接近的趋势；同卵双生子智力的相关性高于异卵双生子或同胞兄弟姐妹；亲生父母与子女的智力相关性高于收养父母等。但遗传素质不等于智力，仅仅是提供了智力发展的可能性，后天的环境与教育同样是十分重要的。

2. 环境因素

（1）早期环境 动物实验表明：在保证足够的食物和游戏器具的前提下，从小群居的大白鼠比从小独居的大白鼠不仅灵活得多，大脑也重得多。儿童出生后神经细胞的发育非常迅速，对周围世界具有相当惊人的反应和学习能力。美国心理学家布鲁姆（B. S. Bloom）曾对1000名被试者从新生儿到成年做长期追踪研究。他认为，如果以17岁时的智力为100，在4岁时已达50%，在4～8岁又获得30%，其余20%是在8～17岁的8年期间获得的，说明人的智力主要是在儿童时代形成和发展起来的。儿童早期均衡的营养、丰富多彩的生活、良好的学习环境及高素质的父母、邻居、教师无疑对儿童的智力发展是极为重要的。“孟母三迁”的故事也是一个典型的例证。在动物哺养下长大的孩子（如印度的狼孩）即使后来回到人类社会，其智力也难以达到正常人的水平。

（2）教育与实践 良好的教育不仅使人获得了知识、技能，也获得了蕴藏在知识、技能中的人类智慧。传授同样的知识，为什么会“名师出高徒”呢？就是因为我们在获取知识、技能的过程中，也通过名师指点发展了自己的智力，所以“师高弟子强”。但我们也不可否认：同样的教师，尽管是名师，其弟子也不是个个都强。所以我国还有一句俗语揭示了教与学之间的辩证关系：“师傅引进门，修行靠个人”。这就从另一个角度说明了受教育者勤动脑、勤动手的自身努力的重要性。我国吴天敏的实验证明，通过“动脑筋”的练习可以提高智力水平。

（六）智力因素、非智力因素与成才

智力发达对人的成才是很有利的。遗传决定了智力发展的可能范围或限度，而环境则决定了在遗传所决定的范围内智力发展的实际程度。研究表明：遗传素质好的人，智力发展的空间大，环境的影响也大。环境差时，其智商可能只有50～60；而在良好的后天环境下，其智商可能发展到180左右。遗传素质差的人，他的遗传条件限制了他的智力发展空间，环境所起的作用也比较小。所以优生优育成为提高中华民族素质的一项战略任务。

然而，智力水平并不是一个人成就大小的唯一决定因素。智商高成就低或智商较低成就较高的例子并不少见。为什么遗传素质好或智商高的人不一定能成才呢？美国心理学家特曼从1921年起对1528名高智商儿童（男857人，女671人，平均智商150）做了长达50年的追踪研究后发现：一个人的成功不仅与智力因素有关，也与非智力因素即个性意志品质有关。特曼对857名男性被试者中成就最大的与成就最小的各取20%进行比较研究发现：成就最大的这一组有强烈的进取心、自信心，办事谨慎，善于克服困难，不屈不挠，最后完成任务的坚持性好；而成就小的刚好在这些方面大为逊色。可见，个体后天的勤奋、执著等非智力因素更是成才的极为重要的因素。

三、性格

（一）性格的概念

性格是人对现实（包括对人、对事、对己）的稳定态度和习惯了的行为方式。偶尔出现的态度和行为方式不能称为性格。例如，一个人对他人历来都是热情、诚恳，还是冷漠、虚伪，对工作历来都是勤恳、认真，还是马虎、应付，对自己历来都是谦虚、谨慎，还是骄傲自满，这都是一个人性格的体现。性格能反映一个人的经历、教养，能体现一个人的本质属性，是人与人相区别的最核心、最有代表性的个性特征。显然，性格与气质不同，有好、坏之分。

（二）性格的特征

性格特征有很多表现，可以归纳为以下四个方面：

1. 性格的态度特征 这是性格结构中最重要的组成部分。首先是对社会、对国家、对集体和对他人的态度。是热爱生活、爱国家、爱集体、守纪律、有社会公德、尊老爱幼、诚实正直、宽容大度；还是与此相反：自由散漫、我行我素、自私自利、恃强凌弱、虚伪狡猾、斤斤计较。其次是对学习、工作的态度。是勤奋、积极、认真负责、有创新精神；还是与此相反：懒惰消极、敷衍应付，因循守旧。再次是对自己的态度。是自信、自尊、自爱、自强、谦虚谨慎；还是与此相反：自卑、自负、自暴自弃、唯我独尊等。

2. 性格的智力特征 是指一个人在认知活动中的特征。例如，在感知方面有主动观察型和被动观察型，详细罗列型和扼要概括型，粗犷型和精细型等不同的特征。在记忆方面有主动记忆型与被动记忆型，直观形象记忆型和逻辑推理记忆型等不同的特征。在思维方面有分析型与综合型、常规型与创造型、深刻型与肤浅型等不同的特征。在注意方面有整体型和细节型等不同的特征。此外，在理解、想象等方面也都能体现出一个人不同的性格特征。

3. 性格的情绪特征 是指不同性格的人表现在情绪的强度、稳定性、持续性和主导心境方面的特征。如有的人事无巨细、稍不顺心便情绪反应强烈、持久、不易控制，并影响到自己的身体、工作和生活；在主导心境方面，有的人经常处于快乐的情绪中，烦恼容易被抛至脑后，而有的人则总是情绪郁闷，难得见到他情绪高潮的时候。

4. 性格的意志特征 是指一个人对自己的行为自觉进行调整与控制的特征。性格的意志特征可以从意志的四种品质——即自觉性、果断性、坚韧性和自制性上表现出来。在“有所作为”中表现为坚持与毅力，在“有所不为”中表现为克制与坚韧。如良好的意志特征是：有远大理想，行动有计划、独立自主、不受他人左右，果断、勇敢、不怕挫折、坚韧扎实、自制力强；不良的意志特征是盲目、鲁莽、鼠目寸光、随波逐流、见异思迁或虎头蛇尾、易受暗示与诱惑、优柔寡断、放任自流或怯懦脆弱、任性、固执。

性格的上述四种特征并不是相互分离的，而是彼此关联、相互制约、协调统一的。一般认为，性格的态度特征是性格的核心。

（三）性格的类型

严格地说，世上没有性格相同的人，但有性格相似的人。按一定的原则和标准将性格加以分类，在理论和实践上都是有意义的。然而由于性格本身的复杂性，性格的分类至今还没有一个为大家所公认的标准。以下是几种常用的分类：

1. 按心理功能的优势分类

（1）理智型　这种性格的人通常用理智评价周围的事物，以理智支配和调节自己的言行，办事显得冷静和深思熟虑。

（2）情绪型　情绪体验敏感、深刻，遇事不善于冷静思考，言行举止受情绪控制和左右。

（3）意志型　言行的目标十分明确，因而主动积极、果断、自制力强。

2. 按心理活动的指向性分类

（1）内向型　善内省、好沉思、谨慎、孤僻、少言谈、反应迟钝、适应环境的能力较差。

（2）外向型　善交际、爱活动、热情、开朗、多言谈、不拘小节、容易适应环境。

3. 按个体独立程度分类

（1）独立型　善于独立地发现问题、思考问题，不盲从，不易受暗示；但有支配倾向，常将自己的见解和意志强加于人。

（2）顺从型　更多地用外在的社会参照来确定自己的言行，有从众心理，易受暗示；缺乏主见，常处于被动、服从、受支配的地位。

4. 按心脏病的易罹性分类　美国心脏病学家费里德曼（J. L. Friedlman）1975 年研究心脏病时将性格分为 A 型和 B 型。

（1）A 型性格　有强烈的进取心和成就欲，雄心勃勃，竞争意识强；急躁、好胜、易激惹，有时间紧迫感；活泼好动，事必躬亲，雷厉风行。这类人往往是一些智力较高、能力较强的人。

（2）B 型性格　慢条斯理，与世无争，爱过松散的生活，无时间紧迫感；有耐心、能容忍、少争执、能克制，对受到的阻碍反应平静。

有研究表明：A 型性格者冠心病的发病率为 B 型者的 2 倍，复发率为 B 型者的 5 倍。

以上四种分类都不是绝对的，都有中间状态的性格类型。

（四）性格与气质、能力的关系

一般地，在人的个性心理特征中，性格决定活动的方向，气质决定活动的方式，而能力决定活动的水平。它们共同体现着人的个性心理特征。

1. 性格与气质　性格更多地受后天环境的影响与制约，体现出个性的社会属性；气质更多地取决于先天的遗传素质，体现出个性的生物属性。二者既有区别，又相互渗透，彼此制约。相同气质类型的人可以形成不同的性格特征，而不同气质类型的人也可形成同样的性格特征。

（1）气质影响性格的表现方式　例如，同样具有勤劳的性格，胆汁质者表现为甩开膀子、大刀阔斧地干，但质量较粗糙；黏液质者表现为不紧不慢，按部就班地干，但常忽略抓住重点；多血质者表现为灵巧机智，快而省力地干，但常常虎头蛇尾；抑郁质者则小心翼翼、起早摸黑地干，常耗时过多。可见，不同的气质给同样的性格添上了独特的“色彩”。

（2）气质影响性格的形成和发展的速度 例如，胆汁质的人要形成自制的性格特征，需要较长时间的努力，而抑郁质的人就容易得多；同样，要让抑郁质的人形成敞开心扉、热情交往的性格，就比胆汁质的人困难得多。

（3）性格可以在一定程度上掩盖或改造气质 虽然，一个人的气质形成得早、可塑性小、变化慢；而性格形成得晚、可塑性大、变化较快。但按照社会规范培养自己良好的性格，有助于掩盖和改造气质中的消极方面。例如，一名胆汁质的护士，若能长期严格按护理工作的要求，培养自己沉着、耐心和精细的性格特征，就可以改造容易冲动和不可遏制的气质特征。

2. 性格与能力（智力） 性格与能力都与后天环境的影响关系密切，在相互影响、相互制约中发展。

（1）能力影响性格的形成 很明显，能力强的人，容易养成自信的性格特征，能力弱者容易形成自卑的性格特征。

（2）性格制约能力发展的方向与水平 如勤奋可以出天才，勤能补拙；懒惰则一事无成。认真、勤奋、热情、自信、坚韧、自制等优良的性格特征，能够促进能力的发展、提高能力的水平；骄傲、自负、好争斗、懒惰、自私、不负责任、怯懦等不良性格，则阻碍能力的发展或埋没一个人的聪明才智。因此一个人的事业成就，一半决定于能力，另一半决定于性格，甚至有人说：性格决定命运。

（五）影响性格形成和发展的因素

1. 生理因素 是心理活动的物质基础。大脑与交感神经系统的结构与功能、内分泌腺体尤其是肾上腺、甲状腺的活动水平，对某些性格特点的形成有一定影响。

2. 环境因素 是性格形成与发展的外部条件，若无自我调节的作用，其对性格的影响是很大的。所以有“近朱者赤，近墨者黑”之说。

（1）家庭教育 主要是父母教养方式的影响。过分溺爱，易使孩子形成自私、无礼、懒惰、任性、依赖等不良性格特点；过分严厉，易使孩子形成孤僻、执拗、抑郁、怯懦等不良性格特点；父母争吵、隔阂，易使孩子形成优柔寡断、虚伪、撒谎等不良性格特点；破裂家庭易使孩子形成自卑、暴躁、仇视、郁闷、易激惹等不良性格特点。只有民主和睦的教养方式，方有利于孩子的性格向父母希望的方向发展。

（2）学校教育 学校的教育思想、教师素质、教学环境、教学方法、班级管理及校园文化氛围对学生性格的形成和发展的影响是很大的，甚至使人的性格特征一生都很少改变。如学校、教师既重视科学精神又重视人文精神的培养，则学生大都能形成良好性格。

（3）社会风气 相对于学校这块净土来说，社会就复杂多了。但如果社会能长期坚持抑恶扬善、抑假扬真、抑丑扬美的机制，从而形成良好的社会风气，学生良好的性格就会得到巩固和发展，不良的性格也会在良好社会风气中得到清理与锤炼。否则，将使家长、学校、教师几十年辛勤耕耘的教育成果毁于一旦！

对于未成年的青少年学生来说，其自身或所选择的影视、文学等作品的健康程度是至关重要的，如能选择健康的影视、文学等作品，则可以促进学校、家庭的正面教育，帮助其形成良好的性格。

（4）社会实践与职业活动 社会实践与职业活动中的社会规范和管理机制影响和制约着性格的发展。如护理活动有利于形成或强化护理人员热情、负责、耐心、细致、沉着冷静、利他助人的优良性格特征；科研活动有助于形成严谨、求真、精巧、内省、创新和独立思考的优良性格特征。

3. 自我调节 尽管性格是在人与环境相互作用的实践活动中形成的，但个体自我调节的作用不可小视，它常常可以改变性格的发展水平和方向。例如，个人在家庭、爱情、求学、创业等重大问题上的受挫，虽可能使性格变得沉闷、自卑、淡漠等，也可由于自身的调节而在逆境中奋起。牛顿3岁时，母亲离他而去，曾使他很难接受，但他终于挺起胸来，养成了奋发学习、勤于思考、孜孜不倦、努力求索的优良性格特征。生理的缺陷也可使人奋进，低劣的环境中也有人“出污泥而不染”。可见，生理与环境对性格的影响可以是双向的，关键在于自我的认知评价与理性调节。所以说，每个人都应随时随地塑造自己的性格，努力做性格的主人。

第三节 个性倾向性

一个人爱看什么、爱听什么、爱学什么、追求什么，经常注意和思考什么，想成为什么样的人，是有选择性、倾向性的。这种倾向性有三大特点：第一，它不是某种心理过程，而是心理活动（认知、情感、意志）中表现出来的指向与选择。第二，它是个体对客观事物的态度和行为的基本动力，对个体的成才与否及成就大小有重要的意义。第三，它主要是个体在后天的社会化过程中形成的，是可以调节、控制和改变的，尤其是被个体自我意识到之后。

一、需要

（一）需要的概念

需要是个体和社会的客观需求在人脑中的反映。人为了生存便产生了衣、食、住、行和安全等基本需要。而为了满足这些需要，人又产生了劳动、学习、就业等需要，并进一步产生了追求个人幸福、追求人生价值、追求社会成就与回报社会的更高层次的需要。可见，人的需要是在人的活动中不断产生和发展的。需要，不断以“缺乏感”被人体验着，并以模糊的意向或清晰的愿望形式表现出来，成为个体朝着满足需要的方向而积极活动的力量来源。人和社会的发展都以需要作为强大的动力。由于需要是不断发展的，所以，需要永远具有动力的特征。

同时，人的需要由其所生活的环境所决定，不是想要什么就去干什么。例如护士尽管有娱乐的需要，但在上课或工作时，这种需要就不能任其去满足。经商者有谈判应酬的需要，流水线上的工人就很少有这种需要。所以，需要永远具有社会、环境的制约性。

（二）需要的分类

1. 生理性需要 这是机体的本能需要。如对空气、食物、水、配偶、运动、休息、睡眠、排泄等的需要。这种需要是人和动物共有的，但需要的对象和满足的方式不同。人与动物的根本区别在于：人的生理需要也具有社会性，不仅主要靠劳动方式来满足，而且受外部条件和人类行为道德规范的制约。

2. 社会性需要 这是后天习得的、是人类独有的需要。如对文化学习、劳动生产、社会交往的需要，对探索、创新、成就、道德、赞许、尊重、威信、审美的需要等。社会性需要通常从社会要求转化而来。人在认识到社会要求的必要性以后，社会的要求就转化为个人的需要。

社会性需要的满足常常导致个体与社会的发展，是最具有积极意义的需要。例如，袁隆平将社会对水稻高产的要求转化为自己对探索、创新的需要，不仅满足了社会的发展要求，也满足了自己的成就需求。所以，把社会性需要看得重于生理性需要的人，最能受到社会尊重，最易成为社会的栋梁之才。

（三）需要的层次理论

1942 年，美国人本主义心理学家马斯洛将人类的主要需要依其发展顺序及层次高低分为 5 个层次（图 5-2），并认为需要呈波浪式由低层次向高层次发展，在国内外颇具影响。后来，他又在尊重的需要之上增加了认知的需要和审美的需要，使之成为 7 个层次，但影响最大的仍然是五个层次的概括。其中，归属与爱的需要是指对友伴、家庭、组织、团体的认同、亲和而不被孤立或疏离的需要；尊重的需要是指获得别人的肯定、重视、赞许等“人尊”的需要和自信、自强、自爱、求成等“自尊”的需要；自我实现的需要是指充分发挥个人的才干与潜能，实现自己的人生价值，成为自己所期望成为的人的需要。

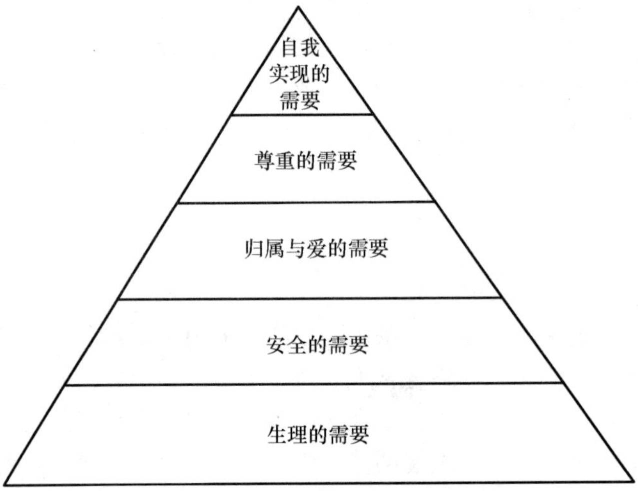

图 5-2 人类需要的层次

马斯洛认为人只有在较低层次的需要得到某种程度的满足之后，才会产生较高层次的需要，否则就不会产生高层次的需要。但他也承认有“许多例外”。其实，现实生活中，既有只图生存需要的高度或过度满足而缺乏发展需要的人（吃喝玩乐、胸无大志），也有生存需要并未充分解决而有很强成就需要的人（身无分文、心怀天下）。

马斯洛还指出：各个需要层次的衍生与个体的发展有密切的关系。如婴儿主要是生理需要，幼儿就产生了安全的需要，儿童产生了归属与爱的需要，随着青少年的成长与就业，尊重的需要越来越强烈，在此基础上出现了最高层次的需要——自我实现的需要。自我实现是人类需要发展的顶峰，是健全人格者努力追求的目标。

马斯洛的需要层次学说反映了人类需要的基本事实，确有价值。但他把人的需要都看成天生就有的潜能，这就违背了历史唯物主义，忽略了需要必然受社会历史条件制约这一基本事实，这是不可取的。而且，他把需要层次的逐层上升说得太机械。很多情况下，高级需要也可以控制低级需要。如汉代苏武被匈奴拘于北海牧羊，风餐雪饮19年而“节不辱”；为坚持“日心说”的布鲁诺在罗马教廷的火刑面前也没放弃对真理的追求。可见，是否有高层次需要是人与动物的重要区别之一，是否看重高层次需要是伟人和庸人的重要区别之一。

二、动机

（一）动机的概念

动机是个体为满足某种需要驱使自己进行活动，以达到目标而具有动力性的心理活动。动机的产生有两个条件：一是需要，需要是引起动机的基础。如没有御寒的需要，不会产生添衣的动机。然而并非任何需要都能形成动机，只有当某种需要发展成为强烈的愿望，并有实现这种愿望的可能性时，才会形成动机。如当成才的需要成为强烈愿望，并有入学或读书的机会时，才会产生努力学习的动机。二是诱因，即环境因素引起动机。如本无购物的动机，但在某广告或同伴的诱惑下产生了购物的动机。现实生活中更多的是两个因素交互作用形成动机。

人在从事某项活动时，动机的强弱对活动的效果影响极大。动机过弱或过强都会损害活动效果。如面对竞赛或考试时，过弱的动机易使人放弃，过强的动机易使人焦虑，都难以取得好的成绩。只有适中的动机才有益于活动的满意完成。

（二）动机的分类

人类的动机极为复杂，相同的动机可表现出不同的行为，而同一种活动，可有不同的动机。动机可从不同的角度来分类。

1. 按动机的属性分类

（1）生理性动机　最基本的是食欲和性欲。此外还有睡眠、安全、运动等。生理性动机动物也有，生理性动机过强的人往往行为失范。

（2）社会性动机　指个体后天习得的、起源于社会性需要的动机。如学习、劳动、创新、赞许等动机。社会性动机是人类追求高层次需要的一类动机，个体差异较大。

2. 按动机的来源分类

（1）内在动机　指个体自主产生而无须外力作用的动机。如有同情心和责任心的护士，无论是否有领导或他人在场，无论事后有无表扬和奖励，总觉得只有干好每件工作心里才踏实、愉快，便自主地产生了积极工作的动机。所谓“凭良心做事”便是典型实例。

（2）外部动机　指外部力量诱发的个体动机。如家长、教师、工作单位的要求或某种激励机制、处罚条例而引发的个体动机。所谓“重赏之下必有勇夫”便是典型实例。

（三）动机冲突

由于人有多种需要，就会产生多种动机。强弱相当的两个动机使个体难以抉择，便会出现动机冲突。常见的有以下三类：

1. 双趋冲突　当两种需要对个体具有同样的吸引力，个体便会产生强度相同的两个动机。但受客观条件限制只能择取其一，即所谓“熊掌和鱼不可得兼”时，个体往往产生“谁也不想放弃”而难以取舍的矛盾心情。这便是双趋冲突。

2. 双避冲突　当两个事物同时对个体构成威胁，而任何一个威胁都难以逃避时产生的动机冲突。如“前遇悬崖，后有追兵”或恶性肿瘤患者面对“手术或化疗均有风险”的抉择时，就会陷入双避冲突。这类动机冲突更难处理，对人的危害也大一些，解决这种冲突常有赖于其它因素出现。

3. 趋避冲突　当某事物对个体的需要兼有利弊双重意义时，个体便会产生好而趋之和恶而避之的动机冲突。例如，星期天有些学生想上街去玩，又怕影响功课的复习。

动机冲突可以造成个体不平衡、不协调的心理状态。这种状态过于严重或持久可引起心理障碍。解决动机冲突的原则首先要区分是不是原则问题。例如周末是看电视还是看小说，无论何者占上风都无关紧要，若是看电视和去医院加班，就应把高尚动机放在首位。其次是要改变个体的认知评价，才便于准确地权衡利弊，作出抉择。第三，还要多征求意见，因为往往是旁观者清。

三、兴趣

（一）兴趣的概念

兴趣是个体对某种事物所持有的积极认识或参与的态度倾向。常表现为人对客观事物自觉的选择性态度，并总是伴随着积极愉快的情绪。

兴趣的基础是需要，但并非所有的需要都会使人产生兴趣。兴趣不是天生的，而是在社会实践过程中形成和发展起来的。尤其是当某种需要得到满足后会对该事物产生更浓厚的兴趣，并发展为乐趣甚至是志趣。例如，每个孩子并不是一生下来就对数学感兴趣。读书后，由于某种原因（如老师精彩的教学活动）使他对数学产生了兴趣，于是他就主动积极地去学习数学知识，而在获得良好的成绩或成人的表扬、鼓励之后，他对数学的兴趣更加浓厚，以至于最终成为数学家。可见兴趣主要是后天产生的；兴趣又推动人去积极地从事活动；活动的积极结果会促进兴趣的发展；兴趣的有无、大小及是否持久也与个体的认识水平、努力程度和能力高低有关。例如同样的老师教同样的课，并不能使所有的学生都感兴趣，即使都感兴趣，也不见得每个人都会主动努力去发展该兴趣。此外，兴趣还受到年龄、职业、性别、家庭背景、文化程度等多方面因素的影响。

（二）兴趣的分类

兴趣可以根据其内容、性质、稳定性、指向性来分类。

1. 物质兴趣与精神兴趣　几乎所有的人都会对华贵的衣饰、豪华的别墅和富有的生活感兴趣。这种物质兴趣如果能转化为努力学习、勤奋工作的兴趣，并用自己辛勤的合法劳动去获得满足，倒也无可非议。不加节制的物质兴趣很容易使人走向贪得无厌的歧途，甚至走上犯罪道路。精神兴趣表现在科学知识、社会发展、人类文明、道德伦理、文学修养、艺术品味、生活情趣（如养花、垂钓）等方面。精神兴趣标志着个体心理发展的水平，体现出人类与动物的根本区别。

2. 直接兴趣与间接兴趣　直接兴趣是指对事物或活动本身的兴趣，如对钓鱼、足球活动的兴趣。间接兴趣是指对活动结果的兴趣，如对钓鱼的结果、足球赛的结果所产生的兴趣。

3. 专业兴趣与业余兴趣　每个人既是劳动者也是消费者。对专业的兴趣使个体热爱自己的工作，因而也易于取得工作业绩，实现自己的社会价值。同时，高尚的业余兴趣（如音乐、书法、美术等）不但能调节工作带来的紧张，还能提高个体的综合素质。酷爱音乐的爱因斯坦能拉一手出色的小提琴。他曾经和量子论的创始人、弹得一手好钢琴的普朗克一起演奏贝多芬的作品，在科学界传为美谈。但他对自己枯燥的科研工作同样充满了兴趣。他认为每个人对人类的文明和社会的发展都负有一份责任。他将那些把享乐、安逸作为生活目标的做法称为“猪栏的理想”。所以说，业余兴趣与专业兴趣相得益彰，才能完整地体现出人的存在价值。

（三）兴趣的品质

1. 兴趣的广度　指兴趣的范围大小。好奇心和探索欲强的人一般都有广泛的兴趣，他们对新知识、新概念、新发展和新事物都比较敏感，并以积极的态度去学习、去钻研。智力与能力较高的人，往往表现出对周围事物的观察、思考、探索兴趣。广泛的兴趣又促进个人智力与能力的发展，使人知识丰富，多才多艺，对生活也充满热情。兴趣狭窄的人，不但思路狭窄，工作缺乏创新，而且也因生活内容贫乏而深感空虚、枯燥乏味。

2. 兴趣的深度　指兴趣的浓厚程度。人的精力有限，不可能对所有的事物都抱有同样深厚的兴趣。如果那样的话，势必对什么事物都只能浅尝辄止，博而不专，难有建树。只有在兴趣广泛的基础上，又有一个兴趣特别浓厚的中心兴趣，方能实现博大与精深的统一，在某方面取得突出的成就。

3. 兴趣的稳定性与持久性　稳定而持久的兴趣，能推动个体去深入地、坚持不懈地钻研他感兴趣的事物，从而获得系统而深刻的知识，取得事业的成功。朝秦暮楚，见异思迁，一时对此狂热地迷恋，一时对彼兴趣盎然，必然一事无成。当然，根据社会发展的趋势，有目的、有计划地兴趣转移，有时也是非常必要的。

（四）兴趣的意义

兴趣是获取知识、开阔眼界、练习技巧、增长本领的巨大动力。兴趣对未来的活动有准备或引导作用；对正在从事的活动有支持、推动作用；对活动的创造性成就的取得有促进作用。

著名教育家布鲁纳说过：“学习的最好刺激乃是对所学材料的兴趣。”因为人对感兴趣的事物总是心神向往，努力追求，总是情绪饱满、注意力集中、头脑清醒，记忆力、理解力、想象力都处于最佳状态，而且不易疲劳，所以能取得最高的学习效率和工作质量。持久而稳定的兴趣是一个人一生成就大小的重要保证之一。此外，兴趣对培养良好的个性、对饱尝人生的幸福都有重要意义。忧郁症的患者就往往对什么都没有兴趣，从而使自己生活在乏味的痛苦中。临床上注重患者的兴趣，有利于调整患者的心态，促进患者的康复，这也是系统化整体护理的内容之一。

（五）兴趣的培养

1. 要纠正对兴趣的错误认知　兴趣主要是后天形成的，是可以培养的；同时，兴趣是在需要的基础上形成的，应当根据社会的要求和自身发展的需要设法增加和培养新的兴趣。

2. 兴趣的调整和培养主要靠自己的努力　虽然家庭、师长和社会环境对个体的兴趣形成有很大影响，自己的选择和努力才是最关键的。对符合社会要求和自身发展的需要，尽管开始可能没兴趣，钻进去之后，是会产生兴趣的，甚至会演变为浓厚、稳定、持久的兴趣。著名作家沈从文晚年钻研中国服饰发展史就是一个典型的例子。

3. 尽可能培养自己广泛的兴趣　认真地博览群书，认真地参加各种实践活动就会有丰富的知识，而知识越丰富，兴趣就越广泛、越高级。孤陋寡闻的人是无法产生广泛的兴趣的。而有了广泛的兴趣，才可能确定自己的中心兴趣，取得人生的成就。

4. 理想抱负是培养高尚中心兴趣的重要条件　鼠目寸光、游手好闲、胸无大志、得过且过的人不可能形成高尚的中心兴趣。

5. 兴趣也是把双刃剑，有高尚与卑下之分 放纵自己的卑下兴趣，而以“不感兴趣”来拒绝学习高尚兴趣，将会使自己走向深渊。

第四节 自我意识

自我意识是人的意识的最高形式，自我意识的成熟是人的意识的本质特征。它以主体及其活动为意识的对象，因而对人的认识活动起着监控作用。通过自我意识系统的监控，可以实现人脑对信息的输入、加工、贮存、输出的自动控制系统的控制，这样，人就能通过控制自己的意识而相应地调节自己的思维和行为。

一、自我意识的概念

自我意识指人对自己的属性、状态、行为、意识活动的认识和体验，以及对自身的情感意志活动和行为进行调节、控制的过程。

自我意识是一个人对自己的认识和评价，包括对自己心理倾向、个性心理特征和心理过程的认识与评价。正是由于人具有自我意识，才能使人对自己的思想和行为进行自我控制和调节，使自己形成完整的个性。

自我意识是人对自己身心状态及对自己同客观世界的关系的意识。自我意识包括三个层次：对自己及其状态的认识；对自己肢体活动状态的认识；对自己思维、情感、意志等心理活动的认识。自我意识不仅是人脑对主体自身的意识与反映，而且人的发展离不开周围环境，特别是人与人之间关系的制约和影响，所以自我意识也反映人与周围现实之间的关系。自我意识是人类特有的反映形式，是人的心理区别于动物心理的一大特征。

自我意识在个体发展中有十分重要的作用。第一，自我意识是认识外界客观事物的条件。一个人如果还不知道自己，也无法把自己与周围相区别时，他就不可能认识外界客观事物。第二，自我意识对个体的心理、行为起着动机和管理功能。自我意识是人的自觉性、自控力的前提，对自我教育有推动作用。人只有意识到自己是谁，应该做什么的时候，才会自觉自律地去行动。一个人意识到自己的长处和不足，就有助于他发扬优点，克服缺点，取得自我教育的积极效果。自我意识是改造自身主观因素的途径，它使人能不断地自我监督、自我修养、自我完善。可见，自我意识影响着人的道德判断和个性的形成，尤其对个性倾向性的形成更为重要。

二、自我意识的结构

自我意识的结构是从自我意识的三层次，即从知、情、意三方面分析的，是由自我认知、自我体验和自我调节（或自我控制）三个子系统构成。因此，自我意识也叫自我调节系统。

自我认知是自我意识的认知成分。它是自我意识的首要成分，也是自我调节控制的心理基础，又包括自我感觉、自我概念、自我观察、自我分析和自我评价。自我分析是在自我观察的基础上对自身状况的反思。自我评价是对自己能力、品德、行为等方面社会价值的评估，它最能代表一个人自我认知的水平。

自我体验是自我意识在情感方面的表现，在自我认知的基础上产生，反映对自己所持的态度的体验。自尊心、自信心是自我体验的具体内容。自尊心是指个体在社会比较过程中所获得的有关自我价值的积极的评价与体验。自信心是对自己的能力是否适合所承担的任务而产生的自我体验。自信心与自尊心都是和自我评价紧密联系在一起的。

自我调节是自我意识的意志成分。自我调节主要表现为个人对自己的行为、活动和态度的调控。它包括自我检查、自我监督、自我控制等。自我检查是主体在头脑中将自己的活动结果与活动目的加以比较、对照的过程。自我监督是一个人以其良心或内在的行为准则对自己的言行实行监督的过程。自我控制是主体对自身心理与行为的主动的掌握。自我调节是自我意识中直接作用于个体行为的环节，它是一个人自我教育、自我发展的重要机制，自我调节的实现是自我意识的能动性质的表现。自我意识的调节作用表现为：启动或制止行为；心理活动的转移；心理过程的加速或减速；积极性的加强或减弱；动机的协调；根据所拟订的计划监督检查行动；动作的协调一致等。

三、自我意识的形成

每个人对自己的意识都不是一生下来就有的，而是在其发展过程中逐步形成和发展起来的。人首先经历对外部世界、对他人的认识，然后才逐步认识自己。自我意识是在与他人的交往过程中，根据他人对自己的看法和评价而发展起来的，这个过程在我们一生中一直进行着。

每个人都是一个心灵画家，不过，这个画家的水平是逐渐提高的，当我们对自己的认识达到以下水平时，我们对自己的画像就基本完成了：

能意识到自己的身体特征和生理状况；

能认识并体验到内心进行的心理活动；

能认识并感受到自己在社会和集体中的地位和作用。

每个人给自己的画像从无到有，从差到好，大体经历以下三个阶段：

1. 生理自我　生理自我是个体对自己的躯体的认识，包括占有感、支配感和爱护感。人们有时把生理自我发展阶段称为自我中心期，这种初级的形态是以自我感觉的形式表现出来的。

大约在一岁末的时候，牙牙学语的儿童开始可以用手指拿到纸、笔，拿到什么是什么，但他知道手指是自己的，这样就把自己的动作和动作的对象区分开来，这是自我意识的最初表现。以后儿童开始知道由于自己扔皮球，皮球就滚了，进一步把自己这个主体和自己的动作区分开来。

2 岁左右的儿童，开始知道自己的名字，这时儿童只是把名字理解为自己的代号，遇到叫周围同名的别的孩子时，他会感到困惑。儿童从知道自己的名字过渡到掌握代名词我、你时，这在儿童自我意识的形成上，可以说是一个质的变化。此时，儿童开始把自己当作一个与别人不同的人来认识。从此，儿童的独立性开始大大增长起来，儿童经常说我自己来，我要……随着儿童把自己当作主体的人来认识，他们逐步学会了自我评价，懂得了乖或不乖、好或不好的含义。

当儿童在 3 岁左右，会用人称代词“我”来表示自己，用别的词表示其他事物时说明他开始意识到了自己心理活动的过程和内容，开始从把自己当作客体转化为把自己当作一个主体的人来认识。这是自我意识的萌芽阶段，也是自我意识发展中的一次质变和飞跃，人的自我意识从此萌生。儿童掌握人称代词比掌握名词困难得多，代词具有很大的概括性，“我”一词可与每一个人相联系，运用时必须要有一个内部转换过程。例如，母亲问孩子：“谁给你的糖?”孩子应该回答：“阿姨给我的糖。”而不能说成“阿姨给你的糖”。儿童要能完成人称代词运用中的这一内部转换，没有对自我与他人、自我与他物的一定的区别和把握，是不可能的。当然，这时的儿童还没有关于自己内心的意识，像成人一样地沉思内省还是不可能的。

2. 社会自我　从3岁到青春期开始，个体通过幼儿园的学前教育和学校教育，受到社会文化的影响，增强了社会意识，认识到自己是社会的一员，尽量使自己的行为符合社会的标准。这个阶段称为社会自我阶段。

3. 心理自我　从十四五岁到成年，大约10年的时间，我们的性意识觉醒，抽象思维能力和想象力大大提高。在生理和心理急剧地发展变化的同时，促进了自我意识的成熟，我们开始进入心理自我的时期。

在这个时期，我们在意别人对我们的评价，希望引起别人的注意，不再像以前那样满足，开始对自己不满意，希望改变自己的外貌、性格等。

心理自我使个人逐渐脱离对成人的依赖，并从成人的保护、管制下独立出来，表现出自我意识的主动性与独立性，强调自我的价值与理想。这是自我意识发展的最后阶段。这时我们能够透过自我意识去认识外部世界，而且这样的自我意识过程将伴随我们的一生。

一个人心理健康的发展是与他的心理自我发展得是否完善密切相关的。心理自我发展完善的个体能够以客观的社会标准来认识社会和评价事物，树立正确的伦理、道德观念，形成对待现实的正确态度、理想与信念等。

四、自我意识完善的途径

1. 正确的自我认知　“人贵有自知之明”，全面而正确的自我认知是培养健全的自我意识的基础。自我认知是从多方位建立的，既有自己的认识与评价，也有他人的评价。我们不妨自己认真仔细地想一想，用尽量多的形容词描述自己，要忠实于自己的内心。在此基础上，进行第二步，他观自我的描述，描述父母眼中的我、同学眼中的我、老师眼中的我、恋人眼中的我、兄弟姐妹眼中的我，你再寻找这些描述中共同的品质，将其归类。你描述的维度越多，越会找到比较正确的自我。

2. 客观的自我评价　一个人的自我评价必须建立在正确的自我认知、正确的自我悦纳、积极的自我体验、有效的自我控制的基础上。

自我悦纳是自我意识健康发展的关键所在。悦纳自我首先要接纳自己，喜欢自己，欣赏自己，体会自我的独特性，在此基础上体验价值感、幸福感、愉快感与满足感；其次是理智与客观地对待自己的长处与不足，冷静地看待得与失。在生活中注重自我，自我意识是将注意力集中在自我的一种状态。积极的策略是：关注你自己的成功，并将优势积累。每个人身上都有着无数的闪光点，重点在于寻找你自己的闪光点并将其构成亮丽的人生风景线。

3. 积极的自我提升　提高自我效能感是个体在一定情境下对自我完成某项工作的期望与预期。当人们期望自己成功时，必然会尽自己最大的努力，并且当面临挑战性任务时，会表现出更强的坚持力，从而增加了成功的可能性。自我效能感高的人一般学业期望较高，也就是说，自我效能感与成就动机呈正相关性。

另一条途径是克服自我障碍。我们经常会有这样的感觉：体验对自己能力程度的焦虑带来的不安全感，这便是一种自我障碍。我们听说了太多的这样的故事：由于考试前身体不好，所以在大考中没有取得好成绩。这便是典型的自我障碍，为自己的考学不成功找到了适当的借口。一个渴望自我发展的人必须主动克服自我障碍，进行积极的自我提升与自我尝试。在积极的自我尝试中会发现自己的新的支点。

4. 关注自我成长　自我的发展需要不断的自我反思、自我监控。但将成长作为一条线索贯穿于人的始终时，整理自己成长的轨迹显得尤为重要。依照过去、现在、未来进行清理，深刻了解与把握自己。要记住：自我体验永远是个体的，当我们在分享他人自我成长的硕果时，也在促进我们自己的成长。

五、大学生自我意识的一般特点

大学生自我意识的特点，可以归结为以下五个方面：

第一，自我意识中独立意向的发展。青年人已完全意识到自己是一个独立的个体，因此要求独立的愿望日趋强烈。与少年期不同的是，这时独立性的要求是建立在与成人和睦相处基础上的。

第二，意识成分的分化。青年初期的学生在心理上把自我分成了“理想的自我”和“现实的自我”两个部分，他们能够按照“理想的自我”去要求、调控“现实中的自我”，但有时也出现矛盾。

第三，强烈地关心着自己的个性成长。青年初期的学生十分关心自己在个性方面的优缺点，对别人或自己进行评价时，也特别重视个性方面的特点。

第四，有很强的自尊心。青年初期的个体自尊心变得脆弱而敏感。他们最不能忍受被轻视、侮辱，既希望得到父母的支持，更在乎同伴的赞许和重视。他们会以各种方式表现自己，争强好胜，以求获得赞赏和满足。

第五，道德意识高度发展。由于接触范围的不断扩大和自我道德实践经验的不断增加，他们所掌握的道德准则不仅数量上增加，而且越来越深刻。在道德情感中直觉式情感减少，伦理道德式情感体验开始占优势。道德理想更为现实，道德意识在道德行为中的作用日益加强。

强化训练习题

一、选择题

1. 个性中最活跃的因素是
   A. 个性倾向性
   B. 个性心理特征
   C. 自我意识
   D. 性格
2. 关于自我意识，下列哪项是错误的
   A. 人类独有的
   B. 对个性的发展起调节作用
   C. 与生俱有的
   D. 是在成熟和社会实践中逐渐出现的
3. 提出需要层次理论的是
   A. 冯特

B. 马斯洛
C. 华生
D. 卡特尔

4. 关于动机的说法下列哪项是错误的
A. 以需要为基础
B. 是驱使人们活动的内部动力
C. 是稳定的个性心理特征
D. 能使活动朝向预定的目标

5. 有的人喜欢吃甜食，但又担心身体会发胖，这种矛盾的心理属于下列哪项动机冲突
A. 双趋冲突
B. 双避冲突
C. 趋避冲突
D. 双重趋避冲突

6. 下列哪一项是特殊能力
A. 观察力
B. 思维能力
C. 想象力
D. 色彩鉴别力

7. 智力的发展与年龄的增长几乎是同步的时期是
A. 18 岁以前
B. 12 岁以前
C. 20 岁以前
D. 25 岁以前

8. 气质是个性心理特征中
A. 最核心的
B. 最稳定的
C. 最重要的
D. 最明显的

9. 林黛玉多愁善感，性情孤僻，动作细小无力，她的气质属于
A. 胆汁质
B. 多血质
C. 黏液质
D. 抑郁质

10. 黏液质的人适合做
A. 运动员
B. 公关人员
C. 图书管理员
D. 推销员

11. 关于性格的叙述下列哪项是错误的
A. 是人格结构中最重要的心理特征
B. 在实践活动中形成和发展起来的
C. 一旦形成就不能改变
D. 表现为对现实的态度

12. 人对自己的行为进行自觉调节属于
A. 性格的态度特征
B. 性格的情绪特征
C. 性格的理智特征
D. 性格的意志特征

13. 以下哪项不属于一般能力范畴
A. 思考能力
B. 色彩鉴别能力
C. 观察能力
D. 想象能力

14. 能力分为一般能力和特殊能力，以下属特殊能力的是
A. 记忆力
B. 想象力
C. 思考能力
D. 音色辨别能力

15. 不属于性格特征的是
A. 意志特征
B. 情绪特征
C. 动力特征
D. 意识倾向性

16. 以下哪项不属于按心理功能优势来分类的性格类型
A. 理智型
B. 顺从型
C. 意志型
D. 情感型

17. 以下哪项不属于动力性的人格心理特征
A. 速度
B. 强度
C. 灵活性

D. 态度

18. 以下哪项不属于 Hippocrates 这种气质分类范畴

A. 胆汁质

B. 精神质

C. 黏液质

D. 多血质

19. 气质的两个显著的特征是

A. 稳定性强，类型特征无好坏之分

B. 稳定性差，类型特征无好坏之分

C. 稳定性差，类型特征有好坏之分

D. 稳定性强，类型特征有好坏之分

20. 关于需要的特点哪项不对

A. 是客观需求在人脑中的反映

B. 是对某种目标的渴求

C. 包括生理性和社会性需要

D. 是行为的直接动力

二、是非题

1. 个性包括个性倾向、个性心理特征及情绪三个方面。
2. 气质是个体心理活动在速度、强度、稳定性、灵活性的动力特征。
3. 华生认为人的需要可分为生理、安全、归属和爱、尊重和自我实现的需要。
4. 特殊能力是指为完成一般活动所必需的一切能力。
5. 一个人个性完全是由其遗传生物因素所决定的。
6. 一般而言，气质对一个人的事业成功与否起着至关重要的作用。
7. 性格的意志特征是人在对自己行为的自觉调节方式和水平方面的特征。
8. 林黛玉属于典型的多血质气质类型。
9. 20 岁左右，人的智力发展达到顶峰，以后保持水平状态直到 35 岁。
10. 研究表明一个人的气质类型是与其血型密切相关的。

三、问答题

1. 解释个性的概念，说明个性的结构。
2. 影响智力形成和发展的因素有哪些？
3. 影响性格形成和发展的因素有哪些？
4. 何谓自我意识？如何形成良好的自我意识？

（常德职业技术学院　柳小年　湖南中医药高等专科学校　杨小兵）

第六章　心理卫生

第一节　概　　述

随着人口的激增，知识信息的高度膨胀；随着人们对现代生产、生活高速度、高质量、高效率、高增长的追求，对资源、物质利益和社会地位的渴求与追逐；随着科技的飞速发展，传统岗位、行业的萎缩、消失；随着人类社会化程度的日益提高，人际关系的日趋复杂，人类面临着学习、生产、生活的多重竞争。个体在就学、就业、生存、发展中的压力空前加大，各种困难、矛盾、冲突、挫折、烦恼和意外事件给人的心理和社会适应带来巨大的冲击。心理卫生日益成为人们关切和重视的突出问题。

一、心理卫生的概念与意义

心理卫生又称精神卫生，是用以维护和促进心理健康、预防心理障碍和精神疾病、更好地适应社会的知识系统与实践活动。

许多人的一生，并不缺乏能力、才华和机遇，却总是与成就和财富擦肩而过，其根本原因就是因为还不具备健康的心理和良好的个性。实践告诉我们：一切智慧、成就、财富、幸福都始于健康的心理。

心理卫生的着眼点是健康人群的心理保健，追求的是全社会人口的心理健康。由于人们所处的自然环境、尤其是社会环境总是在不断地变化、发展，因而个体对环境的适应总是暂时的、相对的。因此，各种困扰和挫折易导致心理失衡与适应不良，而心理卫生有助于个体主动、积极地调节自己的心理状态，改进自己适应环境的能力。同时，心理卫生有助于社会群体乃至整个社会努力消除某些社会弊端，净化社会风气，为改善个体的生存环境创造最佳的社会条件，从而共同达到预防各种心理障碍和精神疾病，提高人类的心理素质，促进社会精神文明的目的。

二、心理卫生的任务与研究范围

（一）心理卫生的任务

心理卫生的基本任务是研究维护和促进人类心理健康的途径、规律和措施，提高个体的心身素质和社会的精神文明水平，包括以下三个方面：

1. 揭示心理健康的本质及影响因素，促进个体在学习、工作和生活中形成良好的心理调节能力及环境适应能力。

2. 研究、探讨实现人类心理健康的最佳途径与策略，预防心理障碍、心身疾病与精神病的产生。

3. 研究、探讨人生不同阶段的心理保健原则与措施，促进儿童心理的正常发展，从小培养健全的心理和完善的人格。

（二）心理健康的判断标准

1. 马斯洛的判断标准　一共有十条：①是否有充分的安全感；②是否对自己有充分的理解，并能恰当地评价自己的能力；③自己的生活理想和目标是否切合实际；④能否与周围环境保持良好的接触；⑤能否保持自身人格的完整与和谐；⑥是否具备从经验中学习的能力；⑦能否保持适当和良好的人际关系；⑧能否适度地表达和控制自己的情绪；⑨能否在集体允许的前提下，有限度地发挥自己的个性；⑩能否在社会规范的范围内，适度地满足个人的基本需求。

2. 我国心理学者提出的判断标准　主要有以下5条：

（1）智力正常　能正确反映客观事物，有正常的学习能力。

（2）情绪良好　情绪积极、乐观、稳定，能自我控制。

（3）人际和谐　与人为善、不强加于人，能与他人和睦相处。

（4）社会适应　能接受社会规范，适应社会环境及其他变化。

（5）人格完整　包括良好的自我意识，勤奋、积极的人生态度和客观、理智的行为习惯等。

综上所述，心理健康的标准可以理解为两条：一是能正确认识自己、他人和社会；二是在处理自己、他人和社会的关系时把握好“度”。达到这两条标准的人，就能始终受到社会的肯定和赞许；始终受到他人的认同与帮助；自己也始终感到满足和愉悦，就是心理健康的人。

第二节　个体心理卫生

个体的心理卫生覆盖着人的一生。而人的一生是发展变化的。遗传因素是个体生理、心理发展的基础，后天环境（包括生活环境、家庭环境、学习环境与社会环境）是个体生理、心理发展的重要条件。

由于心理是脑的功能，个体的心理发展与其生理的发展尤其是脑的发展密切相关。所以，个体心理卫生的实质是根据个体不同发展阶段的生理、心理特点，确定不同的目标与措施，循序渐进地通过创造良好后天环境的办法，使个体的心理朝着健康的方向发展。

一、胎儿期心理卫生

优生是个体心理卫生的基础。生来大脑发育不全或者在胎儿期、产程中大脑受到损伤的人，无论如何也成不了心理健康的人。所以，心理卫生应当从个体父母的婚恋开始抓起。

（一）婚姻质量对后代心理健康的影响

1. 配偶选择　选择配偶时应注意双方个性是否适合，对方的人品、责任心如何。此外，不能近亲结婚；婚前一定要做健康检查和遗传咨询，尽可能避免下一代患遗传性疾病（包括躯体性遗传病，精神、神经性遗传病）。

2. 受孕年龄与质量　科学研究证明：受孕的最佳年龄为23～28岁，这一阶段胎儿的生存率最高、质量最好，而流产率、死胎率、早产率和畸形儿率最低。即使在最佳年龄，夫妻若有烟、酒、药物，尤其是毒品等嗜好也会因为损害生殖细胞而影响胎儿的大脑发育，从而影响心理健康。我国古代诗人李白、陶渊明、辛弃疾等均嗜酒，结果他们的后代愚钝无能，到他们醒悟时，已追悔莫及。

3. 夫妻感情与家庭氛围　和睦美满的家庭氛围有利于孩子的心身发展。整天在父母相互争吵、谩骂、攻击之中生活的孩子容易焦虑、恐惧、退缩、自卑。父母离婚，孩子的心理常常会出现畸形的发展，而且很难矫正。所以身心健康、志同道合的青年男女成婚是确保后代心身健康的基本保证。

（二）孕妇心身状态对胎儿心理健康的影响

1. 营养与疾病　母体营养不足或营养过剩均可影响胎儿的发育，尤其是智力的发育。母亲患有严重心脏病、肝病等疾病或妊娠早期患风疹等病毒感染性疾病、过多受到X线辐射都会影响胎儿的心身发育。因此，平衡而足够的营养和预防保健对孕妇是十分重要的。

2. 情绪　研究发现，第一、二次世界大战期间，新生儿神经系统畸形的发生率明显高于战前和战后。心理学家发现：孕妇经常焦虑，子女长大后往往多动、易激惹、好哭闹，甚至影响喂奶和睡眠；孕妇经常忧愁苦闷、急躁烦恼、悲伤恐惧不但会使胎儿脑的供血量减少，还会产生一些有损神经系统的化学活性物质，影响脑的发育，并容易导致难产，使胎儿发生宫内窒息、缺氧，损害脑和神经系统。因此要多方努力控制孕妇的心理社会环境，确保孕妇心境平和、情绪乐观、稳定。

3. 生活习惯　研究发现，吸烟母亲所生子女的阅读理解力、数学计算力和一般能力都比较落后，并与母亲妊娠期的吸烟量成正比。母亲大量饮酒则会造成胎儿酒精综合征。母亲过度劳累、熬夜或过度卧床，不按时起床、就寝、生活无规律，都会通过神经、内分泌系统的改变而影响胎儿健康。

（三）胎教对胎儿心理健康的影响

所谓胎教，就是有目的、有计划地为胎儿生长发育实施的最佳措施。现代医学、胚胎学、儿科学、儿科心理学都证实：胎儿不仅可以通过母亲间接地接受外界刺激和影响（如母亲的情绪），也可直接接受外界的刺激和影响。如有人用内窥镜发现胎儿的眼睛能随光线活动；触及手足可产生收缩反应；外界音响可传入胎儿听觉器官。因此，在医护人员指导下，对胎儿进行抚摸训练或让胎儿通过母亲腹壁“欣赏”高雅优美的音乐，不仅可以使产妇产生愉悦、宁静的心境，也可改善胎盘供血从而促进胎儿大脑的发育。

二、乳儿期心理卫生

乳儿期是指从出生至1周岁的儿童。此期心理发展的主要特点是感觉、运动发展最迅速，也是产生依恋性的阶段。

（一）乳儿期心理特点

1. 消化功能　乳儿的消化吸收功能尚不健全，但生长发育迅速，需要大量以母乳为主要来源的营养物质。

2. 情绪发展　其规律是从泛化的愉快或不愉快逐渐分化为较复杂的情绪。出生后3个月可出现欲求、喜悦、厌恶、愤怒、惊骇、烦闷6种情绪反应。5个月后有害怕、恐惧等情绪。

3. 大脑皮质　此期是小儿发育最快的时期。最初脑重平均为390 g，6个月时达600 g，9个月达900g，生后2周左右条件反射建立，标志着心理活动开始萌发。随着大脑皮质的发育，条件反射日益增多。乳儿的运动由完全没有随意动作过渡到用手操作一些简单物体和直立行走等随意动作；从完全不能说话过渡到能采用一些简单词语交往。

（二）乳儿期心理卫生

1. 母乳喂养与科学断奶　一方面，母乳中的营养成分、多种抗体乃至母乳的温度都适合乳儿消化吸收；另一方面，母乳喂养能增进母子之间亲密的依恋关系，使乳儿获得情感上的满足，有利于健康情绪的发展。母亲喂奶时心不在焉或毫无规律或在自己情绪激动的时候喂奶，都会影响乳儿的心身健康。据研究，一个人良好的习惯、有规律的生活方式，往往与乳儿期吃奶的良好习惯有关。

断奶一般在乳儿10～12个月时进行。断奶对孩子来说是件大事，不能搞"突然袭击"，更不能采用让母亲与孩子暂时隔离以及在乳头上涂辣椒末等粗暴的办法，而应有计划地通过逐渐增加蛋糕、奶糊、稀粥的办法，循序渐进地断奶。否则会给乳儿造成重大的精神刺激。

2. 重视感官训练　乳儿一出生就具有先天条件反射功能，可利用这一点对对乳儿进行多种动作的训练。应耐心地运用优美的成人语言与乳儿进行交流，优雅轻松的乐曲、丰富多彩的玩具和生动活泼的房间布置，可使乳儿的眼、耳、鼻、舌、身等感觉器官获得经常性的适宜刺激，不仅有助于大脑、小脑的发育，也有利于言语能力、智慧和感觉整合功能的协调发展。

3. 情感呵护　乳儿期是情绪急剧分化、丰富、发展的重要时期。经常抚摸、搂抱、轻拍逗笑乳儿，让乳儿与母亲体肤接触、听到乳儿熟悉的母亲的心跳声，使之获得爱抚感、依恋感和安全感，从而满足孩子对情感的需要。这一点甚至比喂奶更重要。对培养孩子健康的情绪，促进智力的发展有重要意义。6～12个月是乳儿心理急剧发展的时期，也是建立母子关系的关键时期。如果孩子长期得不到母爱（即所谓"情感剥夺"），不但会产生夜惊、好哭、拒食、消化功能紊乱等症状，而且会影响心理发展，甚至长大后出现人格病态。

三、婴儿期心理卫生

婴儿期是指1～3岁的儿童，也称幼儿前期。此期心理发展的主要特点是：动作发展意义重大；触觉在认识活动中占主导地位；口头语言发展很快；依恋行为继续发展。

（一）婴儿期主要心理特点

1. 动作发展迅速　与古人类直立行走的意义相似，婴儿的独立行走也具有重大的意义：它不但扩大了婴儿的视野和活动范围，促进了随意运动的发展，也使婴儿从亲人们兴奋、鼓励、亲昵的神情中体验到成功与欢乐，促进了情绪情感的发展。随着手的解放，婴儿在成人的指导下逐渐尝试用手去摆弄各种物品和玩具，去使用饭匙、铅笔等工具，从而促进了各种感知觉的发展。而这一切都会刺激大脑的发育。

2. 口语发展迅速　婴儿期是口头语言发展最迅速的时期。研究表明：1～1.5岁之间能获得50个左右的词汇，到3岁时达1000个左右；1.5～2.5岁是获得母语基本语法的关键时期，3岁时已基本上能掌握母语的语法规则，可以掌握母语的全部发音（最迟在7岁时完成），使用完整的句子。掌握的词汇以名词为主，其次为动词。

3. 依恋行为发展　依恋是婴儿最初的社会性情结，是情感社会化的标志，是婴儿与抚养者之间一种积极的情感联系。乳儿期产生的依恋行为到此期获得进一步发展：从对一切人不加区别的依恋反应发展为对母亲的特别依恋行为。

(二) 婴儿期心理卫生

1. 训练感知、运动能力 父母应抓住婴儿期这个感知觉发展最重要、最迅速的宝贵时期，通过游戏等多种方式，训练孩子走、跑、跳、转身、翻滚等基本动作，尤其要注重摇、摆、触、摸、捏、拿、拼装等手的功能训练（如搭积木等），以促进感觉器官的发育和肌肉力量的增强，并发展孩子的注意、意志、情感、自信心等心理品质。

2. 训练口头语言 语言是推动人类意识发生发展的直接原因，对个体智力的发展意义重大。婴儿期尤其是2～3岁期间，口语发展迅速，表现在随意模仿与不随意模仿力都特强。所以家长首先要注意自己语言的标准性、完整性和卫生性，应使用成人语言，并利用与孩子交往的一切机会让他早听、多听；多鼓励；多利用物体、玩具、图片训练；多说完整的简单句子；不要刻意规定训练任务，更不要强迫孩子说话，让孩子在轻松愉快的情景中发展语言能力、培养学习语言的兴趣。

3. 充分利用“依恋”，培养良好习惯 依恋具有双向性，它既是孩子为满足其生理需要（饱、暖等）和心理需要（安全感、信赖感）而寻求、保持与抚养者亲密关系的一种行为倾向，也是抚养者对孩子关爱的行为倾向。婴儿依恋行为的形成与发展对将来的社会化和人际关系发展有重大影响。充分利用依恋关系来培养孩子的良好习惯，不但十分必要，也易于成功。若采用“大灰狼来了”等恐吓的办法来强迫孩子，则不仅达不到目的，而且会使孩子形成胆小怕事、谨小慎微的人格缺陷。

婴儿期应培养的习惯主要有：①自己动手、按时进餐、避免挑食、少吃零食的饮食习惯。②早睡早起、按时单独睡眠的习惯。③从两岁半开始和蔼、耐心地训练自我控制大、小便和勤洗手勤换衣的卫生习惯。

四、幼儿期心理卫生

幼儿期是指4～6、7岁的儿童，也称学龄前期，是儿童社会化迅速发展的时期。此期心理发展的主要特点是：强烈的好奇心和求知欲是其人格发展的主要特点；智力发展迅速；自主意识明显发展但自制力不强；游戏成为幼儿特殊的社会生活方式。

(一) 幼儿期主要心理特点

1. 强烈的好奇心和求知欲 幼儿期的感知、运动和言语功能进一步发展，视觉和听觉逐渐在儿童认识活动中占主导地位。随着词汇量的激增，言语理解力、思维想象力、观察力等的增强，儿童活动与交往范围明显扩大，不再局限在家庭小圈子中。城镇幼儿大多开始上幼儿园、学前班。丰富多彩的大自然和人类社会的大量信息激发出幼儿强烈的好奇心和求知欲。他们不再像2～3岁儿童那样向成人提“是什么”的问题，而是开始指向事物的内在道理、本质特征，不厌其烦地提出大量“为什么”的问题。如“为什么电视机里面有人”，“为什么月亮比星星大”，“为什么他是男孩我是女孩”等。同时，智力也得到快速发展，4岁时智力已达17岁时的50%，8岁时达到80%，模仿能力、表现欲（如“人来疯”）也随之增强。

2. 独立性的觉醒——第一反抗期 随着身体尤其是大脑的急剧发育，知识、能力的增加，活动范围与关注领域的扩大和好奇心、探索欲的驱使，幼儿的依恋情绪减弱。从2～3岁开始出现的自我意识得到快速发展，终于出现独立意识的觉醒，进入“自我中心”时期：小小年纪就有了自己的主意，总是不按规矩行事，什么事都想自己干，有时甚至自不量力，还常常拒绝父母的指示、要求和帮助，使父母、成人软硬兼施的努力付之东流，显得非常违拗。加上此期幼儿心理上的敏感性、脆弱性和自控力差，情绪易变、易冲动的特点，幼儿常常不分大小、尊长、主客，对父母、成人的要求置之不理，但特别在乎父母、成人对他的承诺。一旦成人失信，便容易与父母、成人发生冲突，淘气、任性时有发生。与同伴相处常出现攻击行为，这便是人们所说的“第一反抗期”。但这种反抗期又是个体成长的必经阶段，有积极的一面。据研究，意志力正常发展的幼儿，84%经历过反抗期，成人后自主性和主动性较强，而意志力薄弱的幼儿中只有21%经历过反抗期，成人后多显得被动、缺乏主见。至幼儿晚期，这种反抗逐渐收敛。

3. 社会需要迅速发展 此期，幼儿出现一些初级的社会需要，如与小伙伴亲合的需要，希望被注意、被重视等。其社会性情感也得到发展，有了同情心、初步的友谊感和道德感。

（二）幼儿期心理卫生

幼儿期心理卫生的主要任务是发展感知觉能力，保护好奇心，淡化与限制“自我中心”。

1. 重视游戏 第一，游戏是幼儿认识周围环境、认识事物的主要途径，是抒发情感的主要方式。幼儿在游戏过程中增长了知识，发展了语言能力，而幼儿的言语发展水平，将会影响孩子将来从事的职业和社会交往的基本能力。第二，游戏可以发展幼儿的感知觉、注意、思维和解决问题的意志等心理活动。第三，游戏可以发展幼儿的想象力、创造能力，在游戏中实现自我。幼儿的想象十分丰富，他们好像生活在两个世界里，一是现实的世界，一是想象的世界，在游戏中发展和丰富起来的想象力对他们将来的学习、成才有重要的影响。第四，游戏，尤其是结伴的、合作性的游戏可以培养孩子的纪律性与协作精神，在游戏中学会如何坚持自己的意志，如何谦让、接纳别人的意见，如何按游戏规则控制自己。此外，有些游戏还可以增强体质等。所以说游戏既是幼儿最主要的需要之一，也是促进儿童心身发展的最好活动方式。但是对孩子的游戏要进行科学合理的选择，多种游戏搭配并尽可能给予游戏指导和引导，方能充分发挥游戏的积极作用。

2. 科学精神与求学意识的启蒙教育 知识经济时代的到来和学习型社会要求儿童将来要有较强的学习能力、掌握厚实的科学知识。应充分利用幼儿的好奇心、探索欲，尽可能耐心、准确地回答他们提出的各种问题，不要因工作忙、情绪不好而敷衍、应付孩子。那样的话，无异于把儿童的求知欲扼杀在摇篮里，使他们从此缺乏学习、进取的锐气，丧失成才的起步机会。同时，应尽可能利用一切机会（如日常生活、游戏等）有选择地介绍各种幼儿能接受的科学常识，尤其是在幼儿后期，应采用各种方法激发幼儿的求学欲望，为将来上学读书奠定思想基础。

3. 将社会规范引进幼儿生活 处于“自我中心”时期的幼儿自控能力差，缺乏基本的是非观念；加上易冲动的情绪特点，攻击行为较为普遍，尤其是受到溺爱的幼儿。这对儿童的社会化发展极为不利，容易导致入学后甚至长期的社会适应不良。英国大教育家约翰·洛克指出：礼貌是儿童和青少年应特别小心地养成习惯的第一件大事。因此，随着世界性的儿童成熟速度加快，有必要将一些基本的社会规范引进幼儿的生活。而且，幼儿快速发展的智力及依然存在的对父母、成人的依恋、依赖关系为这种“引进”提供了可行性。例如，引导幼儿摆正自己的位置，认识自己的角色地位，尊敬长辈，关心家庭；爱护公共财物、公共设施；爱护环境，不乱扔脏物；在幼儿的生活、游戏、学习等过程中，努力让孩子学会关心他人，学会谦让、分享和同情老弱病残，互相帮助等初步的亲社会行为，并以各种适当的奖励加以适时强化；当其表现出独占、任性、违拗、攻击等行为时应先置之不理，过一段时间后再进行教育。简单的训斥与打骂不仅不能解决问题，甚至会适得其反：或者使幼儿更加任性，或者使幼儿形成自卑、被动、退缩、保守的性格。

总之，幼儿期是儿童心理发展和实施早期教育的一个十分重要的时期。父母的个性与教养管理方式极为重要和关键。既尊重幼儿的独立性，又坚持对幼儿的合理要求，采用关爱、引导、表扬、鼓励、说理等积极的民主方式，最利于幼儿形成自信、活泼、知足、礼貌、爱探索、自控力强、富有创造性和建设性的健全心理。

五、童年期心理卫生

童年期是指 6～7 岁至 11～12 岁的儿童时期，属小学阶段。此期是个体心理发展的重要转折期。其主要的心理特点是：学习成为儿童的主导活动，认知能力发展迅速；模仿力强，常以兴趣左右自己的行为；心理压力大，学与玩的矛盾突出；性格的可塑性大，情商的培养极为重要；社会性发展与同伴交往的关系密切。

（一）童年期主要心理特点

1. 生理、心理发育为正规学习奠定了基础　童年期除生殖系统外，其他系统、器官的发育逐渐接近成人，脑的发育从 8 岁时的 1250～1300 g 增长到 12 岁时的 1350 g，已接近成人，智力达到 17 岁时的 80%以上。此期儿童精力旺盛，情感外露，其标志为活泼好动，天真烂漫，有口无心，体现出童心的内在特点。

此期儿童求知欲旺盛、感知力增强并向目的性和有意性方向发展；注意的稳定性逐渐增强并向有意注意发展；记忆也从无意记忆向有意记忆发展；思维虽以具体形象思维为主，但 10 岁左右时逐步向逻辑思维过渡。此期是儿童认知能力迅速发展的时期，若能受到良好的学校教育与家庭教育，儿童可表现出较强的学习能力和创新能力。

2. 情感外露，兴趣易变，往往以兴趣左右自己的行为　随着活动范围的扩大，活动内容、交往对象的增多及活动能力的增强，儿童情感活动的机会与类型增加。所以人们常有“幸福的童年”的感觉：喜、怒、哀、乐溢于言表，细小的成绩可使其得意忘形，微小的挫折又可使其垂头丧气；对什么都感兴趣，但对许多事物的兴趣都难以持久。家庭和社会都希望儿童对学习有持久的兴趣，儿童却往往以兴趣左右自己的行为，对较为直观和易于成功、带来快乐的事物保持兴趣，“电视迷”、“游戏机迷”、“小网虫”就是典型的例子。因此，关注和引导儿童的兴趣应当引起家长和教师的充分重视。

3. 模仿能力强、是非辨别能力差　此期儿童模仿能力很强，不少的儿童在小学阶段就能习得良好的书法、美术、体育、器乐、声乐、表演、制作等方面的能力与技巧。但由于是非辨别能力差，社会上的不良习气如粗话、斗殴、抽烟、喝酒、送礼、奇妆异服、拉帮结伙、恃强凌弱等也可成为儿童尤其是高年级儿童模仿的对象，很容易发生所谓“近朱者赤，近墨者黑”的现象。

4. 自控力发展但对挫折的耐受力差　此期儿童一般能按学校和家庭的要求做到按时作息、完成作业、遵守纪律和行为规范，但男孩差一些。由于考试、评比、学习成绩等评价因素的出现，儿童的自我意识受到敲打。尤其是学习上的挫折如果得不到家长和学校的正确引导，会导致儿童痛苦的自我体验（委屈、羞辱感）和低下的自我评价（愚蠢、无能），极易使儿童自卑、自暴自弃而走上厌学、恐学、逃学的歧途，甚至发生“学校恐怖症”而难以坚持上学。

5. 社会交往的转折期　进入学校后，儿童的社会交往从依从家长逐渐转化为依从作为权威人物的教师。此时，教师的言行比家长更有举足轻重的作用。到小学三、四年级时，儿童之间活跃的学习生活与集体活动使不同个体在班集体中的地位、作用发生分化、出现类似“物以类聚、人以群分”的现象，儿童的交往开始向伙伴方向发展，至五六年级时，伙伴交往倾向更加突出并继续发展，对父母、教师的依从关系明显下降。

伙伴交往是儿童社会性发展的非常重要的途径，对儿童的人格发展和社会性发展具有不可忽视的作用。心理卫生有必要把握这种社会交往的发展趋势。

（二）童年期心理卫生

童年期心理卫生要解决的主要矛盾是学与玩的矛盾。

1. 培养对学习和学校的兴趣　优良的学校教育、教学环境，丰富多彩的校园活动都有助于吸引学生。但更重要的是：所有的教师尤其是班主任应当深刻领会“知之者不如好之者，好之者不如乐之者”的道理，懂得“学习的最好刺激乃是对所学材料的兴趣”（布鲁纳），只要充分利用儿童的好奇心、探索欲，充分重视教育教学的直观性、启发性和趣味性，就能持续地吸引学生的学习兴趣，让他们听得有趣，学得高兴，记得愉快、牢固。同时也有利于增强儿童注意力的稳定性，进而培养良好的学习动机，积极的学习态度，养成良好的学习习惯。要开展多种业余文体、娱乐活动，将儿童的兴趣尽可能拴在学习上和相对净化的校园里，尽量减少社会不良风气对儿童的影响。

2. 正确处理学与玩的关系　爱玩是儿童的天性，只宜引导，不宜压制。但知识的激增与社会对人才的渴求迫使教育不得不提高了对儿童的要求；而就学就业的竞争使几乎所有的家长都对儿童的学习抱有很大的期望和督促的积极性。来自学校和家长的双重压力不可避免地落在了天真无邪、心理脆弱的孩子身上，从而使学与玩的矛盾变得十分突出。学校与家长如果不能认真协调二者的关系，将严重影响儿童的心身健康，使儿童不仅难以成才，甚至难以成人。

要解决这个问题，应努力做好以下几点：

（1）端正对学与玩的认识　①学与玩可以相得益彰。学，不仅仅是学科学知识，还包括学技能、学家务、学道德、学做人、学生活；玩，不仅仅是娱乐，也有利于育智、育德、育体、育美。所谓“寓教于乐”就是尽可能使“学”有“玩”的味道（尤其是低年级）又使“玩”有“学”的成分。将学与玩对立起来或强制儿童接受“学习第一，玩耍第二”的观念是没有必要的。②学与玩可以相互调节心理。一般而言，学习，尤其是考试会给人带来一定的精神紧张；玩耍，则可以使人获得相对的精神松弛。俗话说“一张一弛，文武之道”。开心地玩耍、娱乐有利于儿童以良好的心情和体力去从事学习活动，提高学习效率。③理智对待学业成绩。“终生学习”是当今学习型社会的要求，用“分数”浇灭儿童学习的兴趣与自信心是最得不偿失的。对儿童的学业成绩尤其是考试分数不宜过于期待，过于敏感，过于激动。理智地与儿童一起查找失败的原因，总结成功的经验会更加有利于儿童的学习。

（2）处理学与玩的策略　关键是把握好学与玩的“度”，并努力使孩子做到该学的时候认真学，该玩的时候开心地玩，并选择好玩的内容。①减轻课业负担。儿童的心理特征与承受能力决定了过重的课业负担会泯灭儿童的创造力，甚至会泯灭儿童对学习的兴趣与动力，使儿童视学习为灾难，从而千方百计逃避学习，并与家长、学校发生冲突，降低学习效果。

②量力而行选择课余特长培养项目。根据儿童的能力、爱好与身体条件适当选择书法、美术、体育、英语、音乐等课余特长培养项目对提高儿童综合素质是必要的，但切忌过多与强制。③引导儿童的健康娱乐。如选择有利德、智、体、美发展的游戏；观看适合儿童理解能力的知识性、趣味性电视栏目等；阅读生动的科普类的课外读物，开展可以激发创新能力的制作活动等等。④初建时间运筹意识。帮助孩子制订计划，合理安排学习、玩耍、家务劳动等的时间，不仅利于儿童学会充分、合理地利用时间，养成有条理的学习、工作习惯；而且有利于儿童发展自我控制能力，学会注意力的适时转移。⑤尽可能兑现带孩子玩耍的许诺。家长对孩子玩耍的失信，很容易导致孩子的报复，并影响儿童“诚实守信”品德的培养。⑥不要试图培养“标准儿童”。家长和老师不要要求儿童事事听自己的指挥，不要干涉过多，面面俱到。要让儿童有一定的独立性，有自己的思维、决策空间、有自己的主见。否则，一旦没有大人的指点，就会茫然不知所措，缺乏有效的适应环境的应变能力。

3. 注重智力因素与非智力因素的协同发展　小学阶段是打基础的阶段，不仅是智力因素发展的重要时期，也是非智力因素（即“情商”）发展的重要时期。教育心理学家的大量研究表明：智商高不一定使人成功，情商高更易使人成功。只重智力因素，忽视非智力因素的偏向是十分幼稚的、缺乏远见的。智力因素主要包括记忆力、理解力、联想力、分析力、学习方法与策略等。童年期的非智力因素主要体现在以下几方面：①从小立志。引导儿童从各种媒体了解科学家、政治家、企业家、艺术家的成长故事，激发儿童以他们为自己人生的楷模，从小立志成为对国家、民族、人类有贡献的人才。②良好的各种习惯，如自觉守时的作息习惯；勤俭节约、生活自理、不浪费不奢华、爱劳动爱整洁的生活习惯；独立完成作业，刻苦、认真，勤学好问的学习习惯；细观察、善比较、爱探索、勤分析的思维习惯；与人为善，礼貌谦虚，尊老爱幼，诚实守信，助人合作的人际交往习惯等。③坚强的毅力。包括克服困难的勇气、抗挫折能力、抗诱惑能力和坚持不懈、始终如一的精神。④责任意识。包括关心他人、关心家庭、关心集体、关心环境的意识。童年期儿童性格的可塑性大，必须长期注重非智力因素与智力因素的同步发展，方能使儿童顺利完成后续的中学、大学学业，形成健全的人格，适应飞速发展的社会，否则，可造成儿童懒惰、依赖、孤僻、任性、以自我为中心、霸道、放纵等不良性格而难以成才，甚至为社会所淘汰。

六、少年期心理卫生

少年期是指 11～12 岁至 14～15 岁从儿童向成人的过渡时期，也称为青春期，是人类个体生命全程中一个十分特殊的阶段，也是个体心理卫生的困难期、危机期。其主要心理特点是：由于身心发展不平衡，心理矛盾冲突增多，儿童自我调节能力不足却又常常不服从父母、师长的教育、指导，成为心理发展的第二反抗期。

（一）少年期主要心理特点：

1. 盲目的成熟感——第二反抗期　少年期是个体生长发育的鼎盛时期，身高、体重、肩宽、胸围的成长全面加速，进入“第二加速期”（第一加速期为 0～1 岁）。同时，出现世界性的“青春期缩短”现象：变声、体毛发生、乳房发育、月经初潮、遗精现象都提早出现，并在短期内达到初步成熟。

这种快速的生理发育在他们毫无思想准备的情况下悄悄地发生，使他们浑身平添了许多青春的活力。他们突然感到自己长大成人了！能自己作主干很多事情了，对自然、社会、人际交往等问题似乎也有了自己的观念与看法（其实，他们的这些观念和看法常常是幼稚的、主观片面的和绝对化的）。然而许多事情他们还不得不依赖父母和师长；尤其令他们烦恼的是：父母、师长居然还把他们当孩子，给他们设置了许多规矩和限制。他们觉得一定是大人们错了。同时，性的初步成熟使他们又新奇、激动，又羞怯、不安；环境和舆论的限制使他们没法表达自己的心思，隐藏在心里和日记中却又常常敏感地担心受到父母的质疑和干涉。他们就这样经常处于焦虑的情绪背景中。在这种背景下，一旦遇到不满或不平之事，便容易出现突发式的情绪失控。例如父母偶尔的误解或过急的言行常使他们突然情绪发作——反控制！反干涉！向权威挑战！如果父母退让了，他们便更加确信自己的成人感；如果没能战胜父母，他们便愤愤不平地逃离——把自己反锁在房里或者干脆离家出走。充分表现出他们心理能力明显滞后于自我意识的特点。

未泯的童心常使他们依然情感外露，有了成功便狂喜，一旦受挫便泄气，一时兴起又忘了纪律，一旦得意便口无遮拦……亲子关系变得紧张：父母的忠告和关切都成了“啰嗦”，同学的事情却有求必应……他们不明白也不愿承认：他们的知识、经验、能力（包括判断力和抗诱惑能力）并没有也不可能与他们的身体同步成熟，他们处于“长大未成人”的半成熟状态，是不完整的成人。他们的成熟感是盲目的。

2. 增长的交友需求　第二反抗期的出现常使工作繁忙的父母来不及认真、及时地消除与孩子的冲突和隔阂；日益紧张的功课也使力争独立人格的孩子有了疏远家长的理由；他们渴望得到别人的接纳与尊重，非常注重自己在同学、朋友、同龄人中的地位，而相似性吸引的人际交往规律更为他们到同学、同伴中寻求知心朋友创造了条件，他们与同龄朋友的关系日趋密切，常出现“同龄人集群”现象，形成小团体。这种小团体的发展方向应当引起家长和学校、社会的关注与重视。

3. 动摇的求学意识　少年期学生常常处于这样一种心理环境：第一，随着学习科目的增加，竞争性更强，学习压力更大；第二，家长望子成龙、要求严格，孩子苦恼；第三，教师、学校、同学的关注和鼓励多集中在少数优秀学生身上，成绩差甚至成绩一般的学生难以找到自尊；第四，现代社会都市化的繁荣与发展，电视、电脑等娱乐活动对自制力脆弱的学生有巨大的诱惑力；第五，不良伙伴之间负性情绪相互强化；第六，成人往往缺乏对上述环境的深刻认识和耐心、有效的心理疏导。这一切极易动摇少年的求学意识，同时，由于少年期具有情绪不易自控的特点，常常凭兴趣对待学习，不容易做到持之以恒，所以，学业成绩的两极分化也多在初中阶段渐趋明显，学习问题成为少年期主要的心理问题之一，而且男孩比女孩多见。

4. 苦恼的性心理　生殖器官的发育和第二性征的出现对少年的心理、行为带来较大而持久的冲击。不时来临的强弱不等的性冲动感和接近异性的欲念，以及自己被异性关注、打量、议论的情景使他们感到心慌意乱。就在他们迫切需要科学的性知识，尤其是性心理知识与应对策略的时候，有关生理卫生的书籍上只有些不痛不痒的纯生理性的简单介绍；家长和老师更不能满足他们性认知上的要求；想问又不敢多问，想说还不好意思说，他们不得不在神秘的生理感受和心理体验中独自猜测、探索，往往陷入青春期烦躁中，这些烦躁又常常和他们在学习上、交友上与家长关系上的烦心事交织在一起，使他们的情绪反应变得十分敏感、强烈、冲动而不稳定，以致不少少年染上种种苦不可言的心理疾病，甚至走上犯罪道路。

（二）少年期心理卫生

少年期心理卫生要解决的主要矛盾是：心身发展不平衡与社会规范的矛盾。

1. 帮助少年顺利渡过反抗期　反抗期矛盾的焦点是：少年对自身发展的认识超前，忽略自己心理不成熟的一面；而父母对他们发展的认识滞后，忽略其“成熟感”的事实。在反抗期，亲子关系的处理尤其重要。如果处理得不好，父母一碰到孩子顶嘴、反抗就非要治治孩子的“犟劲”，会使矛盾激化，使孩子长期陷入压抑感中难以自拔，或者使他们患上心理疾病，或者把他们赶上歧途。父母也会因此而失去应有的教育权，失去子女对自己的尊敬、爱戴，家庭也失去欢乐。

父母要充分认识到：每个人都是从依从父母、老师，发展到最后独立自主的。孩子有了独立要求、独立思维、独立能力是孩子成长中的正常现象，有利于孩子独立人格的形成，是值得高兴的事。一方面，父母应当有成人的自信，完全可以合理利用孩子尚不能独立生活、还需要依赖父母的一面来发挥自己的教育力和影响力。更重要的是，父母要抛弃专制主义作风，不能像孩子一样控制不了自己的情绪，事无巨细地要求孩子一切都照自己的主张去做。要和孩子建立朋友似的友谊关系，尊重他们的自主权与隐私权，耐心倾听他们的意见和要求，然后利用自己的知识、经验和能力加以引导。如果引导不成功，也要有允许他们选择，允许他们出偏差、出错误，允许他们改正偏差、错误的长者风范。让孩子充分认识和体验到知识、经验、能力的重要，认识到成熟的不易，体验到成熟的魅力，促进孩子形成积极而不鲁莽、热情而不冲动、顽强而不执拗的独立意识，平稳地渡过心理断乳期，以便顺利地进入成人社会。

此外，由于少年疏远父母的倾向更为明显，所以家长与教师的相互沟通、配合，更利于少年渡过反抗期。

2. 关注少年的“伙伴世界”　据研究，从小学高年级开始，儿童的伙伴关系依从性进入高峰期（高一前后开始下降），孩子更注重朋友间共有的价值观，更重视同伴对自己的评价。家长和教师因忙于工作与生活很难进入孩子的“伙伴世界”。如何填补这个心理卫生的空白点，应当引起家长、学校与社会的高度重视。

良好的伙伴关系有助于满足学生独立、尊重、归属的心理需要，促进亲社会价值观的形成和社会化的发展。不良的伙伴关系轻则使孩子的人际关系越来越被物化而出现实用主义的倾斜；重则可能使孩子走上歧途，成为犯罪团伙的一员。

要按照联合国教科文组织提出的《学会关心》宣言的要求，教育少年像关心自身健康与学习一样，关心真理、关心他人、关心家庭、关心国家和社会；要组织多种集体活动，教会学生明辨是非，掌握交友的基本原则（如害人与助人的判别，金钱与友谊的关系等）；要努力防止各种腐朽、淫秽的书刊、录像片污染少年的心灵。

3. 学会学习　“学会学习”是对所有人整个一生的要求，但在少年阶段加以强调很有必要。著名教育心理学家第斯多惠说过：“一个坏的教师奉送真理，一个好的教师则教人发现真理。”在强调学习没有捷径，勤奋永远是第一要诀的前提下，充分利用少年迅速发展的智力与独立意识，教会学生多种学习方法，其重要意义是多方面的。首先，对少年将来在高中甚至一生的学业成就影响极大；第二，有助于培养学生尊重规律的科学精神和科学思维的发展；第三，有助于少年学业的进步与优良，既能使学生获得成就感、自豪感，增强自信心，促进自我意识的发展，又有利于缓解第二反抗期中父母与孩子的矛盾冲突；第四，有助于增强学习兴趣，防止少年因自卑、厌学而疏离学校的倾向。

因此，不失时机地“授人以渔”，开设“学习心理学”课程或讲座是十分必要的。同时，家长、教师应根据少年左、右大脑发育的不同程度，开始注意、发现孩子的优势与擅长，对文、理科成绩的差别给予分析与理解，不要过分强求“文理科全面发展”。

4. 科学的性知识教育　与动物不同，人类的性由生物、心理、社会三因素构成，而且研究表明：人类性活动很大程度上由心理因素（即动机、态度、情绪、人格等）决定。面对少年因性发育、性成熟而出现的性敏感、性饥渴、性冲动，仅仅进行性生理的纯性知识教育会导致少年性认知的偏差，甚至促使其早恋与性犯罪；但仅仅以法代教又不利于消除少年因性无知而导致的性迷惑、性幻想和性紧张（包括性恐惧、性压抑与性烦恼）等心理问题。所以，吴阶平指出：坚持性知识教育与性道德、性法制教育的统一，是开展性知识教育的一个重要原则。

在针对性地解决少女对月经的惶惑，对自己容貌、体像的自我评价、白日梦、性幻想及少男对遗精的惶惑，对手淫、性梦、性幻想等具体心理问题的同时，应强调人类对性是具有自控力的，青少年将主要精力放到德、智、体的发展中去，更利于将来获得美满的恋爱、婚姻生活。

七、青年期心理卫生

青年期是指 14～15 岁至 35 岁左右的一段时期。部分人可以在此阶段进入成人期，还有部分人也许只能达到“准成人”的程度。其关键在于前者在少年、儿童期就获得了良好的心理发展，而且在青年早期持续了这种发展。青年期是人生中生命力最旺盛、最富有理想和朝气、最美好的“黄金时代”，也是个体脱离少儿的认知方式与生活方式向成人时代攀缘的质变期。生理成熟快、心理成熟慢与社会要求高的矛盾成为攀缘过程中的主要矛盾。因而青年期是个体一生中心理变化最为剧烈复杂和动荡，也容易发生各种心理行为问题乃至精神疾病的高峰期。

（一）青年期主要心理特点

1. 智力发展的高峰期　随着生理发育的成熟，青年人逐渐获得敏锐的观察力、良好的记忆力、理解力和概括力；注意力稳定而又可灵活转移；到高中二年级前后，逻辑思维能力基本完成；对新事物极为敏感，容易接受，表现出认知旺盛的特点，分析问题、解决问题的能力得到充分发展。智力，尤其是液态智力的发展达到高峰。

2. 自我意识的形成期　青年早期，他们评价别人的意识与能力强于自我评价，随着智力的迅速发展，知识的全面增加和视野的持续扩大，青年开始不断憧憬着自己的未来，审视、思考着自己的现在。“理想我”与“现实我”不断地碰撞，催促着青年自我意识的发展：我是谁？我的知识能力、品行习惯、容貌身体、爱好特长有哪些优势？别人怎样看我？我该以谁作为自己效法的榜样？我该向什么方向发展？我能适应将来的社会吗？我的努力是否有价值？我选择的事业是否有前途？我在未来社会中应该具有什么地位？我该怎样做，才能实现我的理想？我能找到一个志同道合的人生伴侣吗？自我意识的形成过程使青年们或兴奋、激动，或苦恼沮丧。当客观现实与个人的期待、判断相统一时（例如考试成绩优异或能胜任某项工作），青年便产生自我认同感，否则就会出现心理冲突，迷失自我，甚至发展为自我拒绝。这就是美国著名精神分析学家艾里克森对青年期个性发展提出的著名的“自我同一性”理论。大多数青年在追求同一性的过程中不仅使自我意识走向成熟，也会认识到自己对他人、家庭、社会的责任与义务，逐渐形成自己的世界观、价值观和个性，为将来的事业做好准备。

可见，青年期自我意识的发展过程主要是自我概念、自我评价和自我理想的整合与统一的过程。

3. 理智弱于情绪的冲动期　青年期旺盛的精力，迅速增长的知识、才干和自我意识使他们产生一种介入成人社会，面对一切竞争与挑战的锐气。他们敢想敢说，敢闯敢干。这种锐气如果能获得成人的理解、信任、宽容、引导与把握，他们常常能抓住机遇，取得令人瞩目的成就，甚至在关键时刻挺身而出，做出惊天动地的壮举。然而由于这种锐气更多的是一种好胜的情绪而非理智使然，一旦为哥们义气或坏人所左右，他们也可能干出伤天害理、危害社会的事来。大多数情况下，由于青年期注定要面对就学、就业、恋爱、婚姻、人际交往、环境变迁、社会适应等多方面的不确定因素和选择，有限的精力使他们没有也不可能有足够的思想准备与应对措施。当困难、挫折、批评、责难或成功、喜讯、机会向他们袭来的时候，心理尚未成熟的他们很难理智地对待，加上情绪反应的速度本来就比思维的速度要快3～4倍，处于认知旺盛期的青年，其反应便会很方便地从情绪上体现出来。他们情绪活动的主要特点是敏感、丰富、强烈、冲动、不稳定、难持久，有时热情似火，有时会冷若冰霜，容易受环境变化的影响。遇事容易激动、偏激，即所谓“血气方刚”。即使是腼腆、矜持的女青年，情绪活动的表露不明显，但内心的体验极为细腻、微妙和剧烈，特别是有抑郁倾向者，一个对别人也许微不足道的小刺激，她们却可能无法忍受，甚至促使其走向绝路。

4. 与他人、集体、社会的磨合期　青年期旺盛的生命活力与增长的知识才干常常使一些青年自我感觉良好。他们或不愿受集体的约束，或不愿对集体、社会尽义务，有的人则过分地强调自我，唯我独尊，我行我素；对他人、家庭、集体、社会的责任意识十分淡薄。他们幼稚地以为：父母师长的忠告是对他们自由的干预，或者是危言耸听。他们满足于在同辈人中探求他们自己认可而非社会认可的标准。然而他们必须融入社会，他们也急于融入社会，可他们毕竟涉世不足，对纷繁复杂的社会并没有深刻的体验。当他们发现社会对他们这群冒冒失失、不知天高地厚的青年板起面孔时，他们才会感到社会的强大和自己的弱小；才会发现高速发展的当代社会对个体的要求越来越高；才会醒悟：只有个人适应社会，才是唯一出路，只有全方位达到社会要求的标准，才能被社会挑选和接纳，才有可能实现自己的理想和人生价值。

有些人在青年期可以完成这个磨合过程而宏图大展，有的人则迟迟不能反省自己、调节自己而失去极好的发展机会，甚至造成终生的遗憾。

（二）青年期心理卫生

青年期心理卫生要解决的主要矛盾是：心身发展不平衡和社会要求高的矛盾。

1. 树立正确的自我观念　正确的自我观念是心理健康的重要条件。学校和家长首先要端正成才与成人的关系：孩子仅会学习，不会做人，将来不但难成气候，甚至难以在社会上立足。因此，要千方百计教育孩子学会正确地自我分析与自我评价。自我估计过高常导致个性的扩张：心中只有自己，没有他人、家庭、集体和社会，最终必然会造成对己不利的人际环境，甚至为社会所抛弃；自我估计过低也会导致个性的萎缩：缺乏克服困难、挫折的勇气和应对竞争、挑战的信心，最终难以独立生存。为防止这两种不适应社会需要的病态人格，青年从学生时代起就要在学好科学文化知识、参加社会实践活动的同时，学会把自我放在与社会、集体、他人及自身前后的对比中来认识和评价，充分了解自己的长处与不足，在获得客观而清晰的自我评价后，主动地进行自我调节、自我控制和自我教育，从而以良好的心态融入社会，并赢得自尊。

2. 确定适度的抱负水平　青年期是一个人开始走向社会，开始对自己、他人、家庭及社会承担责任和义务，开始实践和发扬人类文化和思想，奠定自己后大半生的幸福生活与生命价值意义的起点。当代青年正处于一个开放、多元、变化的社会环境中，一个理想与磨砺并存，挑战与机遇共在，希望和绝望相伴，幸福与困苦紧随的时代。根据社会的需要和发展趋势，客观地分析个人的优势与弱点，结合环境与人际网络的利弊，确定一个适度的抱负水平是至关重要的。超越现实的理想容易导致挫折与失败，引起心理的创伤；过低的抱负会使自己失去进取的动力，降低自己的人生价值，到头来也会使人陷入悔恨自责的境地。

3. 建立和谐的人际关系　除了个性、能力之外，最能影响一个人成就大小、生活幸福的要算是良好的人际交往能力与和谐的人际关系。

青年早期，由于学习的压力，家长、学校常常只注重科学精神的培养而忽略人文精神的培养，不少青年人进入社会后出现交往困难。有的青年交往的范围非常狭窄，常常只限于圈子内的几个伙伴，尤其不愿与成人和长辈沟通交往。结果由于信息量少、思维局限、狭隘、与集体疏离，最终导致与同龄人交往困难，与异性交往困难，与其他年龄段和不同社会阶层的人交往困难，严重影响个性的发展和生存质量。

相比之下，那些在学校期间能接受学校教育，正确处理自己、他人与集体关系，乐于助人、乐于为集体承担义务的青年（如一些学生干部）则既有知心伙伴，又能获得大家的好感，并经常得到学校老师、领导的指点，进入社会后，个人的发展就顺利得多。

导致社交障碍的主要原因还是个人的心理品质：性格孤僻不愿参加集体活动；自恃清高，唯我独尊；苛求别人，宽纵自己；自私自利，待人虚伪；不知道为别人着想，没有同情心；好嫉妒、爱猜疑；偏执、任性等。这样的人是无法建立和谐的人际关系的。

4. 兼顾竞争意识和团队精神　当代社会的竞争不仅仅是个体间的竞争，更是团体之间、国家民族之间的竞争。团队不能没有个体，个体也离不开团队。缺乏创新精神和竞争意识的人，不可能有独立自尊的人格，也就不能体现自身的社会存在价值，很难立足于社会；过分看重个人的力量和一己的私利，缺乏团队精神与合作意识的人，首先不能获得团队的认同与接纳，不仅个人的竞争无从谈起，也会因找不到自己的归属与自尊而承受心理压力，甚至出现心理障碍。因此青年在求学、就业、创业的过程中应始终坚持竞争意识与团队精神统一的原则。

5. 培养坚韧不拔的创业精神　当代社会给青年提供了很多机会，但竞争性也很强，没有人能够随随便便地成功。人生苦短，青年人首先要有勇于创业的意识。在广泛收集各方面信息的基础上，客观掂量自己的能力，并要有承受挫折和失败的风险意识和心理准备，克服青年人经历少、好胜而缺乏韧性的弱点，瞄准方向、脚踏实地、坚持不懈地去努力奋斗。要有一种“拼命去争取成功，别指望一定成功”的心态和“不怕从头再来”的韧劲，尤其不要见困难就退让，朝三暮四，轻易改变自己看准了的方向。否则不仅一事无成，还可能在挫折失败面前产生强烈、持久的心理应激反应，甚至导致心理障碍与疾病。

6. 树立正确的友谊观和婚恋观　爱结交朋友是青年期重要的行为特征之一，恋爱、婚姻也是青年期要解决的一件大事。良好的友谊与婚姻会给人的情感生活带来美好幸福；不良的友谊和婚姻轻则给人带来心灵的创伤，重则甚至会毁掉人的一生，并给其他人和社会带来危害，绝不可小视和轻率。

正确的友谊观包括：①择友的原则：应选择有积极的人生态度、人生理想，爱生活、爱学习、爱劳动，有道德、有进取心、有责任心的人交朋友。②交友的原则：能同甘苦、共患难，重义轻利，能求大同、存小异，保持距离。因为距离产生美，再好的朋友，也应保持各自的独立性。

正确的婚恋观包括：①婚姻应以双方的爱情为基础，爱情以双方的利他精神而建立。②恋爱婚姻意味着自己对对方的责任，应理智对待。③应在道德和和法制的框架内恋爱、结婚。青年人体内变化不定的性激素有时会使人出现性冲动甚至性攻击，应当克制。而且恋爱婚姻应以不影响他人幸福与社会安宁为前提。④正确权衡恋爱婚姻对学业、事业和后代的影响，不可感情用事。⑤青年早期把精力放在德、智、体诸方面的全面发展上更易获得良好的恋爱、婚姻质量。

八、中年期心理卫生

按世界卫生组织（WHO）1991年提出的标准，中年期是指45～59岁的人群。我国习惯上是指35～60岁这一时期。中年期是个体心身发展的成熟期，是生命的鼎盛时期，也是建功立业，对社会影响最大的辉煌时期。但由于中年是社会的中坚、家庭的支柱，各种压力都要由中年人承担，各种矛盾都要由中年人来解决，因此，中年期是个体一生中身心负荷最为沉重的时期。

（一）中年期主要心理特点

1. 智力发展的最佳期　随着知识经验的积累，中年期的晶态智力迅速发展，而液态智力到中年晚期方开始下降，分析能力、思维能力都处于最佳时期，因而是容易出成果和事业上获得成功的主要阶段。据统计，从1500年到1960年间，全世界1249名杰出科学家获得的1228项重大科研成果中，科学发明的最佳年龄处于25至45岁之间，高峰期为37岁。

2. 心理素质的稳定期　经过生活多年磨炼的中年人，性格基本定型。在面对各种困难、挫折和人际交往中的矛盾时，往往表现出惊人的理智、冷静、宽容和自控力以及坚韧不拔的意志和从容不迫的智慧。其中出类拔萃者更具有处变不惊、运筹帷幄、力挽狂澜的能力，体现出人类的成熟美。一般中年人都能够按照自己的意愿安排学习、工作与生活，并随时根据环境、社会的变化自觉调整自己的心态与生活目标。大多数中年人还有很强的责任心、进取心和成就欲。

3. 紧张的心身压力　中年期生理功能逐渐从旺盛走向退化，但工作、生活的竞争与压力却不同步退化。中年期必须扛起家庭、事业两副重担。中年人要承担社会要求的种种义务与责任，生活上又面临“上有老，下有小”的局面。在人生的舞台上，不管中年人是否愿意，都必须扮演好强者、成功者的角色：在自己的父母面前，要尽责尽孝；在自己的配偶面前，要成为贤妻良夫；在自己的子女面前，要树立良父好母的形象；在兄弟、姐妹、姑嫂、朋友、同事和上、下级面前还要承担多种角色，面临各种关系，处理数不清的复杂问题。学习、工作、生活、家庭、事业、社会似乎全都要求中年人成功，然而，任何事情的成功都是不容易的，要付出许多的代价：时间、精力、智慧和自尊等，而失败却随时等在每个人的身边。所以，无论在生理上还是在心理上，中年期承受的压力都是最持久、最沉重的。

4. 更年期心理特点　更年期是中年向老年过渡的转折期，女性在45～55岁左右，一般把绝经期前、后各两年称为更年期。男性在55～60岁左右。其主要原因是内分泌功能下降，尤其是性激素的减少，不仅导致性功能下降，而且导致自主神经系统功能紊乱。这种生理的变化被人体验到便会产生情绪反应。若同时存在夫妻不睦、或事业挫折、或丧偶、丧子或人际关系不良等生活事件的刺激，加上个性的因素，有的人（一般女性多见）就会出现焦虑、紧张、多疑、固执、偏激、易激惹等更年期综合征的情绪表现，个别严重的还可能出现心悸、失眠、喜怒无常等精神症状。更年期个体差异较大，绝大多数男性能顺利度过更年期，70%的女性可能出现更年期综合征，但经过心理疏导与适当药物治疗，也多能顺利度过，有些女性，尤其是历来性格开朗、家庭事业较顺利者常常在不知不觉中度过。

（二）中年期心理卫生

中年期心理卫生要解决的主要矛盾是：社会中坚的角色与自身能力的矛盾。

1. 社会重视、关心体谅　中年期心理卫生是个社会问题，确保中年人的身心健康，不仅保护了社会中坚人群，有利于社会政治、经济诸多方面的发展，也可通过中年人成熟的智力与非智力因素去解决老年人问题及年轻一代的教育问题，从而有利于社会的稳定与可持续发展。不仅各级领导机关要关心体谅中年人，学校也应教育青少年尊敬、关心、理解中年人。

2. 量力而行，善于运筹　一般在青年期未能获得良好的知识结构、未能得到很好的磨炼与个性、心理发展的人，或者在婚姻、事业、子女教育与生活上存在问题的人，中年期的心理问题就多一些。所以中年期仍应抓紧时间学习，提高自己各方面的应对能力，并注意量力而行地确定自己的奋斗目标，对待和处理各种问题、困难和矛盾。同时要懂一点运筹学，学会合理、有序地安排自己的学习、工作、娱乐、子女教育和孝敬老人等具体事宜，做到忙而不乱、忙而不倦。否则会使自己陷入疲于奔命、心情烦躁的恶性循环之中。

3. 关注家庭，重视沟通　中年期对心理活动影响最大的一是婚姻生活，二是职业生活。这两种生活处理得好，才会心身健康，生活美满。第一，夫妻间相处首先要相互信任、相互尊重、不要疑心，相互贬低；第二，要相互理解、相互体谅，不要主观武断、相互指责；第三，要相互奉献、相互支持，不要相互索取，各行其是。职业生活中最影响心理活动的是复杂的人际关系。一般有三种情况：对于因性格、道德品质不合而有摩擦的，提倡相互谅解与减少接触；对于因处理工作的观点、意见或看问题的角度不同而产生分歧的，提倡心理置换，重视沟通；对于原来的同事因职务升迁而出现关系变化的，提倡相互尊重，分清权责，维护友谊，注重沟通，保持距离。

4. 陶冶性情，结交新知　在中年期许多原来的人际关系（如亲戚、朋友）减弱，儿女离家或已成家，加上学习工作繁忙，情感生活往往显得单调、贫瘠而可能变得抑郁。因此，中年期尤其是中年后期主动参与书法、钓鱼、下棋、保龄球等休闲活动及太极拳、晨舞等业余体育活动，既健身健脑，又能结交新知，丰富情感生活。

5. 平稳度过更年期　现代情绪理论研究表明：更年期不良情绪的产生是外界刺激、机体的生理变化与个体的认知评价三者相互作用的结果。其中个体对生理激动状态和情绪体验的认知评价是主要的因素。因此，让中年人尤其是中年妇女了解更年期的生理与心理两方面的科学知识，对平稳度过更年期具有重要的意义。但对于有明显更年期症状的妇女进行适当的药物治疗与心理疏导还是必要的。

九、老年期心理卫生

一般将60岁以上的年龄段称为老年期。世界卫生组织将老年期进一步分为：60～74岁的年轻老人，75～89岁的老年人和90岁以上的长寿老人。现代医学的发展使人的寿命不断增加，有人预测，到21世纪中期，发达国家的平均寿命可达90～100岁。

老年期的主要心理特点是：由于生理功能衰退、疾病增加、生活满意度下降和退出社会，出现失落感与孤独感；积极的人生态度不但能减缓衰老，还能做到老有所为。

（一）老年期主要心理特点

1. 生活满意度下降　老年期由于各种生理功能下降，许多事力不从心，中年期延续下来尚未去尽的自信心使他们不愿依赖子女和他人，但自己的能力又确实在衰退，尤其是疾病的发生，在家庭中地位的下降或者婚姻生活中失去配偶，生活上缺乏乐趣和意义，导致生活满意感趋于降低。因此老年期常表现出喋喋不休、爱发牢骚或唉声叹气，经常抱怨、甚至容易激惹的心理特点。年轻时本来就兴趣狭窄，不注意锻炼身体的老人，如果子女又性情急躁，缺乏耐心，这种情况就更加突出。

2. 失落感与孤独感　老年期离退休后，工作与生活环境发生了一系列较为突出的变化：工作上从参加者变为旁观者，活动上从以工作为重心转为以闲暇为中心，环境上从以单位为核心转为以家庭为核心，节奏上从紧张的生活转为清闲的生活，有的人职务上从领导者变为被领导者，从被人抬举滑落到被人冷落，等等。这一切使老人产生了失落感，不愿相信却又不得不相信自己已没有什么“价值”了。

与此同时，子女成家另住新家，出现“空巢”现象。尤其是丧偶老人，孤身一人独守空房，过去的朋友、同事又先后辞世，连说话的人都没有，孤独感特别强烈。老人深感无助、烦恼、乏味，哀叹晚景的凄凉。即使子女回家看望，也只能高兴一时，唯恐他们离去，又没法留住他们。一想到此，便寡言少语，性格也变得令子女感到怪异。

一般失落感在老年前期比较明显，以后逐渐淡薄。而孤独感、被遗弃感则越来越强烈。

（二）老年期心理卫生

老年期心理卫生要解决的主要矛盾是：退出社会与怀念人生的矛盾。根本目的是提高老年期的生活质量。

1. 重视社会支持系统的建立　老年人曾经是社会和家庭的功臣，应受到爱戴、敬重；老年人现在是社会与家庭中的弱势人群，应受到关怀照顾。2000年起我国已有1.3亿老年人，已进入老龄化社会。社会要重视老龄事业，办好养老院、敬老院、社区老龄服务中心。学校要教育学生尊老敬老，社会要提倡养老爱老。要通过多种渠道确保老年人的合法权益，真正使老年人“老有所养、老有所医、老有所乐”，对有些老人还可以让他们做到“老有所为”。

尤其应强调的是：子女应当努力尽孝。老人一生奋斗含苦茹辛，才有了子女、孙辈的成长与幸福。如今老了，怎能让他们忍受有子女、少关爱，有亲人、少亲情的孤寂与痛苦呢？尽管社会重视、关怀老人，却不可能代替亲情。所以，子女应忙中偷闲，带着孙辈常回家看看，即使听听老人的牢骚，让他们发点怨气都有利于老人的身心健康，何况三世同堂、四世同堂也是一种人生乐趣。

2. 更新观念，减缓心理衰老　老年期的观念对老年人的心理卫生影响极大，所以首先要予以澄清和更新。

(1) 身体的衰老不可避免，心理的衰老却可以避免 “老”的感受是一种自我体验和自我评价。许多政治家、科学家、企业家和普通劳动者往往忽略自己的年龄，不在乎自己老不老，所以七八十岁甚至八九十岁还活跃在自己的岗位上和劳动中。研究表明，其中一个重要的原因是：经常用脑、用手是防止和减缓衰老，尤其是心理衰老的最好方法。因此，选择一些介绍新知识、新发明和科普知识的书刊、电视栏目阅读，参加一些年轻时未参加过的文化娱乐活动能给大脑以“新奇”的良性刺激，使心态保持年轻。

(2) 退出社会不等于退出人生 追求工作的乐趣总是暂时的，而追求人生的乐趣是永恒的。退休后的老人完全可以从“享受人生”的角度出发重新设计自己的生活，享受到年轻时因工作、家务繁忙而没法享受的乐趣。如养鸟、养宠物、种花、练书法、下棋、跳舞、旅游等。

(3) 与“老”奋斗，其乐无穷 老年期虽然面临许多困难和苦恼，但细想一下：人生的哪个阶段没有困难和苦恼呢？儿时读书有读书的苦恼，长大恋爱结婚有婚恋的苦恼，工作时有工作的苦恼。人不就是在与苦恼的斗争中赢得快乐与自尊的吗？所以，学会与“老”斗争，肯定会获得许多的快乐。

(4) 发挥余热，一举两得 寻找一些力所能及的再职机会，或根据自己一生的经验教训选择性地撰写一些有启迪性的文章，既教育后人，发挥了余热，又使自己生活充实，精神有所寄托，还能勾起自己的美好回忆，促进心身健康。

3. 采用综合措施预防疾病 俗话说“英雄也怕疾病磨”。老年期毕竟生理功能逐渐衰退，应强化预防意识，采取综合措施。第一，要把握生活的节奏，做到起居有常、饮食有节、保持适度性生活；第二，科学安排健身、娱乐活动，切忌过度；第三，子女的事少操心。俗话说“儿孙自有儿孙福，莫为儿孙做马牛”，干预过多，反而引发矛盾与冲突；第四，定期体检，根据正当途径和医学专家提供的知识，补充营养和保健药物，控制疾病的发生、发展。

强化训练习题

一、选择题

1. 个体心理卫生工作应该从什么时候开始
   A. 婴儿期
   B. 乳儿期
   C. 胎儿期
   D. 童年期
2. 个体口头语言发育的关键时期是
   A. 乳儿期
   B. 婴儿期
   C. 幼儿期
   D. 童年期
3. 近些年的研究证明，妇女最佳受孕年龄是
   A. 不满 20 岁
   B. 20～24 岁
   C. 23～28 岁
   D. 30～35 岁
4. 儿童言语的发展，大约从几个月开始理解语言，并有模仿的意图
   A. 2～3 个月
   B. 4～5 个月

C. 6～7 个月
D. 8～9 个月
5. 以下哪种教养方式才是良好的
A. 过于严格
B. 过于溺爱
C. 过于放纵
D. 民主平等
6. 夫妻间心理卫生要求，夫妻双方要“心理位置互换”。其意思是指
A. 夫妻间要互相尊重
B. 夫妻间要互相信任
C. 夫妻间要互相支持
D. 夫妻间要多沟通
7. 哪种教养方式容易使孩子形成自卑、胆怯、被动等不良的个性心理
A. 过于严格
B. 过于溺爱
C. 过于放纵
D. 民主平等
8. 皮肤饥渴是哪一年龄段性心理的主要表现
A. 青春期
B. 青年期
C. 中年期
D. 幼年期
9. 下列哪项不属于少年期的心理特点
A. “成人感”和“独立性”
B. 同龄人集群现象
C. 冲动性
D. 智力的高峰期
10. 哪一项不符合青年时代自我意识的特点
A. 孤独感与强烈交往需要的矛盾
B. 独立性与依赖性的矛盾
C. 幻想与现实的矛盾
D. 希望健康与忽视健康的矛盾
11. 哪一项是青年期常见的性冲动心理困扰
A. 易装癖
B. 性幻想
C. 同性恋
D. 易性癖
12. 不符合中年人社会责任与心理状态的特点是
A. 社会责任感成为精神支柱
B. 事业上执著追求与现实的差距
C. 被社会淘汰的危险增加
D. 工作实绩与认可的矛盾
13. 中年人与子女关系的处理中存在哪些问题
A. 望子成龙、望女成凤
B. 过分苛求
C. 过分溺爱
D. 以上都是
14. 中年人心理保健中应注意的方面不包括
A. 延缓衰老
B. 量力而行
C. 修身养性
D. 陶冶性情
15. 老年人生理功能衰老过程中不会出现哪一种心理行为反应
A. 体态的衰老
B. 各脏器功能衰退
C. 认知功能退化
D. 活动性增强
16. 老年人人格改变表现在
A. 性冲动增加
B. 经济的满足
C. 对身体缺乏关心
D. 猜疑心、嫉妒心加重
17. 下列哪一项不是老年人人格改变的表现
A. 健康及经济上的不安
B. 由生活上的不完全适应所造成的焦虑感
C. 对身体舒适的兴趣增大
D. 精神上的满足感
18. 老年人患病出现心理行为反应来源于
A. 诊治过程的反应
B. 个体反应
C. 周围人的反应

D. 以上都不正确

19. 哪一项不是老年人应注意的心理卫生问题

A. 提高心身健康水平

B. 量力而行

C. 家庭和睦

D. 生活丰富多彩

20. 关于妇女一生的阶段划分，错误的说法是

A. 婴幼儿期：出生后至月经来潮的时期

B. 青春期：月经来潮到生殖器官逐渐发育成熟的时期

C. 成年期：具有生殖能力的时期

D. 更年期：卵巢功能从开始衰退到生殖器官开始萎缩的过渡时期

二、是非题

1. 心理健康标准之一就是正确认识和恰当评价自我。
2. 心理卫生纵向研究是研究个体不同年龄阶段的心身发展特点并据此提出相应的心理卫生要求及措施。
3. 婴儿期是指满 2～4 岁的儿童，也称幼儿前期。
4. 青年期要解决的主要心理矛盾是学与玩的矛盾。
5. 只有民主、科学的教养方式，亲子平等，才能化解亲子间的矛盾和冲突。
6. 中年期主要心理矛盾是社会中坚的角色与自身能力的矛盾。
7. 按我国的传统习惯，中年期一般是指 30～65 岁这一时期。
8. 科学而适度的性生理、性心理、性道德教育对少年是十分必要的。
9. 到青年期，情绪发展从泛化的愉快和不愉快经逐渐分化变成比较复杂的情绪。
10. 群体是指在同一规范与目标的指引下协同活动的一群人。

三、问答题

1. 我国学者提出的心理健康标准主要有哪些内容？
2. 简述少年期的心理特点。
3. 简述少年期的心理卫生问题。
4. 青年期有哪些心理特点？
5. 青年期心理卫生应注意哪几方面的问题？

（常德职业技术学院　柳小年）

第七章　心理健康教育

作为人类健康的重要组成部分，心理健康已经越来越受到人们的广泛关注和日益重视。由于心理健康教育的对象是亿万全体国民，教育的内容广泛涉及众多的范围和领域，因此它需要心理、教育、社会、医务等多方面的专家、学者和工作人员共同努力，才能达到提高国民心理健康水平的最终目的。限于篇幅，本章主要讨论心理健康的基本概念、心理健康教育的概述以及护理领域的和高职、高专学校的心理健康教育问题。

第一节　心理健康与心理健康教育

一、健康的完整概念

传统的健康概念就是没有病。而世界卫生组织（WHO）关于健康的完整概念则是“健康不仅仅是没有疾病和身体虚弱现象，而且是一种身体上、心理上和社会适应上的完好状态”。这个概念强调了心理和社会适应方面对于健康的重要性。

与此同时，现代健康的概念认为健康与疾病是不能截然分开的，两者只是同一序列的两个不同的极端。如图 7-1 所示，人群总体健康程度呈正态分布，中等健康者居多；某一个体健康状态随其所处自然与社会环境而不断变化；真正完满康宁状态只是一种理想，只有少数人或个别时候才能达到。

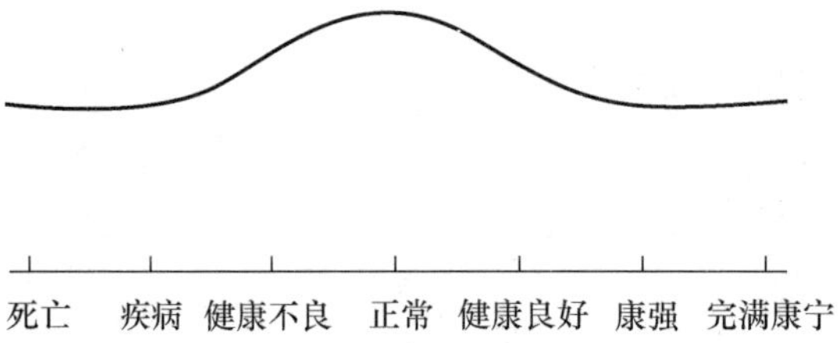

图 7-1　健康序列分布示意图

二、心理健康的概念

心理健康是指一个人能以积极有效的心理活动，平稳正常的心理状态，对当前和发展变化着的社会环境、自然环境、自我内环境作出良好的适应和调节的一种状态。

三、心理健康的标准

关于心理健康标准，美国心理学家马斯洛和米特尔曼提出了以下十条标准：

（1）智力水平处于一定范围之内。

（2）心理和行为特点与生理年龄相符。

（3）情绪稳定、积极，与情感一致。

（4）心理与行为协调一致。

（5）适应社会环境，人际关系和谐。

（6）行为反应适度，不过敏，不迟钝。

（7）自我意识与自我实际基本相符。

（8）适度的情绪发泄与控制。

（9）在不违背集体意志的前提下有限度地发挥个性。

（10）在不违背社会道德规范的情况下适当满足个人基本需要。

我国现代学者的心理健康标准也可概括为以下十个方面：

（1）智力正常　智力正常是一个人正常生活最基本的心理条件，因此也是心理健康最首要的指标。所谓智力正常是指智商在正态分布的曲线之内以及能对日常生活作出正常反应的智力超常者。

（2）有安全感　一个心理健康的人始终对自己的现实和未来充满信心，不会因为一时挫折和困难造成过度的焦虑。

（3）情绪稳定　能始终保持愉快、开朗、自信的心境，善于从生活中寻求乐趣，对人生及未来充满希望，并能快速调整负性情绪，从而保持情绪的稳定。

（4）意志健全　心理健康者在意志方面突出的表现是具有意志的自觉性、自制性、果断性和顽强性。也就是表现为对自己的行为活动能始终保持明确而清醒的目标，有决心、有信心、有恒心；为了实现目标，能想方设法克服艰难险阻和各种困难干扰；能不失时机地、果断地做出决定并执行决定。

（5）自我概念成熟　也就是古人所讲的“人贵有自知之明”。一个心理健康的成年人应能充分了解自己，能正确评价自己，既不盲目自负，也不过于自卑。能根据自己的实际能力和客观条件，制订适宜的人生目标，并能及时调整和修正这种目标。

（6）适应能力强　能积极主动地适应任何新的环境，体现为“随乡入俗”。不会因为环境的变化而吃不稳、睡不安，甚至影响生活规律和工作效率。

（7）恰当的现实感　能正视现实，妥善处理现实生活中所遇到的各种问题和困难，能最大限度地利用主观和客观条件，力求现实问题的最佳解决。

（8）人际关系和谐　主动、积极地与他人沟通，乐于助人，同时悦纳他人的帮助，在与人交往中能使对方感到轻松自如。

（9）行为协调、反应适度　心理健康者通常想的与做的协调统一，做事往往是有目的、有计划、有措施的。因此，行为上表现为善始善终，有条不紊。对来自于周围的各种社会与自然的刺激的反应适中，既不过敏，也不迟钝。

（10）心理特征与年龄相符　没有明显的少年老成或过度幼稚等与年龄不相符合的表现。

四、心理健康教育的概念

心理健康教育是指专业工作者（心理、社会、教育和医护工作者）以提高人们心理健康水平为目标而开展的有计划、有组织、有专题、有设计的普及性教育活动。心理健康教育涉及的范围广泛，包括学校心理健康教育、职业心理健康教育、护理领域内的患者心理健康教育和社区心理健康教育等。

开展心理健康教育的意义主要在于：①促进个体（特别是儿童）的全面发展。②有益于维护特殊人群的心身健康，降低心身疾病和精神疾病的发病率。③营造和谐融洽的人际氛围，减少社会因素对人类生活质量的不良影响。

五、心理健康教育的目标

总的目标是促进人的个性的全面发展，提高人的心理健康水平。具体而言，心理健康教育就是要促进人们认识心理健康与整体健康的关系，指导人们主动掌握有益于心理健康的防御机制与应对方式，帮助人们保持良好、稳定的情绪状态，最大限度地降低社会、心理应激对健康的损害，从而不断提高心理健康水平。通过心理健康教育要达到：促进儿童和青少年心理健康发展，以奠定良好的心理健康基础；维护特殊人群的心理健康，最大限度地降低心理、心身疾病的发病率；顺应现代医学模式转变，促进各类疾病患者的良好转归；营造良好的人际氛围，减少社会心理因素对人类生活质量的负面影响。

心理健康教育与心理卫生教育的区别：主要是教育对象和教育内容上的不同。心理卫生教育的特点是以心理疾病和精神疾病的防治为主要目标，以精神、心理异常患者为对象，用专业化的心理卫生知识组织教育内容和教育手段。而心理健康教育则是以大众的心理健康维护为主要目标，以心理、精神无明显异常的一般社会人群为对象，以普及性的心理健康知识来组织教育内容和教育手段。

心理健康教育与心理咨询、心理治疗的关系：心理健康教育与心理咨询和心理治疗都是为了帮助人们保持和恢复心理健康，因此三者之间有着内在的联系和必然的重叠。三者既是相对独立、相互区别、不可相互取代的独特体系，又有相辅相成、相互渗透、不可截然分割的密切联系。表 7-1 从内容、目标、工作模式等方面对三者进行了全面比较。

表 7-1 心理健康教育、心理咨询与心理治疗的关系

	心理健康教育	心理咨询	心理治疗
涉及学科	心理学、教育学、社会学、医学、护理学	心理学、社会学、医学等	心理学、医学等
工作对象	有轻度或潜在心理问题的正常人	有较大心理压力或心理问题的正常人	心理疾病患者、躯体疾病的严重心理反应
工作内容	提高个体心理素质，培养健全人格	帮助人们减轻心理压力，使其较好地适应社会	治疗精神疾病、神经症以及社会适应不良行为
工作目标	促进个性良好发展，提高健康素质	矫治人格偏差，减少心理疾病的发生	使精神心理异常者向精神心理正常者转化
工作方式	个别、小组、团体等多种形式相结合	个别、小组、团体等多种形式相结合	一对一的个别治疗或集体治疗
工作人员	教师、医生、护士、社会工作者	心理工作者、精神病学工作者等专业咨询人员	精神科医生或临床心理工作者
工作场所	工作对象所在的公共场所	专职心理咨询机构	医院等专职医疗场所
工作时机	发生问题前的预防	给求助者以有效支持	发病或发生问题后的诊治
人际模式	共同参与	指导-合作	主动-被动

六、心理健康教育的实施形式

1. 媒体教育与现场教育　通过广播、电视、报纸、杂志、宣传板报、网络等信息载体开展的心理健康教育称为媒体教育，其主要特点是面向广大的媒体接受大众，而且提供的信息量大，因此影响面非常广泛。但互动性和反馈性较差；通过举办讲座、对话、图片展览及个别宣教等途径开展的心理健康教育称为现场教育，其特点是有的放矢，针对性强，教育者与受教育者能实现相互沟通，及时反馈。但单位时间内提供的信息量和影响面不及媒体教育。

2. 个别教育与团体教育　施教者与受教育者以一对一的方式进行的心理健康教育称为个别教育，最大的特点是针对性强，沟通充分，反馈及时，但需要教育者投入大量时间和精力。团体教育是将十几、几十甚至上百个有类似需求或状态接近的受教育者组织到一起，由施教者就共性问题进行专题讲座或辅导。其特点是单位时间教育效率高，但针对性较差。介于个别与团体之间的一种教育形式是小组教育。

3. 不同对象的教育　以不同年龄和不同职业等划分为不同的受教育对象，针对不同对象的特点开展心理健康教育。如儿童心理健康教育、青少年心理健康教育、中老年心理健康教育和妇女心理健康教育等。

第二节　心理健康教育的主要内容和方法

一、心理健康教育的主要内容

1. 自我意识发展辅导　自我意识是个体对自己的认识和态度，对自己与周围人之间关系的认识和态度。自我意识的发展在个性形成中起着至关重要的作用。个体的情感、行为，甚至才华与自我认识和态度密切相关。心理健康教育应该将自我意识发展的辅导作为重要内容之一。通过辅导达到使个体正确认识自我、评价自我，防止过高或过低评价自我，从而建立符合客观实际的自我观念；同时帮助个体认可自我，悦纳自我，学会调节和控制自我。

2. 人际关系心理辅导　有专家研究指出，人类心理适应最主要的就是人与人之间的适应。人类心理障碍的发生主要也是来自人际关系的失调。因此心理健康教育要帮助个体分析影响人际关系的因素，发现人际关系不良的问题，通过辅导使之掌握人际交往技巧，从而初步建立起师生之间、同学之间及与周围人群之间良好的人际关系。

3. 情绪心理辅导　情绪是心理活动中影响心身健康最重要的部分。同时近年西方心理学家通过对情绪的研究提出了情商（EQ）的新概念，认为认识自己和他人情绪、控制自我情绪的能力高低是制约一个人成功与否的重要因素。情绪具有显著的冲动性、两极性和不稳定性，因此心理辅导应引导个体学会应用理智控制情绪，学会正确表达自己的情绪，学会判断他人的情绪，从而做情绪的主人。

4. 青春期性心理辅导　性生理由不成熟到成熟是青春期的一个特点，但由此造成的好奇、不安，甚至恐惧，也是青春期的心理特点之一。针对这种生理与心理不协调，心理健康教育应通过讲座及其他形式进行青春期性教育，让青年充分了解性知识，掌握性道德，正确对待性冲动，指导学生与异性的正常交往。

5. 学习与职业生涯心理辅导　目前学生中有相当一部分在过去的学习经历中有过不同程度的学习不成功的体验，由此产生的对学习的退缩、畏惧和自卑严重影响了继续学习的动机和兴趣。因此心理健康教育要注意想方设法激发学生的学习动机，提高学生学习的兴趣。同时要根据不同专业进行学习方法与策略辅导，对个别学生有条件地进行注意、记忆、思维能力训练。职业生涯心理辅导即学校毕业生心理健康教育的重点是教育学生树立正确的就业、择业观，克服高不成低不就的现象。同时要训练学生自我推介、自我包装、自我展示的能力，从而使毕业生能较快走上工作岗位，回报社会，服务社会。

二、心理健康教育的基本实施方法

1. 行为训练法　行为训练强调心理健康教育中由知到行的转化环节。教育者按照心理健康教育的目标和任务，有目的、有计划地训练学生的日常行为，使其在长期、反复、严格的训练中形成正确的行为模式，养成良好的道德规范和技能行为。

2. 心理咨询法　通过询问和商议促进师生之间的心理交流。咨询可创造心理相容的和谐气氛，为学生倾吐难言之隐提供条件，同时也有助于教师深入学生内心世界，了解学生的深层次心理问题。

3. 意志磨练法　组织学生参与社会实践，如利用寒暑假求职打工，或在单位时间内完成一定量的产品推销。培养学生克服困难的信心与勇气，使其在困难面前表现出不屈不挠的坚强意志。

4. 情境感染法　学生在班级生活中，通过师生或同学彼此间感情沟通，将自觉不自觉受到集体情绪情感的感染。教师要善于用自己健康愉悦的情感和言行感染学生，将学校的教学要求内化为学生的动机与需要，从而使学生产生强烈的积极的内心体验。包括正确应用表扬与批评，进行成功的个别谈话，举行生动的主题演讲等。

第三节　护理领域的心理健康教育

一、在护理领域开展心理健康教育的主要作用和意义

作为整体护理的重要组成部分，在护理领域中开展心理健康教育，是现代护理体制自我完善内涵的具体体现。

1. 心理健康教育是提高护理质量的增效剂　当今疾病谱研究资料表明，心理社会因素在众多疾病的发生、发展、转归中起着十分重要的作用，因此在当今疾病的预防、治疗和护理中，除应用心理治疗与心理咨询的原理和方法之外，心理健康教育也是提高护理质量的有效途径之一。通过实施心理健康教育，对患者心理活动进行积极干预，减轻不益于身心健康的负性心理反应，从而达到促进患者早日恢复健康的目的。

2. 心理健康教育是加强护患沟通的桥梁　护士实施心理健康教育的过程就是建立良好护患关系的过程。为保证心理健康教育的有效性，护士必须经过访谈、观察，收集患者的个性特征、疾病行为等相关资料，必要时还要请患者一起制订心理健康教育计划，收集患者对教育的反馈意见，共同评估教育效果等，无形中增加了护患接触和沟通。

3. 心理健康教育是调动患者内在潜力的良方　临床资料表明，积极乐观、具有生存信

心的患者比消极沮丧的患者具有更多的康复机会和生存时间。通过实施心理健康教育，让患者自己了解身心的相互影响，教会患者掌握不良心境的自我调整方法，将有助于充分调动患者的内在潜力。

二、心理健康教育与疾病健康教育的关系

心理健康教育和疾病健康教育都是为了维护人们的身心健康，促进患者早日康复。但教育的内容和教育的形式有着明显的不同。因此两者之间具有密切联系但又具有明显的区别（表 7-2）。

表 7-2　心理健康教育与疾病健康教育的比较

	心理健康教育	疾病健康教育
教育内容	向人们传授与心身自我保健有关的心理知识为主（包括如何保持良好的心境，帮助患者将情绪调整到适宜状态，最大限度地调动患者的内在潜力）	向人们传授疾病预防和控制的医学知识为主（包括教会人们养成良好的卫生习惯，教会人们掌握某些疾病的自我检测方法，指导慢性疾病患者对自身疾病的有效监控，如正确用药，血压、血糖的观察等，指导躯体残缺和器官损毁患者康复锻炼）
教育程序	在了解患者个性特征的基础上，同时面向各类患者开展横向教育。对乐观、外向、具有积极个性特征的患者，直截了当地切入主题，给予忠告与建议，对悲观、消极、具有内向个性特征的患者应在其情绪稳定的状态下委婉地给予提示	在了解患者的疾病知识基础上针对不同患者开展纵向教育。对于有一定疾病知识的“久病良医”患者传授系统的、全面的、专业的疾病知识，对缺乏疾病知识的患者，首先考虑传授实用的、通俗的和针对性强的疾病知识

三、护理领域内的心理健康教育分类

护理领域内的心理健康教育根据服务对象的不同可分为住院、门诊患者的心理健康教育和社区亚健康状态人群的社区心理健康教育两大范畴。

（一）患者心理健康教育

患者心理健康教育是护理领域心理健康教育中最重要的一个部分，特别是一些心身疾病和疑难重症患者，是实施心理健康教育的重点和有效群体。

1. 患者心理健康教育的基本形式　按受教育人数多少分为群体教育和个别教育两大类。

（1）群体教育　又可分为专题讲座、专题娱乐活动、集体座谈三种形式：①开设心理健康教育专题讲座，由具有一定心理知识的护士在同类型患者中进行专题讲座；②举办心理健康教育专题娱乐活动；③集体座谈，通常将十几个患者组织起来，由有经验的护士主导，围绕促进患者心身健康的共同问题进行座谈，事先要安排个别患者“现身说法”。

（2）个别教育　护士与患者以“一对一”方式进行教育，其特点是人员少，面对面，可随时进行，与群体教育比较更直接、更具针对性、更容易了解教育效果。个别教育又分为个别交谈和专业咨询两种方式。①个别交谈：当护士经过观察发现需要对某个患者采用心理健康教育进行干预时，以有目的的个别交谈与积极暗示相结合，将取得良好的教育效果。②专业咨询：护士根据自己所掌握的专业知识，在力所能及的范围内为患者提供一定的专业咨询，也就是护士针对患者的提问，就有关专业知识进行解答。这需要护士平时注意不断积累知识和经验。

2. 癌症患者心理健康教育　对于已经了解自己病情的癌症患者开展心理健康教育，主要是针对其共性心理问题进行。恐慌和绝望始终是癌症知情患者的主观体验。因此要针对恐慌和绝望展开心理健康教育。咨询要围绕以下三个方面进行：①充分调动患者与癌魔斗争的内在积极性。以往单纯强调对癌症患者病情保密，目前看来是一个认识上的误区。隐瞒病情造成患者的盲目乐观和对疾病的轻视，既不利于诊断治疗的配合，也不利于患者形成应有的心理应激反应，更不利于激发和调动患者体内潜在的抗癌能力。因此适时、婉转地让患者了解病情真相是很有必要的。当然，告知过程中要淡化病情的严重性，尽可能多给一些鼓励和信心，以坚定患者战胜癌症的信念。②展现心理疗法对癌症转归的积极作用。有研究资料表明，在自然消退的癌症患者中，绝大多数是平时性格开朗、生活态度乐观、喜欢文化活动和体育锻炼的人。积极参与癌症俱乐部活动的患者由于自觉地使用了乐观、充实的"心理良药良方"，其生存质量和生存时间明显优于悲观消极的患者。因此鼓励患者参加气功、瑜伽训练也有一定的好处。③协助患者保持适度的心理反应。随着医学科学的进步，人类已经掌握的治疗癌症的办法越来越多，越来越有效了，因此要告知患者，"谈癌色变"的时代已经过去，尽可能降低癌症患者的惧怕死亡的心理反应，提高他们对生命价值的再认识，动员他们参加抗癌俱乐部，以提高五年生存率和生存质量。

3. 伤残患者的心理健康教育　此处所指伤残患者是由于外伤、手术、疾病等导致器官或组织解剖生理异常，或心理功能的异常，部分或全部丧失某一功能，在社会生活中难以充分发挥正常作用的人。有研究资料表明，情绪与精神状态对伤残患者的康复具有至关重要的作用。情绪与精神状态决定着50%的成年伤残患者和75%的儿童伤残患者康复的成败。对伤残患者进行情绪和精神干预，提高康复成功率是心理健康的主要目标。①指导伤残患者发展健全的人格。当机体某一器官在结构或功能受到破坏而造成社会功能下降或形象受损之后，不能实现自尊，往往会带来一系列的人格变化，出现绝望、自暴自弃、孤独自卑、人际关系紧张等。这不仅影响康复，而且对日后生活质量都会造成严重的负面影响。因此，指导伤残患者发展健全人格是十分重要的。要通过心理健康教育使其了解人格健全的重大意义，要宣传身残志坚、身残志不残的典型。要及时给伤残患者指出消极心理对自己、对家人、对社会的不利后果。②支持伤残者建立和谐的人际关系。家庭、亲友能否给予伤残患者温暖和关怀，直接影响着患者康复的信念和信心。因此护理人员要动员患者周围一切可以动员的积极因素，主动深入患者内心世界，给予患者充足的关爱。③激励伤残患者增强自强不息的信心。自尊、自爱、自强、自立是伤残患者身心康复中最重要、最根本的动力，因此，护士的心理健康教育要围绕调动患者"四自"来展开。在伤残患者依靠自己的毅力取得康复进程中任一进步时，要及时地、充分地给予肯定和鼓励，并为伤残患者的康复积极创造条件，提供机会，设计力所能及的锻炼方案，促进其早日康复。

4. 心身疾病患者的心理健康教育　心身疾病的发生、发展和转归与个体心理健康水平有着非常密切的关系。护理过程心理健康教育既可控制心身疾病患者的病情进展，也可预防亚健康状态的人群向心身疾病患者转化。心身疾病患者的心理健康教育主要应从人格、情绪和行为着手，如让冠心病患者认识自己所患疾病与A型性格的密切关系，尽可能地改变行为模式，将有利于病情控制和康复。

（二）社区心理健康教育

有调查资料表明，人群中50%～60%的个体处于情绪低落、心情烦躁、忧郁焦虑、夜半失眠、倍感疲劳的亚健康状态之中。这种亚健康状态是一种非病非健康，又有可能趋向于病态的介于健康与疾病之间的状态。特别是在沿海发达城市居民、40岁左右的中年人、知识分子和脑力劳动者中亚健康人群比例更高。从事社区护理工作的护士有责任和义务帮助和指导这些服务对象学会调整心理状态，以预防和控制亚健康状态队伍的扩大，预防亚健康状态者向疾病状态的转化。社区心理健康教育就是要对亚健康人群的潜在心理危机进行有效的干预，帮助其建立有效的心理防御机制。

强化训练习题

一、单项选择题

1. 健康的完整概念是
   A. 身体健壮，没有疾病
   B. 适应社会，人际关系融洽
   C. 心理成熟，情绪稳定
   D. 以上都是
2. 下列哪项不符合现代健康概念
   A. 健康与疾病状态是截然分开的
   B. 人群总体健康程度呈正态分布
   C. 真正完满康宁状态只有少数人或个别时候才能达到
   D. 个体健康状态随其所处自然与社会环境而不断变化
3. 下列哪项与心理健康不相符合
   A. 积极有效的心理活动
   B. 平稳正常的心理状态
   C. 对微小刺激反应非常强烈
   D. 对环境调节适应自如
4. 国际上公认的心理健康十条标准是由哪两位制订的
   A. 马斯洛和米特尔曼
   B. 马斯洛和罗杰斯
   C. 米特尔曼和华生
   D. 詹姆斯和弗洛伊德
5. 下列哪项与心理健康标准不相符合
   A. 心理和行为特点与生理年龄相符
   B. 情绪易激动或消沉，与情感矛盾
   C. 心理与行为协调一致
   D. 适应社会环境，人际关系和谐
6. 心理健康的行为反应表现为
   A. 行为反应适度
   B. 行为不过敏
   C. 行为反应不迟钝
   D. 行为过激
7. 心理健康教育的意义主要在于
   A. 促进个体的全面发展
   B. 维护特殊人群的心身健康
   C. 营造和谐融洽的人际氛围
   D. 以上都是
8. 心理健康教育总的目标
   A. 降低感染性疾病发病率
   B. 促进人的全面发展，提高人的心理健康水平
   C. 降低先天性疾病的发病率
   D. 提高危重患者生存率
9. 下列哪项不是心理健康教育的主要实施形式
   A. 媒体教育与现场教育
   B. 不同对象的教育
   C. 家庭教育
   D. 个别教育与团体教育
10. 护理领域中的心理健康教育是
    A. 提高护理质量的增效剂
    B. 加强护患沟通的桥梁
    C. 调动患者内在潜力的良方
    D. 以上都是
11. 患者心理健康教育的哪种方式最具体、

最直接、最有效
A. 开设心理健康教育专题讲座
B. 举办心理健康教育专题娱乐活动
C. 安排个别患者“现身说法”
D. 护士与患者以“一对一”方式进行教育

12. 癌症患者心理健康教育哪项不适合
A. 适时、婉转地让患者了解病情真相
B. 鼓励患者参加气功、瑜伽训练
C. 尽量不让患者了解病情真相
D. 协助患者保持适度的心理反应

13. 伤残患者的心理健康教育主要包括
A. 支持伤残患者建立和谐的人际关系
B. 指导伤残患者发展健全的人格
C. 激励伤残患者增强自强不息的信心
D. 以上都是

14. 心身疾病患者的心理健康教育主要要从哪一项着手
A. 感觉、知觉和思维
B. 人格、情绪和行为
C. 记忆、意志和注意
D. 需要、动机和兴趣

二、是非题

1. 现代健康的概念就是没有疾病。
2. 健康与非健康是可以截然分开的。
3. 所谓心理健康教育就是平常所讲的心理咨询。
4. 癌症患者心理健康教育的关键是不让患者了解病情真相。
5. 心身疾病患者心理健康教育主要要从情绪、行为和人格方面着手。
6. 对一个儿童而言，心理健康远远没有生理健康重要。
7. 护士对患者进行一对一的心理健康教育是针对性强、效果最好的一种方式。

三、问答题

1. 简述马斯洛的心理健康标准。
2. 简述癌症患者心理健康教育。
3. 心理健康教育的内容和方法有哪些？

（湖南中医药高等专科学校　郭争鸣）

第八章　心理应激与心身疾病

在社会心理因素与健康、疾病的联系中，心理应激是一个十分重要的中间环节。它是机体在适应内外环境变化过程中产生的。人的一生中可遇到各种不同的心理应激。适度的心理应激不但对个体的成长、发展，而且对人的健康和功能活动都有积极的促进作用；但心理应激超过个体的适应承受能力，则可使机体的生理、心理产生损伤性的变化而使机体抗病能力下降，使已有的疾病加速或复发，还可使人罹患心身疾病。

随着医学的发展，人们在临床工作中发现：不少躯体疾病的发生、发展与心理社会因素密切相关，而采用心理和社会支持的办法有助于这些疾病的预防、缓解和康复。人们把这类躯体疾病称为心身疾病。

第一节　心理应激

一、心理应激的概念

"应激"一词最初源于物理学，意思是"张力或压力"。1936年，加拿大著名生理学家塞里将这个词引入到生物学和医学领域，第一个将外界刺激（应激原）和疾病与健康联系起来。塞里通过对患者的观察和大量动物实验提出了应激学说。他认为"应激是机体对紧张刺激的一种非特异性的适应性反应"，其作用在于调动机体的潜能去应付紧张刺激，塞里把这一系列反应称为"全身适应综合征"，由三个连续的生理阶段组成：

（1）警觉阶段　当机体受到伤害性刺激之后，会产生一系列生理生化的变化，以唤起体内的整体防御能力，故亦称为动员阶段。主要表现有肾上腺素分泌增加，心率和呼吸加快，血压增高、出汗、手足发凉等。此时，全身血液优先供应到心、脑、肺和骨骼肌系统，以确保机体处于"战"或"逃"的准备阶段。

（2）阻抗阶段　生理和生化改变继续存在，合成代谢增强，如垂体促肾上腺皮质激素和肾上腺皮质激素分泌增加，以增强对应激原的抵抗。在大多数情况下，应激只引起这两个阶段的变化，即可达到适应，机体功能恢复正常。

（3）衰竭阶段　如果应激原持续存在，阻抗阶段延长，机体会丧失所获得的抵抗能力，最终进入衰竭阶段，表现为淋巴组织、脾、肌肉和其他器官发生变化，导致躯体的损伤而产生所谓的"适应性疾病"，甚至死亡。

但塞里的研究仅限于动物实验，对动物的观察也仅限于生理方面的变化，其观察指标局限在对器官水平的观察。因此，塞里的应激概念被称作生理应激。继塞里之后，以马森和拉扎洛斯为代表的学者对应激的研究不再局限于应激的生理方面，而是更多地关注应激对机体心理功能和健康、疾病的影响，对引起机体应激的刺激也不局限于生物方面，而是扩展到心理、社会方面。目前，在医学心理学领域内，应激的含义有了很大的发展，已不再局限于塞里最初的定义，而可归纳为以下三个方面：

1. 应激原是一种刺激物 这种刺激物来源十分广泛，可以是躯体的、心理的、社会的和文化的，而且应激原不一定都是不愉快的，如庆典、结婚等重大活动。这些刺激物构成心理应激原。

2. 应激是机体对刺激的反应 应激是一种机体对环境需求的反应，是机体固有的、具有保护性和适应性功能的整体防卫反应。

3. 应激是一种察觉到的威胁或挑战 应激发生于个体处在无法应对或调节的需求之时。它的发生并不伴随特定的刺激或特定的反应，而是发生于个体察觉或估计到这种刺激物具有某种威胁或挑战之时。这种估计来自对环境需求的情境以及个体处理这些需求的能力的评价。美国心理学家拉扎洛斯对应激研究的贡献在于突出了认知评价这一心理中介因素的重要性。由于个体对情境的察觉和估计存在差异，因此个体对应激原作出的反应也就存在差异。

近十几年来，在拉扎洛斯的理论基础上，逐渐趋向于将心理应激看作是以认知评价因素为核心的过程，并从应激原、应激中介因素和应激反应三个方面及其相互关系来进行认识（图 8-1）。

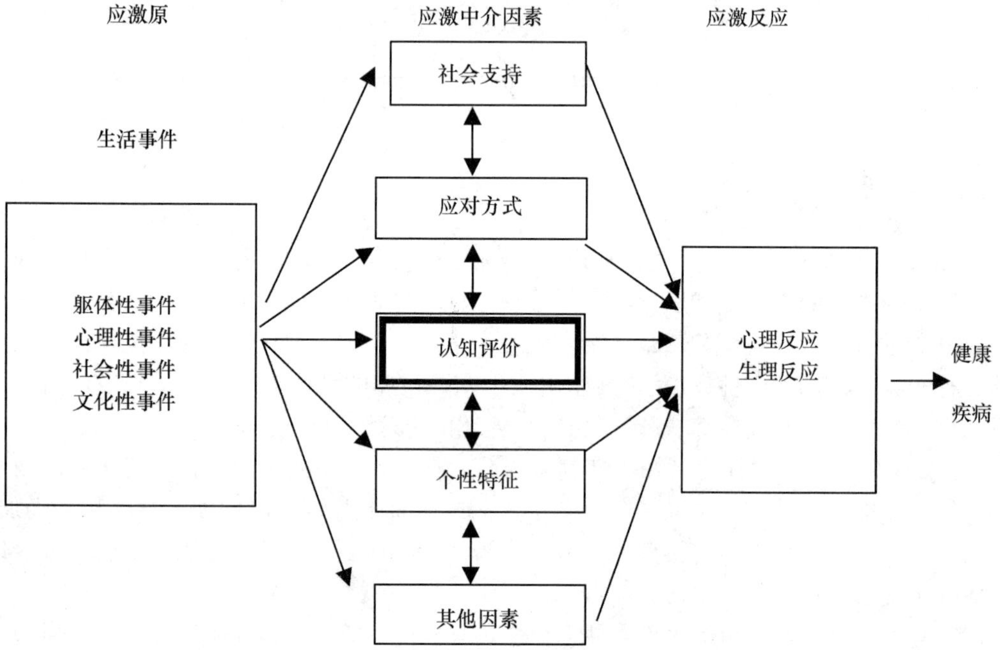

图 8-1 认知心理应激作用过程示意图

综上所述，心理应激是个体察觉到内、外环境的需求和机体满足需求的能力不平衡时倾向于通过心理和生理反应所表现出的调节应对的过程，反应可以是适应或适应不良。心理应激有时也称为心理社会应激、紧张状态、心理压力，或简称应激。

二、心理应激与健康

世界是物质的，物质处于不断的运动之中。无论是自然环境，社会环境，还是人类本身，都处于不断的发展、变化当中。这些发展、变化达到一定的强度或持续到一定的程度，便可能成为应激原而引起人的心理应激。所以说心理应激是人类生活中不可回避的问题。

通常，人们比较关注心理应激对健康的消极影响，然而当我们历史地回顾人类的过去，便会发现：艰难困苦的生活、恶劣的自然环境、激烈的竞争不但造就了大批出类拔萃的人才，也使人们在残酷的生存竞争中不再去怨天尤人，而是冷静、积极地去学习、去工作、去创造，从而在赢得生存的同时，赢得了自尊。

可见，心理应激对人的健康既有积极的影响也有消极的影响。

（一）心理应激对健康的积极影响

艰苦的体育锻炼能铸就出强健的体魄，痛苦的心理应激也能打造出优秀的心理素质和生理功能。

1. 心理应激是个体成长和发展的必要条件　个体的成长发育取决于先天遗传和后天环境两个主要方面。心理应激可以被看作是一种环境因素。研究表明，个体的早期特别是青少年时期，适度的心理应激经历可以提高个体在后来生活中的应对与适应能力。如青少年艰苦的家庭条件与生存环境，锤炼出他们坚强的意志与毅力，使他们在以后的各种艰难困苦面前应对自如，社会适应能力大大增强。有位哲人说过，痛苦和逆境是最好的老师。心理治疗的临床经验也从反面证实了这种情况：缺乏心理应激的青少年（如被父母过度保护），适应环境的能力较差，在离开家庭走向社会的过程中，往往容易发生环境适应障碍和人际关系问题。

2. 心理应激是维持正常功能活动的必要条件　人的生理、心理和社会功能都需要刺激的存在。一只刚出生的猫被蒙上眼睛 2 个月之后，由于失去了光线的刺激，它便会终生失明。经常参加紧张的球赛，运动员的骨骼肌、心、肺、神经反射功能，大脑分析、判断、决策功能均得到增强；同样，紧张的学习、工作可使人变得聪明、机灵、熟练，大大增强了个体的生存、适应能力。

（二）心理应激对健康的消极影响

心理应激超过人的适应能力就会损害人的健康，因此，心理应激与疾病的发生发展都有密切的关系。20 世纪 70 年代就有人提出："现代人类疾病一半以上与应激有关"。目前人类的疾病谱及死亡顺位的变化也证实了这一结论。

1. 直接引起生理和心理反应，使人出现身体不适与精神痛苦　强烈的心理应激作用下，可能发生下述情况：①急性心理应激状态：临床常见的有急性焦虑反应、血管迷走反应和过度换气综合征等。②慢性心理应激状态：强度虽小，但长期的心理应激常使个体出现头晕、疲惫、乏力、心悸、胸闷伴心率加快、血压升高等症状和体征，还可能出现各种神经症表现、情感性精神障碍和精神分裂样表现等，易被医生忽略而导致久治不愈。

2. 加重已有的精神和躯体疾病，或使旧病复发　心理应激造成的心理、生理反应，很容易加重原有疾病或导致旧病复发。Paykel 的研究发现，门诊神经症患者的心理应激程度与疾病的严重程度呈线性关系。躯体疾病的例子则更为常见。如高血压患者在工作压力增大时病情加重；冠心病患者在争执或激烈辩论时应激发生心肌梗死；病情已得到控制的哮喘患儿，在母亲离开后哮喘继续发作等。

3. 导致机体抗病能力下降　严重的心理应激引起个体过度的心理和生理反应，造成内环境的紊乱，各器官、系统的协调失常，稳态破坏，从而使机体的抗病能力下降，机体处于对疾病的易感状态。体内那些比较脆弱的器官和系统更易首先受累而发病。临床上的应激性胃溃疡就是典型的例子，生活中，那些因亲人突然亡故而痛不欲生者，常常一病不起。

心理应激对健康的影响究竟是积极的还是消极的，受许多因素的影响，这一点将在后面论及。一般而言，认知正确，应对得当，或经科学的教育和心理疏导，多可使心理应激发挥对健康的积极作用。

三、应激原

应激原是指能够引起个体应激反应的各种内外刺激因素，又常被称为生活事件。按应激原的内容可分为四类：

（一）躯体性应激原

指直接作用于躯体的刺激因素，如高温、低温、噪声、电击、毒物等理化因素和病原微生物与疾病等生物因素。过去认为这些刺激物只能引起生理反应，现在认为这些刺激物在引起生理反应的同时，也常常改变人的情绪，导致心理反应。

（二）心理性应激原

指来自人们头脑中的紧张性信息。这是最多见的应激来源。一类是个体不切实际的过高期望或不祥预感，如对友谊、爱情、生活、工作的过度苛求，对他人的过分嫉妒或崇拜依恋等。另一类是个体生存小社会中的压力、挫折、烦恼、冲突和人际关系矛盾、意外事件等。如财产与安全的被威胁与被侵犯、失恋、失业、委屈、孤独等。随着人们对现代生产、生活高速度、高效率、高质量、高增长的追求，对资源、物资利益、人才的渴求，人类面临着生产、学习、生活的多重竞争；而激增的人口，高度膨胀的知识和信息，日益加快的生活节奏，则使人们就学就业的压力空前增大；再加上社会化程度的越来越高，社会交往的日益频繁，交通的拥挤，人际关系的日趋复杂，使个体生存的小社会扩大化、复杂化，都可能给人带来更多的心理应激。

（三）社会性应激原

指来自社会、自然环境的刺激因素，可以分为：①社会大环境的变迁与动荡，如战争、民族纷争，政权更迭、政局动荡，社会失控、暴力泛滥等，常席卷着每个社会成员。②自然环境的重大变化，一类是自然变故事件，如洪水、风暴、地震、泥石流、野兽袭击等带来的紧张与恐惧；另一类是人为变故事件，如噪声污染、空气污染、水污染给人们带来的精神刺激。Cohen 等（1986）发现，在大型机场（每隔 2.5 分钟就有一架飞机起落）旁的一所小学校的学生，与另一所环境安静学校的学生相比，前者患高血压者多，标准考试的成绩差。

（四）文化性应激原

指观念、信仰、生活方式、语言、习俗等方面的变动给人带来的刺激。文化因素是多层次、多侧面的。当个体从一个环境迁移到另一个环境，从一个时期进入到另一个时期，从一种状态转入到另一种状态时，他将面临大量文化性应激原的挑战。例如，从边远农村迁入闹市，或从城市迁入乡村遇到的生活方式等方面的变迁；从一国迁入他国的语言障碍、生活方式的变化；从一个创新宽松的工作单位到一个守旧刻板的工作单位；从一种社会制度进入另一种社会制度；从富有到破落或从贫困到暴富；从科学先进的人际圈进入愚昧落后的人际圈或相反；理想的滑落；地位与名誉的巨大变动；不同价值观与宗教信仰的冲突等。

为检测生活事件对个体的心理刺激强度，1967 年美国学者霍尔姆斯（Holmes）和雷赫（Rahe）通过对 5000 多人进行社会调查和实验所获得的资料编制了《社会再适应评定量表》（SRRS），将 43 项不同类型的生活事件予以量化，标以不同的“生活变化单位”（life change units，LCU）。利用此表曾查得 LCU 的升高与多种疾病明显相关，并可预测来年健康或患病的可能性。

霍尔姆斯早期研究发现，LCU 一年累计超过 300，第二年患病的可能性达 86%；在 150～

300之间，次年患病的可能性达50%；在150以下者，次年基本健康。

我国学者根据中国国情也编制了一些量表，如张明园等1987年编制的《生活事件量表》(life event scales，LES)，通过对1364名正常人的测试取得了不同年龄组的常模，已在国内临床和研究中应用（表8-1）。

但评定生活事件所致的应激强度还应考虑许多其他因素的影响，如个体在认知评价、应对方式、人格特征、身体素质甚至人际关系方面的差异，特别是认知因素的影响。因此，无论对何种量表都不能将其绝对化，要与具体生活事件结合起来分析研究。

表8-1 正常人生活事件评定（LES）常模项目

序号	生活事件	合计	青年	中年	更年	老年	序号	生活事件	合计	青年	中年	更年	老年
1	丧偶	110	113	112	110	104	34	性生活障碍	37	42	36	32	19
2	子女死亡	102	102	106	97	84	35	家属受行政处分	36	31	40	42	36
3	父母死亡	96	110	95	81	60	36	名誉受损	36	37	37	35	33
4	离婚	65	65	68	61	60	37	中额借贷	36	32	38	40	33
5	父母离婚	62	73	58	53	54	38	财产损失	36	29	40	43	34
6	夫妻感情破裂	60	64	60	53	56	39	退学	35	44	30	33	33
7	子女出生	58	62	60	49	48	40	好友去世	34	40	33	28	26
8	被开除	57	61	52	54	74	41	法律纠纷	34	32	35	34	37
9	受刑事处分	57	49	59	62	80	42	收入显著增减	34	28	38	42	23
10	家属亡故	53	60	52	44	32	43	遗失重要物品	33	31	34	39	31
11	家属重病	52	56	53	48	37	44	留级	33	38	29	30	26
12	政治性冲击	51	48	52	51	71	45	夫妻严重争执	32	30	34	29	28
13	子女行为不端	50	51	52	47	46	46	搬家	32	22	36	39	25
14	结婚	50	50	50	50	50	47	领养寄子	31	32	32	29	16
15	家属受刑事处分	50	42	53	54	53	48	好友决裂	30	36	28	25	23
16	失恋	48	55	45	44	42	49	工作显著增加	30	25	31	35	38
17	婚外两性关系	48	48	52	41	39	50	小量借贷	30	23	30	32	20
18	大量借贷	48	43	50	49	53	51	退休	26	18	28	35	29
19	突出成就荣誉	47	43	49	47	47	52	工种更动	26	25	27	26	25
20	恢复政治名誉	45	41	46	51	47	53	学习困难	25	26	25	23	17
21	重病外伤	43	42	43	46	46	54	流产	25	25	26	25	23
22	严重差错事故	42	42	41	47	40	55	家庭成员纠纷	25	23	25	29	19
23	开始恋爱	41	45	36	38	57	56	和上级发生冲突	24	21	27	23	30
24	受行政纪律处分	40	36	43	42	43	57	入学或就业	24	26	25	23	14
25	复婚	40	42	40	36	35	58	参军复员	23	20	23	32	25
26	子女学习困难	40	34	44	44	29	59	受惊	20	20	21	25	14
27	子女就业	40	29	44	52	39	60	业余培训	20	20	21	22	16
28	怀孕	39	44	38	33	27	61	家庭成员外迁	19	17	20	20	19
29	升学就学受挫	39	41	39	41	26	62	邻居纠纷	18	16	20	21	17
30	晋升	39	28	44	47	40	63	同事纠纷	18	16	20	19	16
31	入党入团	39	29	41	53	59	64	睡眠重大改变	17	12	19	21	25
32	子女结婚	38	34	41	39	33	65	暂去外地	16	12	18	18	22
33	被免去职务	37	36	38	36	34							

四、心理应激的中介因素

信息论、系统论科学地指出，在信息的输入与输出之间有一个加工、连接过程，这个过程被称为中介机制。心理应激的中介机制是指机体将应激原（输入信息）转化为应激反应（输出信息）的加工、处理过程（图 8-2）。心理应激的中介机制只有通过认知评价、应对方式、社会支持等中介因素对应激原作出加工、处理，方能确定应激反应的有无和强烈程度，进而产生对健康和疾病的影响。其中，除社会支持来自个体的社会关系外，其余的中介因素均取决于个体自身的素质。

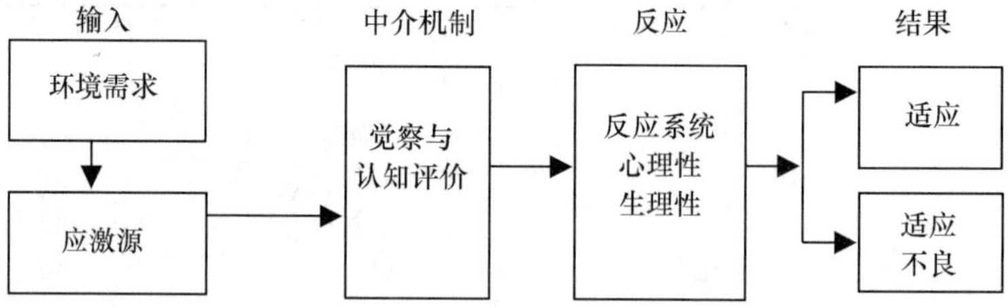

图 8-2 心理应激过程的模式

（一）认知评价

认知评价是大脑的功能。个体对应激原的认知评价直接影响个体的应对活动和心身反应，因而是应激原是否会导致个体应激反应、并决定应激反应强度的关键因素之一。同样是一次失败，不同的个体会产生不同的认知评价，采用不同的应对方式，从而可以决定这一生活事件是否引起应激反应及反应的强烈程度。正如塞里所指出的："问题不在于发生了什么，而在于你如何对待它"。

认知评价包括两个方面：一是对生活事件的性质、程度及其与自己的利害关系作出评价和判断；二是对自己处理该生活事件的能力、对策作出评价和判断。认知评价与个体本身的价值观、道德观、性格特征、身体状况、年龄、性别、知识经验、能力才干甚至社会关系、经济实力等诸多因素有关。

生活事件的性质可分为正性生活事件和负性生活事件。前者指个人认为对自己心身健康具有积极作用的事件，后者指个人认为对自己产生消极作用的不愉快事件。一般负性事件对个体身心的消极影响较大，尤其是意外突发的负性事件常给人造成"晴天霹雳"的震撼感，从而出现中医所述的"心动，则五脏六腑皆摇"的强烈应激反应。因此，正确评价就显得十分重要。有理论认为，善于利用正性词汇描述自己可决定应激事件的性质，可减轻应激带来的压力。下面这段文字就反映了这种观点：

凡事感激，感激伤害你的人，因为他磨练了你的心志；感激欺骗你的人，因为他增进了你的智慧；感激中伤你的人，因为他砥砺了你的人格；感激鞭打你的人，因为他激发了你的斗志；感激遗弃你的人，因为他教导你该独立；感激绊倒你的人，因为他强化了你的双腿；感激斥责你的人，因为他提醒了你的缺点。凡事感激，学会感激，感激一切使你成长的人！

（二）应对方式

应对是指个体对生活事件以及因生活事件而出现的自身不平衡状态所采取的认知和行为措施。我国著名心理学家姜乾金认为，应对的内涵非常丰富，应当是多维的。应对是人们为缓解应激对个体的影响、摆脱心身紧张状态，有意识地综合评价、判断生活事件的严重程度，分析自己的能力与现实条件，权衡利弊及可能产生的后果，选择、确定自认为恰当的应对手段时产生的心理活动与行为策略。

应对方式是影响应激结果的重要中间变量。Folkman 和拉扎洛斯将应对方式分为 8 种：对抗、淡化、自控、求助、自责、逃避、计划和自评。它们分别被划归为针对问题的应对和针对情绪的应对两大类。

同认知评价一样，个体应对方式与其认知水平、性格特征、经验、经历、性别、年龄及对社会支持的信念等诸多因素有关。

应对方式对生活事件给个体带来的影响具有举足轻重的作用。恰当的应对有利于解决生活事件，减轻事件对个体的影响。测量一个人的应对方式与水平，有助于了解其抗应激的能力。

（三）社会支持

是指个体的家庭、亲友、同事、党团、工会组织所给予的精神与物质上的帮助和支援。它是应激过程中个体的“可利用的外部资源”。它本身对健康并无直接作用，而是通过提高个体对生活事件的应对能力和顺应性达到缓冲应激反应的作用，或通过维持个体良好情绪、体验，增强抗应激信心而有益于健康。

动物实验表明：在实验室导致的应激情景下，若有同窝动物或动物母亲的存在，或有实验人员安抚，可以减少实验动物疾病的形成。在人类，与世隔绝的老人比与社会有密切联系的老人其相对死亡率高。孕妇分娩时有丈夫在场则产程明显顺利，孕妇并发症相对低少，恢复较快。可见，社会支持对健康的积极作用是肯定的。

心理应激的中介因素还有个性特征、遗传因素、年龄、性别、健康状况等。显然，心理中介因素是影响应激反应强度的因素，详见后叙。

五、应激反应

当个体觉察到应激原威胁后，就会引起生理与心理、行为的变化，这种变化称为应激反应。

（一）应激的心理反应

1. 应激的心理反应类型　应激引起的心理反应可分两类：积极的心理反应和消极的心理反应。积极的心理反应是指适度的皮质唤醒和情绪唤醒；注意力的集中；积极的思维和动机的调整等。这些心理反应可以帮助人维持应激期间的心理平衡，准确地评定应激原的性质，作出符合理智的判断，恰当选择应对策略，有效地适应环境。消极的心理反应是指过度唤醒，包括过度焦虑、紧张、情绪过分波动、愤怒或忧郁等，行为上表现为攻击、逃避和退缩。这些反应又会造成人的认识紊乱和自我评价的降低，干扰人对现实的考察和对问题的有效解决，使人不能准确地评定应激原，不能作出正确的决策，不能采取适当的行动，对应激原造成的心身变化不能有效地处理。

2. 心理应激反应的阶段性　当人们突然遭受急性应激事件，如遇到意外打击或听到噩耗时，就会产生急性心理应激反应。急性应激反应通常要经历三个阶段。

（1）冲击阶段　发生在暴露于应激原后不久或当时。轻者，主要的心理反应为焦虑不安；如果应激反应严重或太突然，则会出现惊呆、麻木、手足无措、晕厥等一系列表现。

（2）镇定阶段　此时当事人采取各种心理防御机制，控制焦虑，调节情绪，努力恢复心理平衡和认识功能，或争取家庭、亲友、同事的支持，使自己从应激冲动中安定下来。

（3）解决阶段　当事人将注意力转向应激原，并设法处理、解决它。解决的方式可能会通过改变自己的行为和策略提高应对能力，或改变应激环境的条件而缓和应激影响，或避开应激原采取逃避行动，或直接面对应激原努力消除其影响。

慢性应激心理反应的阶段性和强度一般没有急性应激反应那么明显和强烈，但两者有共同性。上述三个阶段的反应既有不同，又可以有重叠。

3. 应激的心理反应表现

（1）认识反应　轻度的应激状态有助于增强感知，活跃思维，提高认识能力，但中度以上的应激则对认识产生不良影响。如感知过敏或歪曲，思维和言语的迟钝或混乱，注意的强化与分散，自知力下降，自我评价能力降低等。认识活动障碍的原因有两种：一种是强烈的焦虑情绪和冲动行为破坏了人心理上的内稳态；另一种与不能恰当使用自我防御有关，妨碍或歪曲了对应激原的认识。

（2）情绪反应　主要表现为焦虑、恐惧、愤怒、抑郁等情绪反应。①焦虑：是预料要发生某种不良后果时的一种紧张不安，是心理应激条件下最普遍的一种心理反应。适度的焦虑可以唤起人们对应激的警觉状态，有利于人的认识能力充分施展。过强过久的焦虑会妨碍人的智能的发挥，不利于对应激原的应付。如在比赛场上过度焦虑的运动员往往发挥不出其训练水平；学生在考场上有"一紧张什么都想不起来"的情况；演讲时焦虑紧张使其原来有所准备的内容无法流畅表达。焦虑可以成为应激状态下造成失败和心理痛苦的原因。②恐惧：是面临危险或即将受到伤害时所产生的害怕感。通常伴有逃避倾向，即避免进入危险的境界或从威胁性环境逃走。轻度的恐惧具有一定的积极意义，因为适度的危机感有助于促进积极的应对行为。例如，驶入危险地段的司机，由于害怕发生意外，才能更加注意行车安全。严重的恐惧能造成习得性失助（毫无行为反应，坐以待毙），或情绪释放（哭、喊、唱、跳、闹）等失控行为。③愤怒：多出现于一个人在追求某一目标的道路上遇到障碍、受到挫折的情境。由于有目的的活动受阻，自尊心受到伤害，为了排除障碍恢复自尊，常可激起愤怒。愤怒时的一系列生理变化均具有攻击性意义，有助于克服障碍。但过度愤怒则可丧失理智，失去自控而导致不良后果。愤怒情绪经过适当的疏导，在一定程度上可以减轻或化解，如处理不当则可激化，导致直接攻击行为或转向攻击行为的发生。如果愤怒的情绪既没有机会在攻击性行为中得以发泄，又未得到及时疏导化解，积结于心，对健康十分不利。④抑郁：指诸如悲观、失望、绝望和失助等一组消极低沉的情绪。如愉快感丧失、自我感觉不良，对日常生活的兴趣缺乏、常有自责倾向、自我评价降低，多伴有睡眠和食欲障碍。研究表明，灾难性的生活事件，如亲人丧亡易产生抑郁反应；失恋、被诬陷、失业等也可形成抑郁。严重的抑郁者可萌生消极轻生念头，故对有抑郁情绪的人应当深入了解有无消极厌世观念，严密观察与抑郁有关的心理生理症状，防止意外发生。

（3）行为反应　应激状态下机体的行为可表现为"战"或"逃"，或不"战"不"逃"。"战"是知难而上，去接近应激原，可以是与愤怒有关的拼搏与攻击行为；也可以是非攻击性的，表现为正视现实，分析研究，想方设法解决问题。"逃"则是回避、远离应激原的防御行为，多受避免伤害的安全动机驱使，与恐惧情绪有关。不"战"又不"逃"的行为称为退缩性反应，表现为归顺、依附、抑制与讨好，多与保存实力及安全的需要有关，具有一定的生物学与社会学意义。总之，应激状态下产生的各种行为反应都具有一定的适应意义，在一定范围内和一定限度内是有益的，但超越了一定范围与限度则应视为有害。

（4）防御反应　是指在挫折和应激条件下，个体不自觉采用的自我保护方法，其目的在于避免精神上过分的痛苦、不快或不安，这种心理反应，大多是在潜意识中进行的，又称心理防御机制。

（二）应激的生理反应

在应激的生理反应中，下丘脑、垂体和肾上腺系统起着重要作用。

应激原作用于人体时，中枢神经系统对应激信息接受、整合，传递至下丘脑。下丘脑通过兴奋交感-肾上腺髓质机制，引起大量儿茶酚胺释放，增加心、脑、骨骼肌的血液供应。同时，下丘脑还分泌神经激素，如促肾上腺皮质激素释放因子等，兴奋垂体-肾上腺皮质机制，广泛影响体内各系统的功能，以利于机体进一步全面动员，从而更有效地适应外部刺激。

在日常生活中，当人们遇到一些有刺激性的生活事件，如考试、与陌生人会见、接受一项重要任务而造成紧张时，体内释放的肾上腺素会不断增加通向心、脑等器官的血流，提高机体感知能力，增加能量以便应付这些事件。同时，还引起一系列生理反应，如心率加快、心排出量增加、血压增高、胃肠分泌液减少、蠕动减慢、支气管痉挛及呼吸加快、尿频、出汗、手脚发冷、厌食、恶心、腹胀以及失眠多梦等。直到人们适应了外界环境之后，这些生理反应才会逐渐消失而恢复常态。

如果人们遇到一些意外灾祸或遭受重大失败挫折而面临紧急危难场面，承受强烈而持续的精神刺激时，将发生一系列更为显著的生理反应：肾上腺素大量释放会引起心肌收缩、心动过速、糖原分解及血糖升高、代谢加速及耗氧增加；去甲肾上腺素释放使周围血管收缩，皮肤苍白、血压升高、肾血流量减少；肾素分泌进一步加剧血压及水、电解质代谢变化，皮质激素大量分泌，对血压，血糖，水、电解质代谢，脂蛋白代谢，细胞膜稳定性，胃蛋白酶分泌以及脑电波活动均产生显著影响。此外，糖皮质激素大量分泌，还会抑制免疫功能，降低细胞免疫力，干扰抗体形成。总之，严重的应激可引起机体生理功能的紊乱、失衡以致产生病理性改变。

六、影响应激反应强度的因素

应激反应的产生必须有引起它的应激原存在。但是有了应激原不一定必然产生应激反应。这是因为还有许多因素在起作用，既有刺激物本身的客观因素，例如刺激物本身的强度、作用时间的长短与作用的方式等，同时也有刺激承受者（主体）个人的主观因素，例如主体的认知评价、个性特征、应对能力、身体素质、社会支持等，对应激反应产生与否有很大关系。

（一）客观因素

外界刺激必须达到足够的量，超出了主体所能忍受的心理能力才能使主体发生应激反应。

1. 应激事件的强度　这与应激事件的信息量大小有关，一个事件刺激的信息量很小，承受者可能不在乎；如果信息量很大就有可能造成应激状态。如丢失 10 元与丢失 1000 元，强度会有很大的不同；身上长了肿瘤，是良性的还是恶性的，其刺激强度上也有很大的差别。

2. 应激事件作用时间长短　应激事件本身的强度虽然小，但如果持续作用的时间长，由于积累的作用，就可能造成应激状态。如家庭不和、夫妻闹别扭、同事之间闹意见等，强度可能很小，但事件作用的时间长，频率大，就可能成为严重的应激事件。

3. 应激事件发生的方式　事件发生的方式不同，在影响的强度上也会不一样，突如其来、无法预料、无法控制的外界因素，刺激效应最大。反复出现、事先已经预料、做好了精神准备或自己已能控制的外界刺激，刺激效应较小。例如亲人的死亡发生得越是突然，影响就越大，缓慢死亡的影响就会小得多。车祸或事故死亡，或急病死亡都会给亲人带来重大的打击。而半身不遂、长期瘫卧在床的患者死亡以后给亲人带来的打击就会小一些。

（二）主观因素

在现实生活中，应激事件是普遍存在的，也是难以避免的，为什么有些人产生了强烈的应激反应，甚至发生疾病，而另一些人却在同样的应激环境中适应良好，并未发生健康问题呢？这说明个体对心理应激反应有很大的差异性。一般说来，决定应激反应强度的主观因素有以下几个：

1. 认知评价因素　认知评价与人的文化教养、价值观念、行为准则有一定关系。对同一类应激原可因个体对事物的认识、评价、体验、观念等不同而出现很大差异。如同是失恋这一事件，有的把它看作是重大挫折而伤心、失落、抑郁甚至轻生，有的却看作一种重新生活重新选择的机会，而不表现强烈的情绪反应和生理反应。另外，认知评价也与抱负水平有关，如一个学生可能因为考试得 80 分而难过，而另一同学可能为得 80 分而欣喜，在认知评价中，以往的经验也起重要作用，如第一次做手术的患者心理应激反应要强得多，但如果以往手术有过痛苦的不愉快的体验，那么这种经验又会增强应激原的消极作用。

2. 个性特征因素　个性特征影响个体的适应能力。如初次离家到一个新的学校或工作环境，对于有良好个性特征的青年来说会产生愉快情绪，并调整机体各种功能适应新的环境。但对于顺从、依赖、缺乏独立生活能力，不喜欢交往，胆怯羞涩的青年来说，却会精神高度紧张，不知所措，甚至产生疾病。个性特征也决定人们对应激原的反应方式，如外倾的人在应激条件下往往表现发怒、狂欢、痛哭等强烈的外在表现，而内倾的人在应激条件下多表现抑郁、克制、冷静的内倾反应状态。

3. 应对能力因素　能合理地运用心理防御机制，恰当估计自己的应对能力，才会有较好的适应状态。过高估计自己的应对能力，对生活事件的变动没有足够的心理准备，容易受挫失败，导致强烈的心理、生理反应。反之，过低估计自己的应对能力，缺少信心，则易受生活事件的消极影响，更会引起精神紧张，增强应激反应，引起心理、生理功能的紊乱。

4. 身体素质因素　因遗传、营养条件、体育锻炼等造成个体身体健康状况的不同，对应激的反应程度也有所差异。一般来说，生理健康状况较差的人对应激反应的承受力较弱。

5. 社会支持系统因素　主要指在应激状态下，来自社会各方面的精神和物质上的援助。当人遇到不幸或处于危难时，家庭、亲朋、同事、组织、社会的支持和关心、理解，可以帮助其解脱困境，战胜应激；缺少或不能很好利用社会支持的人，对同样的应激事件，反应的强度就比较大。

七、应激的应对

人类社会中应激原的存在是不可否认的客观事实。正确地应对应激原，减少或免除不良应激对健康的影响，是既直接涉及个人，又关系整个社会的问题。对应激处境采取的对策不同，效果亦不同。

国外已有许多专家提出了处理应激的技术，如 McLean 提出了三个步骤：①降低应激原的强度。②维护健康的技巧。③缓冲应激对健康的危害。Flannery 提出四种应对策略：①有自信心能控制应激原。②掌握所从事的任务，为了长远的利益敢于牺牲当前的利益。③注意饮食营养，定期体育锻炼、放松。④利用社会支持。

Slaby（1988）在“应激为你所用六十法”中提到有 60 种可供选择的方法，归纳为以下六个方面：①基本观点：主要是认识应激的客观存在，不可避免，并要争取为自己所用；其次，要善于组织，在危机中找机遇。②了解自己躯体的状况，如注意饮食，早期发现病症，及时治疗，注意休息，锻炼身体等。③了解和掌握自己的情绪，作现实的选择，制订好计划和努力的目标，认清自我价值，发现自己的优点与不足，面对现实。④社会和人际关系，如懂一点为人处世之道，待人以仁，为人有礼，保持幽默感，灵活一些，不传闲话等。⑤处理工作的一些方法，如凡事要有一些准备，多与周围人交流，力争把事情办好；对可预见性的应激，设置缓冲区，使用提高效率的现代技术等。⑥学会放松和静思。以上几点都可结合各人的情况，逐渐建立起自己对付应激的技巧。

结合我国的文化传统、道德观念、社会风尚，国内有学者提出以下几条原则：

1. 树立应激的社会观念　从历史上看，人类的发展离不开自然的和社会的环境应激。人类正是在不断克服应激、战胜应激的过程中得到发展的。因此，对应激原的处理应抱积极地适应与干预的态度。追求所谓“无刺激的平静社会”是不切合实际的幻想。虽然应激是不可避免的，但如有思想准备，在应激面前可提出适当可行的对策，主动去应对或处理。西方人在住进宾馆时，会先确定哪里有应急通道，是否通畅。当他们遇到火灾等应激事件时，就容易镇静下来，迅速逃生。

2. 主动参加社会锻炼　不断提高自己对应激的反应阈限水平。同一应激事件，不同的人反应不同，其区别之一就是个人素质与经验。而素质与经验通过锻炼是可以加强的。久经锻炼的人临危不惧，常能急中生智。相反，极少社会实践锻炼的人，娇生惯养，以自我为中心，遇事则常常急中丧智、惊慌失措、呆若木鸡。

3. 建立正确的价值观　价值观反映了一个人的世界观。应激系统中很重要的一个调节因素是主观上对应激原的认知评价，不同的价值观就有不同的评价，并会引起不同的反应。在社会支持网络中，就存在个体与群体的关系。要真正发挥社会支持网络的作用，必须摆正个体与群体或社会的关系，这就取决于价值观的问题。个人应对应激的技巧是重要的，但离开群体、离开社会，就不可能真正应对社会应激处境，特别是重大的应激处境。

4. 提倡顾全大局　遇事要从大处着想，明辨是非。如处理人际关系时，提倡严于律己，宽以待人。加强相互理解，相互体谅，是防止人际间矛盾激化的有效方法之一，在处理家庭关系、同事关系、上下级关系或邻里关系时，尤应如此。

5. 注意自我调节，有张有弛　工作过于紧张、过于繁忙，或学生学习负担过重以及生活压力很大的人，都有必要注意自我调节，减轻负担，有意识、有计划地“减压”，做到有张有弛，劳逸结合，这样不但能缓冲应激处境，还能提高工作效率。

6. 充分发挥家庭、社会支持系统的调节作用 许多实例已证明，家庭、社会支持系统对个人的应激反应能够起到缓冲作用，减少躯体与精神上的应激反应，减少或免除疾病的发生与发展。

7. 求助于医务人员 在应激反应过程中，自我调节不能满意时，出现一些不能解决的心理问题或者疾病先兆或疾病，此时应立即求医，进行心理咨询、心理治疗或药物治疗。

第二节 心身疾病

一、心身疾病的概念和范围

（一）心身疾病的概念

心身疾病有广义和狭义之分。广义的心身疾病是指心理、社会因素在发生、发展过程中起重要作用的躯体器质性疾病（如原发性高血压等）和躯体功能性障碍（如偏头痛等）。狭义的心身疾病是指其发生、发展、转归和防治都与心理因素密切相关的躯体器质性疾病。由于具有生理上的障碍，心身疾病又称为心理生理疾病。心身疾病的定位可参考图 8-3。

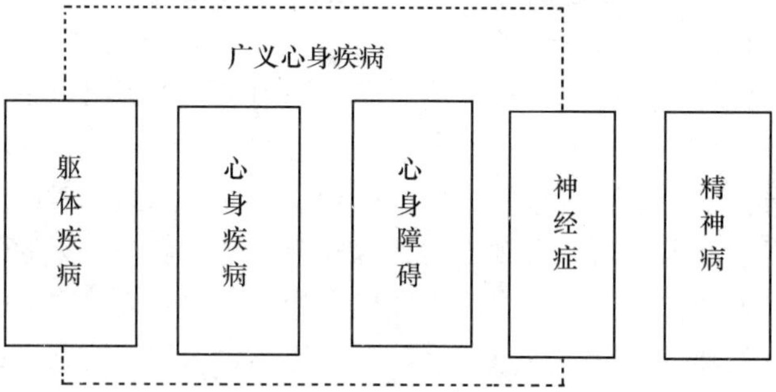

图 8-3 心身疾病定位示意图

心理功能和生理功能相互影响、相互制约，构成了人体完整的生命活动。机体通过心理和生理的统一活动，与自然界和社会环境不断进行物质、能量和信息交换，以适应环境条件的变化，保持人体的健康。显然，自然、社会、心理和生理四个方面的因素都与人体的各种疾病有关。但是，在不同的疾病中，各种因素所起的作用是不同的。在一种疾病的发生和发展变化中，总是有某个或某些因素在起着主导作用。心身疾病就是指那些主要或完全由心理、社会因素引起个体的心理冲突，情绪紧张，或者因个体的不良生活方式与人格特征，导致机体的生理功能持续紊乱、组织损害和结构改变的器质性躯体疾病。

心身疾病与一般生理性躯体疾病的不同主要表现在病因与发病机制上；心身疾病也与神经症不同，神经症往往只有比较模糊的躯体症状，而很难找到具体的器质性病变。

（二）心身疾病的范围

现代医学研究表明，影响人类健康的因素中，生活方式、行为和环境因素已占 66.5%，而综合国内外流行病学资料，心身疾病在临床各科疾病中所占比例已达 1/3 左右，而且呈上升趋势。

心身疾病广泛分布于全身各个系统，尤其多见于自主神经支配的器官与系统。

然而，要十分准确地划分出心身疾病是很难的。一方面，过去被列入心身疾病名单的许多患者未必都符合心身疾病的诊断标准。例如，不少原发性高血压患者的病因中就并无明显的心理、社会因素。另一方面，许多未列入心身疾病名单的疾病，其发病和发展与心理、社会因素有明显的相关性。例如，近年来日益为人们重视的乙型肝炎患者中常常存在较多的心身或身心问题。基于这样的现实，近年来有逐渐淡化心身疾病诊断的倾向，而倾向于具体问题具体分析，针对具体的患者，从天人合一、心身相关的角度来分析、处理临床疾病问题。

二、心身疾病的主要理论

心身医学虽形成于近代，但早在2000多年前，心身统一的思想就出现在古代医学著作中。我国经典医著《黄帝内经》关于“形神合一”的记载和论述，表明古人对于心理因素与疾病之间关系的重视。“悲哀忧愁则心动，心动则五脏六腑皆摇”。“法于阴阳，和于术数，食欲有节，起居有常，不妄作劳，故能形与神俱，而尽终其天年，度百岁乃去”。《内经》的这种论述不仅把有害的情绪因素和不健康的行为视作致病原因，而且还认为这些因素可以影响疾病的整个过程和决定预后。而如果能做到生理卫生和心理卫生并重，便能“形与神俱”，保持身心健康，得以延年益寿。可以说传统的祖国医学早就有了一个相当完整的心身统一观。《素问·调经论》认为人的生理活动与心理活动是相互作用的，即所谓“形盛则神旺，形衰则神惫”。生理活动与心理活动是相互影响的，即“形伤神，神伤形”。祖国医学还强调情绪能致病也能治病，即“怒伤肝，悲胜怒，喜伤心，恐胜喜，思伤脾，怒胜思”，“以情胜情”等。西方医学之父希波克拉底（Hippocrates）认为医生医治的不仅是病而且是患者，主张在治疗上必须注意人的性格特征、环境因素和生活方式对疾病的影响。这些观点是心身医学最早的理论假设雏形。

把心身医学作为一门系统和严密的科学来研究，并植根于大量实验研究之上，是从20世纪开始的。不同时期的众多学者经过共同努力，才奠定了现代心身疾病的理论基础。目前有关心身疾病主要有如下三大理论：

（一）心理动力学理论

“心身”这个术语最早是由德国哲学家和精神病学家海因洛茨（Heinroth. J）于1918年提出的。而心身相关的早期研究建立在弗洛伊德的心理动力学理论基础上。他认为心理冲突是被压抑的精神活动能量的来源，当这种能量通过生理渠道被释放时，就会对人体构成损害，从而导致“心身疾病”的发生。后来这种观点得到美国著名心理学家亚历山大（Alexander FG）的认同和发展。他认为心身疾病的发展有三个要素：①未解决的心理冲突；②身体器官的脆弱易感倾向；③自主神经系统的过度活动性。心理冲突多产生于童年时代，常被压抑到潜意识之中而不表现出来。以后一旦遇到生活变故或社会因素的激发，这些冲突会重新出现。如果这些复现的心理冲突找不到恰当的出口疏泄，就会通过过度活动的自主神经系统而发放，从而引起自主神经系统的功能障碍和它所支配的脆弱器官的损伤，如哮喘的发作常常是由于童年时与母亲的矛盾冲突被压抑在潜意识中，以后在某种应激原的激发下，试图消除这种被压抑的情绪时，患者不是以意识的行为，而是以自主神经的过度活动来疏泄，导致其脆弱器官气管支气管的损伤和病变，于是，哮喘便发作了。这派学者认为，只要查明致病的潜意识冲突即可弄清发病机制。

（二）心理生理学说

20 世纪初，巴甫洛夫提出高级神经活动学说，认为躯体各器官都受大脑皮质调节。高级神经活动异常时可使内脏功能失调。20 世纪 20 年代，美国生理学家坎农（Cannon）揭示了情绪与生理过程之间的关系。认为强烈的情绪反应（恐惧、愤怒等）会使动物产生“战斗或逃避”反应，通过自主神经系统影响下丘脑激素的分泌，导致心血管系统活动的改变。如果不良情绪长期反复地出现，就会引起生理功能紊乱和病理改变。20 世纪 30 年代，加拿大学者塞里（Selye. H）在他的应激适应学说中指出，各种有害因素，包括物理性、化学性、生物性、社会心理性因素作用于机体后，都会出现一种非特异性应激反应；人在进入应激衰竭期后，个体会出现焦虑、头痛、血压升高等一系列症状而最终导致心身疾病的产生。20 世纪 50 年代以后，美国的沃尔夫（Wolff）等在纽约大学经过 30 多年生理心理疾患研究实验后，提出了心理生理学理论。他们以坎农的情绪生理学说和巴甫洛夫的高级神经活动类型学说以及塞里的应激学说为基础，采用客观方法把生活中的应激与生理学反应联系起来，认为持久的生理变化可导致结构的改变。提出生活情景与情绪对躯体疾病有重要影响。一切外部应激原如社会的、自然的、文化的、心理的因素，一切内部的易感因素、个体遗传学特点、易感性心理素质、个体人格特征、躯体病理生化改变均可作为刺激原作用于机体，通过主观认知评价产生相应的情绪体验，借助于神经生理生化、内分泌和免疫系统三个中介影响机体，产生疾病或促进康复。

（三）行为学习理论

主要代表人物有米勒，他提出了关于“内脏学习理论”并进行了一系列实验研究，结论是人类的某些生理功能（例如血糖升高或降低、腺体分泌能力的增强或减弱、肌肉的舒张与收缩等）可以通过学习而获得。某些社会环境刺激可引发个体习得性心理和生理反应，如情绪紧张、呼吸加快、血糖升高等。由于个体素质上的问题或特殊环境因素的强化或通过泛化作用，使得这些习得性心理和生理反应可被固定下来而演变成为症状和疾病，如紧张性头痛、过度换气综合征、高血压等心身疾病症状的形成。

行为学习理论对心身疾病产生机制提供了一种新解释，且为这类疾病的治疗开创了新途径。目前基于米勒的理论而提出的生物反馈疗法和其他行为技术已被广泛地应用于心身疾病治疗中，且取得了较好的效果。

三、心身疾病的发病机制

一般躯体性疾病中，病因（如病原微生物）侵入机体后常因与特定器官的亲和力而引起特定器官的病变。在心身疾病中，目前并未发现病因与特定器官的亲和、病变关系。同样的病因作用于不同的个体，可引起相同或不相同的心身疾病。显然，作为信号的心理社会刺激作用于机体后，经历了一个内在的加工过程，才导致心身疾病的发生。这个内在的加工过程是心身疾病发生的中间环节。正是这个中间环节，即中介机制，将心理（精神）变化与生理变化联结在一起，从而导致了心因性的躯体疾病，即心身疾病。心身疾病的发病机制可大致表示如图 8-4 所示。

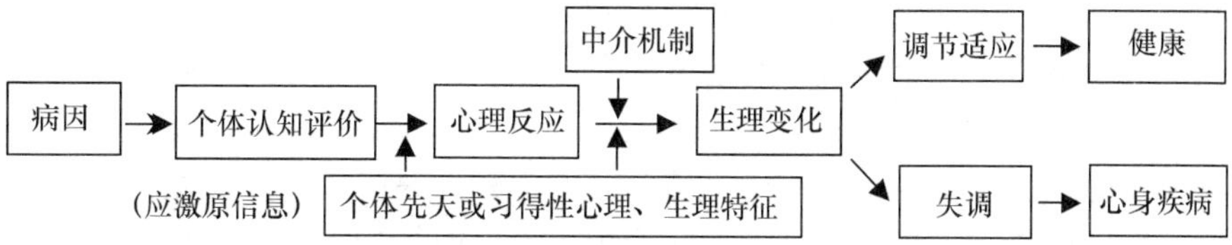

图 8-4 心身疾病的发病机制

此处重点讨论心身疾病的中介机制。

过去曾将中介机制划分为神经、内分泌和免疫三条途径，反映了研究初期的认识。后来大量的跨学科的动物与人体研究资料证实：这三者是一个整体。Chrousos 及 Gold (1992) 提出，由自主神经系统及神经内分泌系统构成了应激综合征的“效应器”，即应激系统 (stress system)，而心身疾病的发病机制是个体对应激原经过认知评价，觉察威胁或挑战的存在后，大脑边缘系统去唤醒应激系统，并影响包括免疫系统在内的各种内脏活动。这一系列的活动如超过个体的承受能力（反应阈限），破坏了机体的稳态，便会产生心身疾病。

为讨论问题的方便，现仅对中枢神经系统、神经内分泌系统及免疫系统的作用分述如下：

（一）中枢神经系统的作用

神经心理学研究表明，一切心理活动都离不开以大脑皮质为中心的中枢神经系统。各种心理、社会因素作为信息（刺激）传入，首先被大脑皮质觉察并认知评价而产生一定的情绪，而情绪对机体的生理功能产生影响。如果反应强烈而持久，就可能引起相应的病理改变。

情绪是大脑皮质和皮质下中枢（边缘系统、下丘脑、脑干网状系统）协调活动的产物，即情绪不但受大脑皮质调节，且直接与边缘系统和下丘脑有关。情绪的直接中枢在边缘系统，而边缘系统与下丘脑有广泛的神经联系。

（二）神经内分泌系统的作用

情绪活动与神经内分泌有密切联系。长期持续的不良情绪体验和心理矛盾是通过两条途径来产生各种躯体反应的，其中下丘脑起了重要作用。

1. 大脑边缘系统-下丘脑-自主神经通路 即交感-肾上腺髓质系统的效应作用。情绪的直接中枢在边缘系统，而边缘系统与下丘脑有广泛的神经联系。长期的不良情绪可使下丘脑兴奋交感神经-肾上腺髓质机制，引起大量儿茶酚胺（肾上腺素、去甲肾上腺素）释放，导致生理反应如血液循环加快（以增加心、脑、骨骼肌的血液供应）、外周血管收缩、血压升高以及呼吸加速等。

2. 大脑边缘系统-下丘脑-垂体前叶-肾上腺皮质通路 下丘脑可分泌多种神经激素。如分泌促肾上腺皮质激素释放因子作为一种化学信息兴奋垂体前叶-肾上腺皮质机制，使垂体前叶分泌促肾上腺皮质激素（ACTH），进而促进肾上腺皮质激素特别是糖皮质激素（氢化可的松）的合成与分泌，以利于机体产生相应的生理、行为变化。通过神经内分泌机制，心理、社会因素引起的情绪反应经上述两条途径转变为躯体的生理反应。

（三）免疫系统的作用

近代免疫学研究已证实，免疫功能受中枢神经系统特别是下丘脑调节。紧张刺激或情绪可通过下丘脑及由它控制分泌的激素影响免疫功能，如产生胸腺退化，影响T细胞成熟，使细胞免疫功能降低；皮质类固醇水平的升高对巨噬细胞有抑制作用，降低吞噬功能，使病原迅速扩散，影响B细胞产生抗体，降低抵抗力而致病。

综上所述，心理、社会因素作用于人体，经中枢神经系统评估而产生情绪，神经内分泌系统和免疫系统共同作用，可将精神因素转变为生理、躯体的因素。若持续、强烈地存在不良情绪刺激，可使上述三个系统作用失衡，从而引起心身疾病。

四、心身疾病的诊断、预防和治疗原则

（一）心身疾病的诊断标准

心身疾病的诊断除了采集病史和体格检查之外，还应在心身疾病有关理论指导下，结合病史通过晤谈和相关心理测验对患者的心理、社会因素作出评估，按以下标准作出诊断：

（1）有确切、具体的躯体病变存在。暂未发现病变者须有相对固定而局限的躯体症状。

（2）发病前有明确的心理、社会因素存在。

（3）病情的缓解和加剧与情绪因素密切相关。

（4）一定的个性特征成为对某些疾病的易感因素。

（二）心身疾病的鉴别诊断

心身疾病主要和一些神经症及某些精神疾病相区别，尤其是神经症等。它们虽与心理、社会因素有关，也有各种躯体方面的不适，甚至有明显的躯体症状，但常广泛而反复无常，仅表现为功能障碍，无确定的躯体病变部位，无明显的器质性病变；而心身疾病既有明显的躯体症状，又有明确而具体的病变部位，一般累及自主神经所支配的脆弱器官。

（三）心身疾病的预防和治疗原则

1. 心身疾病的预防　心身疾病是心理、社会和生物学多种因素相互作用的产物，其预防不能只着眼于生物学因素，而应从更广泛的方面设计预防方案和具体措施，才能保持生理、心理和社会适应三方面的健全状态，收到良好的效果。

心身疾病的心理学预防应从早做起。具体的预防工作包括：对那些有明显心理素质弱点的人，如有易暴怒、抑郁、孤僻及多疑倾向者应及早通过心理指导加强其健全个性的培养；对于那些有明显行为问题者，如有吸烟、酗酒、多食、缺少运动及A型行为者等，应利用心理学技术指导其进行矫正；对于那些工作和生活环境中存在明显应激原的人，应及时帮助其进行适当的调整，以减少不必要的心理刺激；对于那些出现情绪危机的人，应及时帮助加以疏导。至于某些具有心身疾病生理始基如高血压家族史或已经有心身疾病的先兆征象（如血压偏高）等情况者，则更应注意加强心理预防与生理监测工作。

总之，心身疾病的心理社会方面的干预工作是多层次、多侧面的，这其实也是心理卫生工作的重要内容。

2. 心身疾病的治疗　心身疾病的治疗原则是心身同治。心身疾病是一组发病、发展、转归和防治都与心理因素有关的躯体疾病。因此对心身疾病的治疗要根据病程的不同时期和主要矛盾确定治疗的主次，兼顾到患者的躯体和心理两方面。一方面要采取有效的躯体治疗，以解除症状、促进康复，如对溃疡病的制酸，高血压病的降压，支气管哮喘的支气管扩张剂治疗等。另一方面，如果需要持久的疗效，减少复发，则需要在心理和社会水平上加以干预和治疗。

心理和社会水平上的干预、治疗主要围绕三个目标：①帮助患者从客观上消除致病的心理、社会因素；②提高患者对应激的认识水平，增强应对能力；③减轻生理反应，缓解病情。具体方法有：

（1）环境治疗　在干预治疗手段中，可对环境作出适当调整或住院。目的是使患者暂时摆脱引起或加重其疾病的生活和工作环境，减少或消除应激原。

（2）药物治疗　在心身疾病中，情绪因素可致病情变化，而病情变化又可影响疾病本身。因此当患者负性情绪水平很高或已维持很长时间（如焦虑、抑郁），认知能力很差时，使用药物治疗可降低负性情绪水平，生理反应也随之改善，并有利于心理治疗。

（3）心理治疗　心理治疗方法很多，如精神分析法、认知法、行为疗法等（见心理治疗一章）。治疗的目的在于影响患者的人格、应对方式和情绪，以减轻因过度紧张而引起的异常生理反应。其中行为治疗方法对原发性高血压、某些类型的心律失常、偏头痛和紧张性头痛效果较好。

例如冠心病患者，在其病情基本稳定以后指导其对A型行为和其他冠心病危险因素进行综合行为矫正，帮助其改变认知模式，改变生活环境以减少心理刺激，从根本上消除心理病因学因素，逆转心身疾病的心理病理过程，使之向健康方向发展。又如采用长期松弛训练或生物反馈疗法治疗高血压，可改善循环系统功能，降低血压。通过心理学技术直接改变患者的生物学过程，提高身体素质，促进疾病的康复。

第三节　常见的心身疾病

最早由美国心理学家Alexander提出的七种经典的心身疾病是：消化性溃疡、溃疡性结肠炎、甲状腺功能亢进、局限性肠炎、类风湿性关节炎、原发性高血压和支气管哮喘。随着心身疾病这门学科的发展，心身疾病的范畴有扩大的倾向，以下列举几种常见的有一定代表性的心身疾病，以利于大家分析、理解心理、社会因素在不同疾病中的作用。

一、原发性高血压

原发性高血压（primary hypertention）是一种以动脉血压升高为主要表现，以全身细小动脉硬化为基本病变的一种被最早确认的心身疾病。

一般认为，原发性高血压是一种多因素导致的疾病，除与高钠膳食、遗传缺陷等原因有关外，心理、社会因素在本病的始动机制中起主要作用。

（一）流行病学调查

在恶劣的社会环境中生活，或责任过重、工作压力过大，或应激性不良生活事件过重过多的人群中，患高血压病者多。如黑人，凡世代居住非洲的，患高血压病者甚少，而生活在美国北方大城市的，因其社会经济条件差，犯罪率高，暴力事件多，人口密度大，迁居率、离婚率高，所以患高血压病者多；而在工作压力大的日本，高血压病是居民主要的死因之一。现代城市居民因求学、就业竞争压力大，生活节奏快，人际关系复杂，患高血压病者明显高于农村。

（二）动物实验

长期的紧张刺激使动物血压升高。如让不同群体的大白鼠生活在缺少食物的一个笼子里，结果大白鼠均因争食厮打、殴斗而患高血压病；关在笼子里的狒狒王，眼看自己的“下属”自由地进食而不理它的威风和尊严，经常气得暴跳如雷，终于患上顽固性的高血压病。

（三）有关情绪与高血压的研究

情绪对血压的影响特别明显。长期的忧虑、恐惧、愤怒常导致血压的持续升高，1971年 Hokanson 等对愤怒导致高血压的研究表明，在激怒的被试者中，那些必须压抑敌对反应而不允许发泄愤怒的人比允许发泄愤怒的人血压要高。有人通过催眠暗示的办法研究情绪对血压的影响，发现经催眠暗示，被催眠者表现愉快时，血压可下降 20 mmHg（2.67 kPa），脉搏每分钟减少 8 次；相反，在暗示愤怒时，血压可升高 10 mmHg（1.33 kPa），脉搏由 65 次/分增加到 120 次/分。

此外，人们发现，原发性高血压患者多有易焦虑、易冲动、求全责备、主观好强的 A 型性格特点，而临床对高血压病的观察也表明：药物配合心理治疗组的效果明显高于单纯药物治疗组。

二、冠心病

冠心病（coronary heart disease，CHD）是当今世界上危害人类健康和生命最严重而且死亡率最高的疾病。国内外近一个世纪的大量研究认为，CHD 除与高血压、高血脂、重度吸烟、遗传因素有关以外，心理社会因素也是重要的病因之一。

有关 CHD 发病率和易感者的研究表明，CHD 的发病率在竞争激烈的工业发达国家和发展中国家的发达地区较高，在脑力劳动者中居多，在 A 型性格行为者中多见。

美国心脏病学家 Friedman 及 Rosenman 等在 1960—1975 年对 3154 名 39～59 岁男性的研究表明：勤奋努力、争强好胜、苛求自己与他人、易激惹、人际关系紧张、常有过度敌意者发生 CHD 的人数 3 倍于 B 型行为者。1978 年美国国立心肺及血液研究所组织有关专家讲座研究的结论是“美国中年雇员 A 型行为与 CHD 的发病危险有关，这种危险较年龄、收缩压升高、血清胆固醇或吸烟为严重，相当于后面三者相加的强度级别”。我国的研究资料也表明，在 CHD 中，A 型行为者占 75.73%。而 A 型行为与 B 型行为者患 CHD 的比例为 3.64∶1。

尽管食物中含饱和脂肪过多一直被认为是 CHD 的一个主要原因，但一些习惯吃高饱和脂肪食物的国家和民族以及芬兰、非洲的马塞部落患 CHD 的却并不多见。不少学者认为，导致血液中胆固醇增高而引起 CHD 的主要原因更重要的是心理、社会因素，包括心理应激、生活方式和习惯、性格、行为类型等。

而且，心理社会刺激与 A 型行为不仅是 CHD 的危险因素，对 CHD 的预后也起着重要的作用。大量临床资料证实，剧烈的情绪波动、精神创伤、心理紧张冲突均可诱发 CHD 患者的心绞痛发作，而在继发心肌梗死的可能性上 A 型行为者明显高于非 A 型行为者。

三、消化性溃疡

消化性溃疡（peptic ulcer）包括胃、十二指肠溃疡。导致溃疡发生的直接因素是胃酸和胃蛋白酶在胃黏膜的屏障防御功能下降时产生的自身组织消化。胃肠道同样对内外刺激十分敏感，情绪变化很容易引起胃液分泌及胃肠运动功能变异，临床上常可发现许多溃疡患者的起病往往有一段难忘的痛楚经历，而病情的加重与复发也往往与负性情绪体验有关，因此，消化性溃疡一直被列为常见的心身疾病之一。

著名学者 Wolff 对一位因食管烫伤而不得不通过腹壁造瘘进食的患者阿汤进行过细致的观察。通过患者的瘘口，Wolff 直接观察到：当阿汤处于愤怒、怨恨或焦虑时，他的胃和脸一样充血发红，胃液分泌增多，胃运动增加，甚至看到胃酸和胃蛋白酶腐蚀胃黏膜；当他悲伤、忧虑时，胃黏膜苍白，胃液分泌不足，胃运动减弱，此时即使把食物放进去也不易消化，而且损伤胃壁。

有人用白鼠做制动实验，造成白鼠的焦急与挣扎，24 h 后 80%的白鼠患上了胃溃疡。如让制动白鼠近亲繁殖，对其第六代再行制动，12 h 后白鼠 100%都患上胃溃疡。大量的临床观察与动物实验证实：

(1) 胃蛋白酶原的高水平倾向是消化性溃疡的遗传性生理基础。这些人在应激情境下容易患消化性溃疡。

(2) 被动、顺从、依赖性强、缺少人际交往、守旧、刻板、情绪不稳定是消化性溃疡患者常有的人格特征。这些人对心理社会性的刺激较敏感。

(3) 长期的精神紧张和强烈的心理应激可扰乱消化系统的正常功能，促使胃液分泌过多或（和）排出减慢，诱发或加重消化性溃疡的发生。

综上所述，对慢性消化性溃疡来说，心理社会因素与生理性因素都是不可缺少的条件。

四、支气管哮喘

支气管哮喘（bronchial asthma）很早就被公认为呼吸系统中典型的心身疾病。其病因主要有过敏反应、感染和心理社会因素，不过不同的患者对这三大主因的敏感性不同。有些学者认为，心理因素与生理因素几乎各占一半。也有学者对 487 例患者的研究表明：过敏因素为主者占 29%，感染占 40%，而心理因素为主者占 30%。在儿童患者中，心理社会因素显得更为重要。

心理社会因素对下列三种人的影响比较明显：

（一）家庭关系特别是母子关系失常的人

母亲过分溺爱孩子，孩子过分依恋母亲；或者父母管束过严，家庭矛盾冲突频繁者，如临床上常见到有的哮喘患儿，在父母面前发作很重，离开父母在医护人员照料下则很少发作；对变应原过敏的孩子在家里时哮喘病一再复发，可一离开家庭，即使变应原依然存在，孩子也不发病了。

（二）心理感受敏感而强烈，并惯于压抑克制自己情绪的人

强烈的紧张性刺激，如人或动物打斗的场面，社交、性交的紧张体验均可使这些人发生哮喘，甚至形成条件反射。有位 20 多岁的女青年，每当收到恋爱对象爱情有波折的来信，就出现胸闷，继而哮喘发作。还有的人因吸入花粉而患哮喘，后来当其看到人造的玫瑰花后，也出现喘息症状。

（三）容易接受暗示的某些人

Luparello 等曾选择 40 名有过敏史的哮喘患者和正常人做对照实验。首先向所有的被试者宣布：这是一个空气污染实验，每个人必须吸入几种浓度不同的物质（其实所吸入的都是根本无害的非过敏性溶液）。结果患者组的 1/3 出现了呼吸困难，其中 12 人哮喘发作，而健康组无一人出现反应。然后告诉患者“这是暗示的作用而不是溶液引起的”真相后，那些受

影响者也就恢复了正常。对这些人来说哮喘与心理暗示密切相关。

综上所述，哮喘通常有多种病因，但可以肯定：心理因素可以诱发或加重哮喘的发作，重视结合心理治疗将收到良好的效果。

五、癌症

尽管癌症（cancer）是否属于心身疾病，学者们还有不同的意见，尽管理化因素、病毒、慢性感染、遗传、药物、激素乃至年龄都被证实为癌症的病因，然而，人类发现：心理社会因素与癌症有不可忽视的密切关系。

我国古代医籍中明确指出："郁结伤脾，肌肉消薄，与外邪相搏而成肉瘤"。这里的"郁结"即指人具有难以消除的心理问题或心理障碍；又说"乳岩由于忧思郁结，所愿不遂，肝脾气逆，以致经络阻塞，结果成核"。临床发现：癌症发生前，患者大都有极度伤心的事件发生，莱森（Leshen）综述了1902—1957年的75篇有关文献，认为忧郁、失望和难以解脱的悲哀是癌症的先兆。格林尼的研究也认为，生离死别的忧郁悲伤和焦虑多发生在癌症前一年左右。有人报告，在51名可疑宫颈癌的妇女中，有18名亲人死亡，其中半年后真正发展为宫颈癌者有11名，约占61%，其余的33名中仅有8名患了宫颈癌，只占24%。姜乾金（1987）通过临床对照调查分析得出结论，在癌症患者发病史中，"家庭不幸事件"、"工作学习过度"和"人际关系不协调"等生活事件有重要意义，与原北京医科大学和中国心理研究所的调查结论完全一致。

此外，对癌症患者个性的研究认为：那些谨小慎微，忧虑重重，惯于压抑愤怒、克制情感的人，一旦遭受重大精神创伤与生活磨难，比较容易罹患癌症。大量临床实践证明：那些已经患上癌症的患者，其心理状态明显地影响着癌症的发展与预后。

一般认为，心理、社会紧张刺激引起的恶劣情绪可以降低机体免疫、监视功能和免疫杀伤机制，使机体每天都可能产生的突变细胞难以清除，从而发展为肿瘤。

综上所述，心理社会因素与肿瘤的关系表现在两个方面：一是成为癌症的病因之一；二是影响癌症患者的存活时间与预后。毫无疑问，重视心理、社会因素有助于癌症的防治。

总之，心理、社会因素与物理、化学、生物、药物等任何致病因素一样，只要其对机体的刺激达到个体难以承受与克服的程度，就可能导致疾病，并影响疾病的发展。而心身疾病则与心理、社会因素关系更为密切。至于究竟引起什么疾病，除了取决于机体的功能状态（包括遗传素质、现实的健康状态、各组织的易感性）外，还取决于个体对心理社会刺激的认知评价。例如，同样遭受到重大挫折（如高考落选），那些悲观失望、耿耿于怀、感到痛不欲生者则易患心身疾病。所以，心身疾病的发生、发展是通过个体对应激原的认知评价后，觉察到威胁或挑战存在，由大脑新皮质通过边缘系统去唤醒应激系统（包括自主神经系统和神经内分泌系统），影响包括免疫系统在内的各种内脏活动，并引起损伤与器质性病变后的结果。因此，如何引导患者对心理、社会刺激作出正确的评价，并帮助患者主动作出心理调适，是防治心身疾病的重要内容。

强化训练习题

一、选择题

1. 应激原对躯体产生的心理和生理的影响总体上是
   A. 特异性的
   B. 非特异性的
   C. 两者均有可能
   D. 两者必居其一
2. 对于因车祸突然死亡和因半身不遂长期卧床而致的死亡给亲人带来的打击，前者要大得多，说明应激反应的强度与应激事件的哪项有关
   A. 发生方式
   B. 持续时间
   C. 发生地点
   D. 强度
3. “良言一句三冬暖，恶语伤人六月寒”说明下列哪项也会引起应激反应
   A. 情绪
   B. 语言
   C. 文字
   D. 个性
4. 下面不属于心身疾病范畴的是
   A. 原发性高血压
   B. 消化性溃疡
   C. 胃癌
   D. 风湿性心脏病
5. 应激的中介因素中，最重要的核心因素是
   A. 个性特征
   B. 认知评价
   C. 应对方式
   D. 遗传素质
6. 关于应激的概念，正确的说法是
   A. 应激就是刺激
   B. 应激不是神经能量
   C. 是身体受到某种损害的结果
   D. 应激使体内各器官无法保持稳态
7. 下列哪一项不属于不良应激
   A. 自然灾害
   B. 休假
   C. 退休
   D. 社会隔离
8. 下列哪一项属于生活事件
   A. 好友死亡
   B. 休假
   C. 转学
   D. 以上都是
9. 关于应激，错误的说法是
   A. 丧失最常见的应激反应是否认
   B. 工作职业应激的主要原因是时间压力和角色冲突
   C. 配偶死亡在社会再适应评定量表中LCU分最高
   D. 心肌梗死与生活事件明显相关
10. 关于全身适应综合征，正确的说法是
    A. 警告反应表现为肾上腺功能衰竭
    B. 抵抗期淋巴结增大
    C. 衰竭期淋巴结缩小
    D. 警告期激素增加
11. 关于局部适应综合征，正确的说法是
    A. 白细胞游离在该部位之外
    B. 毛细血管通透性增加
    C. 骨髓抑制
    D. 纤维素环内白细胞聚集
12. 关于应激与神经系统的关系，错误的说法是
    A. 情绪和行为与大脑边缘系统关系密切
    B. 额叶是与情绪有关的新皮质
    C. 紧张情绪可使交感神经系统功能亢进

D. 应激会使唾液分泌增加、呼吸骤停、血压降低

13. 关于下丘脑-垂体-靶腺轴调节系统，错误的说法是

A. 寒冷刺激时，TSH 分泌减少

B. 包括下丘脑-垂体-肾上腺轴

C. 精神刺激下，垂体的泌乳素分泌增加

D. 幼儿的情感剥夺会使生长激素分泌减少

14. 下列哪一项不属于蛋白分解效应的内分泌激素

A. 可的松

B. 生长激素

C. 性激素

D. 肾上腺素

15. 下列哪一项不是中枢神经递质

A. 胆碱类

B. 苯二氮䓬类

C. 单胺类

D. 氨基酸类

16. 生活事件的强度最好用哪种方式表示

A. 情绪焦虑程度

B. 累计 LCU 值

C. 心身疾病发生率

D. 转化为生物学指标

17. 关于应激，正确的说法是

A. 在急性应激时，多出现多相反应

B. 在慢性应激时，多出现双相反应

C. 慢性应激时，先出现交感系统的警觉反应

D. 哪种反应先出现，与机体的基本状态无关

18. 关于应激对免疫系统的影响，错误的说法是

A. 应激对免疫功能的影响是双相的

B. 双相反应与刺激的性质、持续时间、强度及机体的生物学等特点有关

C. 良好的应对方式可缓解应激的不良反应

D. 特异性免疫受遗传因素控制，相对稳定，可分为体液和细胞介导免疫

19. 下列哪一项不属于应激的情绪反应

A. 焦虑

B. 过度依赖

C. 抑郁

D. 自大

20. 关于敌意的说法，正确的是

A. 敌意与攻击性的欲望有关

B. 敌意不与愤怒同时出现

C. 敌意的强弱可以由外表行为做出判断

D. 敌意只会转变为攻击性行为

二、是非题

1. 应激的警觉阶段最主要的反应都是由肾上腺素分泌减少引起的。
2. 应对是指个体对生活事件以及因生活事件而出现的自身不平衡状态所采取的认知和行为措施。
3. 社会支持是家庭、亲友、组织所给予的精神与物质上的帮助和支援。
4. 应激原通常就是一种不愉快的刺激。
5. 影响应激反应强度的既有外在的客观因素，也有本身的主观因素。
6. 心身疾病治疗措施主要依赖有效的药物治疗。
7. 应激反应的发生无法避免，但通过努力可使反应的强度减轻。
8. 发病、发展、转归和预防都与物理因素密切相关的躯体疾病称为心身疾病。

三、问答题

1. 应激原一定会引起心理应激吗？为什么？试举例说明。
2. 怎样通过自己的主观努力，减弱应激反应的强度？
3. 简述心身疾病的发病机制。
4. 你对冠心病的心理社会性致病因素有哪些认识？治疗冠心病应该从哪些方面着手？

（常德职业技术学院　柳小年）

第九章　异常心理与不良行为

第一节　概　　述

一、异常心理的概念

异常心理是在大脑生理、生化功能障碍和人与客观现实关系失调的基础上产生的对客观现实的歪曲的反映。

心理异常的表现是多种多样的，根据程度的不同，从轻到重大致包括心理问题、与精神刺激密切相关的精神障碍、人格障碍、躯体疾病伴发的障碍和精神病几大类。要正确认识异常心理，必须先对以上提到的心理现象作正确的了解。

1. 心理问题　是人生时常遇到的、与个人发展有关的心理方面的困惑，比如，求职择业、社会适应、感情婚恋、人际纠纷、家庭关系等，虽然个体也会为这些问题感到苦恼，同时对自己的生活、学习和工作造成一定的影响，但因其持续的时间短、程度较轻而易于解决；并且多数人并未伴随躯体症状，无需药物治疗。故这种暂时的心境不佳尚不属于疾病的范畴。

2. 与心理因素密切相关的心理障碍　有一部分人患有较轻的心理障碍，如神经症、创伤后应激障碍。说这类疾病“较轻”，是因为这些患者虽然有着程度不同的心身不适感，但生活能力和社会功能基本完好，可以照常生活、工作，从表面上看与正常人区别不大。这部分患者往往需要采用心理和药物联合治疗。

3. 精神病　是由于各种因素（遗传、生理、心理、社会）使人的精神活动功能严重受损而导致的一种精神混乱状态。它既可以表现为一个人自身精神活动诸方面的不协调，也可以表现为其与外部现实环境之间不能正常地接触和反应，因而无法进行正常的社会生活。精神病需要经过药物治疗，使患者的精神状态得以控制，恢复正常的认知、思维、情感和行为活动。

还有其他一些躯体疾病伴有精神障碍的情况，如脑炎、脑肿瘤可引起精神病性表现，脑血管或脑变性疾病引起的痴呆，还有的患者对一些物质或药品成瘾，如海洛因、烟草和酒精等。

二、异常心理的判断标准

在许多情况下，心理有正常和异常之分，两者有着实质性的差异，因此在正常和异常之间必然存在一种界限，这是确定无疑的。但是，心理正常却没有一个固定不变的、普遍适用的绝对标准，正常和异常的界限又是不能绝对确定的。因为正常和异常心理是一个渐变的连续体，其区别往往是相对的，同时异常心理的表现受到多种因素如客观环境、个体的心理状态、人际交往和社会文化等的影响。所以判断一个人心理是否异常，只有把他的心理状态和行为表现放到当时的客观环境、社会文化背景中加以考虑，通过和社会认可的行为常模比较，以及和其本人一贯的心理状态和人格特征加以比较，才能判断此人有无心理异常以及心理状态的程度如何。如果一个人能够按社会认可的适宜方式行动，其心理状态和行为模式能为常人所理解，即使他有时出现轻度情绪焦虑或抑郁现象，也不能认为他的心理已超出正常范围。换言之，心理正常是一个常态范围，在这个范围内还允许不同程度的差异存在。

既然我们认为两者之间存在着相对的界限，那么，区分心理正常或异常就是可能的了。通常按以下几条标准进行判断：

1. 内省经验标准 这里的内省经验指两方面。其一是指患者的主观体验，即患者自己觉得有焦虑、抑郁或没有明显原因的不舒适感，或自己不能适当地控制自己的情绪或行为时，主动寻求他人的支持和帮助，或在心理医生的帮助下能明了自己确实存在问题，其特点是有主观的“自知之明”。但是，在某些情况下没有这种不舒适感反而可能表示有心理异常，如亲人丧亡或因学业不及格而退学时，如果一点没有悲伤或忧郁的情绪反应，也需考虑其有心理变态。其二是从观察者而言的，即观察者根据自己的经验作出心理正常还是异常的判断。当然这种判断具有很大的主观性，其标准因人而异，即不同的观察者有各自评定行为的常模。但由于接受过专业教育以及通过临床实践得到的经验积累，观察者们也形成了大致相近的评判标准，故对大多数异常心理仍可取得一致的看法，但对少数患者则可能有分歧，甚至截然相反。

2. 统计学标准 判断一个人心理是不是正常，最明显的标志就是将其心理活动和大多数人的心理活动进行比较和对照，看他在某些情况下的心理活动同大多数人是不是一致的。在普通人群中，对人们的心理特征进行测量的结果常常显示常态分布，居中的大多数人属于心理正常，而远离中间的两端被视为异常。因此决定一个人的心理正常或异常，就以其心理特征偏离平均值的程度来决定。心理异常是相对的，它是一个连续的变量。偏离平均值的程度越大，则越不正常。所谓正常与异常的界限是人为划定的，以统计数据为基础。这与许多心理测验方法的判定是相同的。

统计学标准提供了心理特征的数量资料，比较客观，也便于比较，操作也简便易行，因此，受到很多人欢迎。但这种标准也存在一些明显的缺陷，例如，智力超常或有非凡创造力的人在人群中是极少数，但很少被人认为是病态。另外，有些心理特征和行为也不一定呈常态分布，而且心理测量的内容同样受社会文化制约。所以，统计学标准也不是普遍适用的。

3. 客观检查标准 客观检查标准就是将症状数量化，以数字来表示，是比较客观和可靠的指标。它包括两方面的内容：一是生理和组织的检查指标。它主要是对大脑的生理功能和结构的检查。因为大脑是心理的器官，大脑的生理功能和组织结构有损伤就必然要影响到心理活动。如果经过检查发现了某一方面的阳性证据，同时发现有相应的心理异常表现，那就要用大脑生理和组织的检查指标作为标准来肯定心理异常的存在。二是心理的检查指标。通常可以用心理测验工具和心理实验仪器来进行检查。到目前为止，比较能为大家所公认、所接受的是使用智力测验、记忆测验和人格量表来进行检查。然而，由于人的心理活动十分复杂，心理检查指标也只能作为参考，还不能像身体检查的指标那样准确。

4. 社会适应标准 人总是生活在特定的社会环境中，会依照社会生活的需要来适应环境和改造环境。一般情况下，心理正常的人能够调整自身的需要、动机、情感和愿望，以适应社会准则、伦理道德、风俗习惯等社会要求，达到人与社会生活环境的协调一致。同时，人心理活动的各个方面，如认识活动、情感活动和意志行为等都应该是统一的、完整的、协调的。人的行为活动和个性也应该是前后一致、始终如一的。如果一个人由于器质的或功能的缺陷或两者兼而有之使得个体能力受损，不能按照社会认可的方式行事，致使其行为后果对本人或社会不适应的时候，则认为此人有心理异常。这里正常或异常主要是与社会常模比较而言的。

许多心理学家主要从社会适应的角度提出了判断心理是否正常的项目，例如马斯洛等提出了以下十项标准：①有充分的适应能力；②充分了解自己，并能对自己的能力作恰当的估计；③生活目标能切合实际；④与现实环境保持接触；⑤能保持人格的完整和谐；⑥有从经验中学习的能力；⑦能保持良好的人际关系；⑧适度的情绪发泄与控制；⑨在不违背集体意志的前提下，有限度地发挥个性；⑩在不违背社会规范的情况下，个人基本需要能适当满足。上述十项说明了心理正常的情形，但是正常人群中这些方面也并不完全一样，其变化幅度是很大的。因此，判断一个人心理是否异常，只能通过比较的方法。作出判断时还应考虑其他因素，如年龄、心理异常程度、地域、时代、社会习俗及文化的影响，因此，心理正常与异常是相对而言的。

可见，上述每一种标准都有其根据，对于判断心理正常或异常都有一定的使用价值，但又都不能单独用来解决全部问题。故应互相补充，并通过大量的临床实践，对各种心理现象进行科学分析，才能判断是否有心理异常。

三、异常心理的理论模式

对异常心理的研究有不同的观点与途径。它们之间并非相互排斥，而是可以相互补充，达到较佳效果，现介绍以下八种模式（廖荣利，1987）：

（一）医疗模式

医疗模式论者认为人类心理疾病与身体疾病是很相似的，心理失调者有其个人的心理基础，是因身体的某些组织病变，才引发心理疾病，所以异常心理患者应尽早寻求诊治，就像生病的人要看医生一样。持这种说法者多为遗传学、生物化学、神经生理学家等。

（二）行为模式

行为模式论者认为各种行为均在其内外环境的需求下学习而来，良好适应或偏差病态的行为皆由学习而来，如神经官能症的行为，乃是在焦虑情境中学习而导致的不良适应习惯，治疗目标在于使个体不再学习不恰当的行为，转而学习其他恰当的行为。

（三）心理动力模式

心理动力模式论者认为个人心理异常或精神疾病是建立在其内在心理冲突上的，与童年的生活经历、心理压力或创伤经验有关。其主要代表人物弗洛伊德强调潜意识的影响力及本我（id）、自我（ego）、超我（superego）三者的平衡关系。一个人的心理疾病是其本身内在心理冲突的结果，也是以上三个“我”之间的挣扎现象，心理疾病不过是个人企图减轻焦虑时显现的症状。

（四）人本主义模式

人本主义模式论者强调认知功能、主观经验感受、自我价值尊严及社会上个人与团体间的迷乱和疏离感，其中心概念是自我概念、自我实现、高峰经验、情意、创造、开放教育等，发展了新的治疗方式，如完形治疗等来促进心理健康。但批评者认为此学派经常不能找到科学的准则。

（五）认知模式

认知行为学家认为认知问题常导致心理疾病，人类异常行为及良好适应行为皆取决于当事人的知觉和诠释他们世界和经验的方式。

（六）社会文化发展模式

认为心理异常行为是由生理、心理、环境及社会文化等各方面因素交互作用的结果，且是个人违反规范的表现行为遭到社会否认后恶性循环的结果。

（七）社区心理健康模式

又称社区精神医学，以社区民众的心理疾病的防治为工作对象，能指出民众的心理及社会行为问题，要求社区成员负起解决此问题的责任，建立社区联络网，活跃其效能。其工作目标重在预防层次，重视社会环境对心理健康和精神疾病治疗方面的影响。

（八）一般系统模式

一般系统模式借由促进人类互动关系中的社会过程，以强化人类的社会适应能力。

四、异常心理的分类

（一）变态心理学分类

1. 心理过程障碍　心理过程障碍分为：①感知障碍；②注意与记忆障碍；③思维障碍；④情感障碍；⑤意志行为障碍；⑥意识障碍；⑦智能障碍。

2. 人格障碍　人格障碍分为：①偏执型人格障碍；②分裂型人格障碍；③反社会型人格障碍；④攻击型人格障碍；⑤表演型人格障碍；⑥强迫型人格障碍；⑦焦虑型人格障碍；⑧依赖型人格障碍

（二）临床医学分类

临床医学的分类如下：①神经症；②心身疾病；③人格障碍；④精神病。

（三）医学心理学分类

医学心理学分类如下：①轻度心理障碍；②严重心理障碍；③心理生理障碍；④大脑损害导致的心理障碍；⑤特殊条件下产生的心理障碍，包括药物、催眠、航空等。

（四）精神病学分类

世界卫生组织颁布的《国际疾病分类》第10版（ICD-10）、美国精神病学会编写的《精神疾病诊断与统计手册》第4版（DSM-Ⅳ）和中华精神科学会制订的《中国精神疾病分类与诊断标准》第3版（CCMD-3）均对心理障碍作出了详细的分类。其中（CCMD-3）主要分为：

（1）神经症　①恐怖症（恐惧症）；②焦虑症；③强迫症；④疑病症；⑤神经衰弱；⑥其他或待分类的神经症。

（2）癔症。

（3）恶劣心境。

第二节　焦虑性障碍

人们对环境中一些即将来临的、可能会造成危险和灾祸的威胁或者要作出重大努力的情况进行适应时，主观上会出现紧张和一种不愉快的期待，这种情感就是焦虑（anxiety）。换言之，焦虑是指一种内心紧张，预感到似乎即将发生不幸时的心境。当其程度严重时，则变为惊恐（panic state）。焦虑是一种很普遍的现象，几乎人人都有过焦虑的经验。人们在考试前，即将登台演讲或表演，会见重要人物时，都常有焦虑的体验。焦虑使人不快，常驱使人避开引起焦虑的事物。因此，从心理学上看，焦虑具有保护性意义。但过度的、无端的焦虑则被视为是一个医学问题。

焦虑表现有三组症状：①紧张不安和忧虑的心境。②伴发的心理症状，如注意困难、记忆不良、对声敏感和易激惹。③伴发的躯体症状。交感神经系统活动亢进导致血液中肾上腺素浓度增加、肝糖原分解、血压升高、心跳过速、胸闷、吸气困难、过度呼吸、骨骼肌紧张、头痛、颤抖、口干、两手湿冷；副交感性症状如多尿、肠蠕动加快、腹泻乃至大小便不自主排出、毛发竖起等也可能同时出现。

焦虑时的各种躯体症状都可成为求诊的主诉。如焦虑时心悸可能找心血管科医生；呼吸困难时去找呼吸科医生；胃不适、吞咽困难时去找消化科医生；头痛、手足发麻时去找神经科医生。焦虑还可见于其他疾病，故应避免混淆。如低糖血症、甲状腺功能亢进等可有类似焦虑征象。药瘾撤药症状亦可被误认为焦虑症。焦虑亦可为脑器质性病变的早期症状或与抑郁症一起出现。焦虑症亦可被误诊为神经衰弱与癔症，或被误诊为心脏病等躯体疾病。因此，认识焦虑有重要临床意义。

以过度焦虑为突发症状的病理心理状态，临床上称为焦虑症。有两种类型：

（1）惊恐发作（panic attacks） 亦称为急性焦虑发作。患者突然发生强烈不适，可有胸闷、透不过来气的感觉、心悸、出汗、胃不适、颤抖、手足发麻、濒死感、要发疯感或失去控制感，每次发作约一刻钟。发作可无明显原因或无特殊情境。还有一些人在某些特殊情境如拥挤人群、商店、公共车辆中发作，称为广场恐怖症伴发惊恐发作（agoraphobia with panic attacks）。

（2）广泛性焦虑症（generalized anxiety disorder） 表现为广泛而持久的焦虑。程度比急性焦虑轻，持续时间长达3个月以上。常主诉头痛，失眠，易紧张，不能放松，易惊跳，出汗，心跳加快，口干，头昏，有喉部梗塞感等。检查可见焦虑面容、肢端震颤、腱反射活跃、心动过速或瞳孔扩大等。

一、心理社会因素与焦虑性障碍

引起焦虑的常见诱因是导致冲突的情境或事件。个体感到自己的应对能力不能适应客观情势的要求时，焦虑就迅速产生。焦虑亦能形成条件反射。个体的焦虑素质是产生焦虑的基础。有些焦虑性人格者从童年起其性格上就有一定的特点，大多胆怯、易紧张、自信不足，做事瞻前顾后、犹豫不决，对新事物、新环境适应能力差，遇上一定的精神刺激，如人际关系紧张、突患重病、面临考试等，发生焦虑的倾向就特别显著。由于焦虑的人过分紧张、戒备，对事件的意义常发生歪曲的判断，因此，解释病情时应避免加剧焦虑，多采取鼓励和必要的保证是有益的。不适当的过度检查也会加剧焦虑，甚至引起疑病症状。

二、焦虑性障碍的心理干预

对焦虑性障碍，可采用药物和心理治疗的手段。药物对于焦虑具有良好的效果，但由于副作用的缘故，常用于重度焦虑的治疗，轻、中度焦虑的治疗可以心理治疗为主进行，如各种自我松弛训练、生物反馈疗法、认知疗法、社会支持等，都有一定的效果。

第三节　抑郁性障碍

抑郁（depression）时心境同悲伤相似但更持久。其特征性症状为：①悲观心境、自身感觉很坏；②睡眠障碍，失眠或早醒；③食欲很差；④动力不足，缺乏活力；⑤兴趣和愉快感丧失；⑥自责自罪、消极想死；⑦体重下降；⑧性欲降低。抑郁症患者常有便秘和各种疼痛主诉，焦虑、恐惧、疑病或强迫症状亦很常见，尤多见抑郁性的先占观念。抑郁症目前分为以下两类：

（1）原发性抑郁症　所谓原发性抑郁症是指以往无其他精神疾病或躯体疾病，其中每次发作均为抑郁者，称为单相抑郁症；如果病史中有过躁狂发作，即情绪高涨、眉飞色舞、谈笑风生、思维加速、动作增多、睡眠需要减少，那么，这种抑郁症称为双相抑郁症（躁狂抑郁症）。根据症状组合模式，又将抑郁症区分为精神病性抑郁症（伴幻觉、妄想等精神病性症状）与神经症性抑郁症（伴焦虑、恐怖、强迫等神经症症状，抑郁程度较轻）。P. Kielholz 又从抑郁症中区分出一个特殊类型，称为隐匿性抑郁症（masked depression），着重指出躯体症状突出、抑郁症状被掩盖的类型，这对提高对抑郁症的认识可能是有益的。

（2）继发性抑郁症　抑郁症除了继发于焦虑性障碍、强迫症以及精神分裂症外，继发于躯体疾病的抑郁症也不少见，但易被忽略。例如病毒感染、肝炎、流感、甲状腺功能减退、艾迪生病、希恩病以及某些药物，如利血平、皮质激素等都可继发抑郁症状。

一、心理社会因素与抑郁性障碍

抑郁症发生原因尚未完全阐明，目前得到认可的主要原因有：①家族史：轻微的抑郁并非遗传所致，而一些严重的抑郁症患者确有遗传因素在起作用；②生活中的重大刺激：生活中的各种压力和创伤，使人在经受打击之后心灵变得脆弱不堪，抑郁情绪便“乘虚而入”；③继发于躯体疾病后，身心交瘁极可能造成精神抑郁；④性别：女性明显高于男性，较轻微的抑郁发作的频率，女性高出男性 4～5 倍。也可用“习得无助感”来解释这种行为，当一个人无论做什么，责打体罚总是接着来到，于是他开始害怕做任何事，最后则是退缩，失去生活中的喜悦，习得了无助，习得了抑郁。认知心理学家认为抑郁的形成是因个人犯了“逻辑谬误”，将发生在他身上的事，都解释为因自己的过错、无价值、不重要所致，抑郁是由认知或对自己所说的内在语言所造成的。对此类病患表示同情与关心，常易增强或强化其症状。无论原发性或继发性抑郁症患者，由于情感低落，往往导致自我贬抑，自责自罪，消极厌世。所以抑郁症患者发生自杀行为相当常见。鉴于这个原因，任何对抑郁症的处理都应将防止自杀放在首要位置。

二、抑郁性障碍的心理干预

对严重的抑郁患者，首先应考虑给予抗抑郁药物治疗。无论是轻度或重度抑郁都需要心理治疗或心理咨询，如消除不良生活事件、改变认知角度、倾诉、获得社会支持等，当然也需要个人的心理调整。

药物主要选用三环类和四环类抗抑郁药。新型抗抑郁药主要有选择性抑制 5-羟色胺重摄取剂，如氟西汀、舍曲林、帕罗西汀等。

还可根据具体情况，不失时机地选择电休克等治疗方法。

第四节 人格障碍

人格障碍，指一种人格发展的内在不协调，在没有认知过程障碍或者没有智力障碍的情绪下出现的情况反应，动机和行为活动的异常。主要表现为情感和意志行为方面的障碍。有人格障碍的人一般能处理自己的日常生活、工作，智能是正常的，意识是清醒的，但由于缺乏对自身人格的自知，常与周围人发生冲突，但很难从错误中吸取应有的教训加以纠正。人格障碍是指人格发展的畸形与偏离状态，表现为根深蒂固的和持续不变的行为模式，从儿童或少年期开始延续到成人生活的大部分时期，虽然进入中老年期以后其明显程度有所减弱。人格异常表现在其组成成分的平衡性方面或其性质与表现方面，或其总体表现方面。因为人格异常，患者感到痛苦或使社会其他人受到损害，对个体或社会有不良影响。

人格的差异有不同的程度。有些人的人格较为健全，在面对应激性事件时，依然能够很好应对。有些人的人格较为脆弱，在应激性事件作用下，易于发生神经症性障碍。对于细小的事情总是忧虑的人，在困难的情境中更容易产生焦虑障碍，而相同的情境对其他人却没有这种影响。如果人格更为脆弱，那么，异常行为可能在没有应激性事件的情况下出现。有时，这种异常行为表现得非常明显，以致难以判断这些行为是由于人格还是由于精神疾病所致。而且，不同的人格可能表现出不同的患病倾向。例如，近代研究表明，A 型行为与冠心病明显相关，被认为是易患冠心病的危险因素。在精神病学临床上，患者的人格不仅决定了其患病后的行为，而且为某种精神疾病的发生准备了基础。例如，强迫症患者常有某种焦虑、刻板、固执、自信不足的精神衰弱人格，癔症患者常有情感不稳、易受暗示、自我中心的表演性格。有时，人格所表现的独特行为方式可能和精神疾病混淆起来，导致诊断错误。

人格和疾病在概念上的区分，在临床上具有重要价值，但进行这种区分并不都十分容易，核心在于能否确定行为异常的病程。如果一个人以前行为正常，以后产生了异常行为，他被认为患病。如果他的行为以往和现在一样反常，他被认为可能有人格障碍（personality disorder）。这种区分在行为改变急速、显著时容易做到，如急性躁狂症。但在行为改变缓慢、不显著时，这种区分就有困难，例如，某些精神分裂症。

一、心理社会因素与人格障碍

由于我们对人格的正常变异原因所知甚少，所以，对形成人格障碍的原因尚不清楚。有关人格障碍形成因素的研究很少，这可能是因为这类研究特别困难的缘故。与人格障碍形成有关的事件发生于童年早期，而人格障碍为人注意时已是成年，其间的关系很难辨明。不过，人们通常认为，和其他心理障碍往往有复合的原因一样，形成人格障碍的因素也不会是单一的。人格障碍可能是由生物、心理和社会文化诸因素共同作用形成的。

（一）生物学因素

有一些证据表明，正常人格部分是遗传的，但对人格障碍还没有取得满意的遗传证据。家谱调查及遗传学研究表明，人格障碍者亲属中，凡血缘关系越近者，人格障碍出现率越高。Shields（1992）对人格的正常变异进行研究，调查了 44 对单卵双生子，其中有些出生后就分开生活，人格测验结果显示，分开长大的双生子评分与那些生活在一起的相似，提示遗传有重要影响。Mayer Gross 等曾提出人格障碍可能是由于极端的遗传变异，但迄今没有直接证据证明这一假说。这些异常也可能与孕期或乳幼儿时期营养不良以及神经系统的损伤等原因有关，因而较早出现人格障碍特征。

（二）心理因素

在人格发育过程中，儿童早期的环境和家庭教育被认为是非常重要的因素。有人说，儿童早期母爱被剥夺可形成缺乏感情的性格，在社交能力、情绪方面均有显著改变。这些儿童往往对社会很冷淡，有些人直至青少年时期仍然表现出爱挑衅、易冲动和反社会行为，动作显得过分活跃，或显得过分被动。儿童人格的发展与父母的态度也有很大的关系。父母过于严厉，或对儿童的要求缺乏同一性，儿童往往形成焦虑、无所适从、胆怯的性格；而过于溺爱，往往使儿童形成被动依赖的脆弱性格。目前，很多父母、祖父母与外祖父母不注意对儿童的合理教育，一味溺爱，致使儿童的人格发展走上了不健全的方向。不和谐的家庭关系、单亲家庭等也具有主要作用。

行为学者认为人格障碍是由学习原理支配，受环境影响而获得的适应不良性行为的模式。人格障碍是社会学习的结果。

（三）社会文化因素

社会文化因素对人格障碍的形成可能有重要影响，恶劣的社会环境和不合理的社会制度是造成人格障碍的关键因素。少年儿童由于情绪波动大、行为自控能力差、伦理道德尚未形成等特点，极易通过观察、模仿、教唆等而习得不良性格与行为。

二、人格障碍的心理干预

人格异常一旦形成，则不容易纠正，所以要特别强调预防，重视妊娠期心理卫生，注意幼儿期和学龄儿童的心理卫生和教育。一旦发现有行为障碍，要及时教育和纠正，以免发展成为人格障碍。一旦确定为人格异常，应着力重建他们的心理和社会环境，不歧视他们，应热情关怀、帮助他们，指导其尊重他人及自己。

药物治疗对人格障碍的某些症状有一定的疗效。

人格障碍的心理治疗比较困难，但医生应通过建立良好的信任关系，启发患者认识和分析自己的人格缺陷，强调性格是可以改变的，鼓励他们寻找有效的途径改造自己的性格及人际关系。同时通过团体心理治疗的干预方式，为患者创造一种良好的学习、生活和工作环境。自我控制疗法及自我松弛训练的合理应用对人格障碍有一定的疗效。

第五节 性心理障碍

一、性心理障碍概述

性心理障碍是指性冲动障碍和对象的歪曲，即寻求性欲满足的对象与性行为的方式与常人不同，或有变换自身性别的强烈愿望，违反社会习俗而获得性欲满足的行为。目前性变态的概念包含以下三方面：①其行为不符合社会认可的正常标准。但不同的社会和历史的不同时期这种标准并不相同。例如，同性恋在我国认为违反习俗，是一种性变态，但在欧美、阿拉伯国家的某些地区同性恋却是合法的。②其行为对他人可能造成伤害，如诱奸儿童和严重施虐狂（sadism）。③本人体验到痛苦，这种痛苦与其生活的社会态度有关，其性欲冲动与其道德标准之间发生了冲突或认识到给他人带来了痛苦。

性变态由于其行为违反社会习俗，常引起法律问题。对其责任问题看法尚不一致。但认为性变态是性行为偏离正常，并非精神病性障碍，因此，一般认为不能完全免除其责任能力。另一方面，性变态可能存在生物化学或心理因素，引起性心理发展偏离正常，采用适当的医疗措施和心理治疗，对矫正性行为偏常可能是有益的。

二、常见性心理障碍与心理干预

（一）性心理障碍分类

性心理障碍大致可分为四个方面：

1. 性态度　就是对性有不适当的反应，如视性为污秽、没有性趣等。

2. 性指向障碍　就是性行为选择异常对象，如同性恋、恋童癖及恋物癖、异装癖等。

3. 性别认同障碍　就是个体不太能认同自己的实际性别，在心理上认为自己属于异性者，有持续而强烈的变换自身性别的愿望。这种障碍以男性居多。

4. 性动作障碍　①以间接的行为方式引起性活动：如露阴癖、窥阴癖、色情狂；②以古怪条件引起性活动：如施虐狂、受虐狂。

（二）性心理障碍的心理干预

性心理障碍患者由于通过异常的性行为可以获得快感的特点，故一般不会积极主动求医，多在亲人劝说或行为被揭露后才就诊。

性心理障碍的治疗主要是心理治疗。最常用的是行为疗法中的厌恶疗法。也可以配合药物治疗。对于轻度违法的患者，可以由司法机关给予适度的处罚起到遏止作用。对于性别认同障碍患者主要进行心理治疗，应尽量避免做手术。

第六节　不良行为

一、烟瘾

烟瘾是一种由烟草中的活性成分尼古丁碱使烟民得到刺激并最终导致生理依赖的行为。吸烟具有一定的社会性，在社交中具有一定的社会功能，但同时又可能诱发多种疾病，对个体健康危害极大。据世界卫生组织调查，在工业发达的国家中有1/4的癌症是由吸烟引起的。吸烟作为一种成瘾行为，也有一定的精神卫生问题。烟瘾的形成主要受以下因素影响：①好奇；②模仿；③交际需要；④消愁；⑤提神；⑥显示自己的成熟。

由于烟瘾对个体的身心健康及环境的影响极大，故应引起重视。目前主要的戒烟方法有：认知疗法、厌恶疗法、家庭疗法、控制环境、饮食治疗等。

二、酒瘾

酒瘾是一种对饮酒失去控制，且反复发生以中毒为结局的严重饮酒行为。这种酒精依赖包括明显的寻酒行为、耐受性不断增加、反复的戒断症状和不顾不良后果继续饮用。据估计，目前世界上每年大约有10万人的死因与酒有关，酒瘾在18～44岁的人群中最多见，男性大约是女性的6倍。遗传、心理社会因素起着主要的作用。一般采用厌恶疗法进行治疗。

三、药物依赖

药物依赖是一种对药物使用的不良适应方式，这种方式持续时间超过1个月或在长时间内周期性复发。当生理依赖出现并超过1个月时则认为药物依赖出现。出现药物依赖后三种最常见的表现为强烈的渴求、耐受性及戒断症状。医学模式认为药物依赖应被看作是一种疾病，因为它伴有生理功能的改变；心理学模式则使用动机、学习及人格的观点来解释；社会模式是从社会性应激原、家庭及伙伴压力来解释。

四、贪食与厌食

进食障碍包括神经性厌食症和贪食症。

目前关于神经性厌食症的诊断标准有4条（APA，1994）：第一，有意保持体重于标准体重的最低限，体重往往低于标准体重的85%；第二，对体重增加过分担心，即使体重已低于标准体重仍担心不已，常处于担心发胖的恐惧和烦恼中；第三，患者存在体像感知障碍，对自身形象感知错误，虽然明显消瘦，甚至有客观证据证明体重已低于标准体重，患者仍认为自己太胖；第四，仅与女性有关的症状，主要指闭经、连续3次月经缺失。

资料显示，神经性贪食症在进行减肥治疗的肥胖人群中患病率是30%。该病几乎为年轻女性所独有，病因不明，以发作性暴食行为和心境恶劣为主要表现，因担心发胖常常会引吐导泻。形成的原因有遗传、心理和社会因素及不良的家庭教养方式。

强化训练习题

一、选择题

1. 精神分析理论认为，造成抑郁的原因是
   A. 自我惩罚
   B. 习得的无助感
   C. 高度的成就需要
   D. 难以处理的独立状态
2. 某患者自幼害羞，不善交际，怕见陌生人，不敢参加聚会，担心自己会当众出洋相，为此很苦恼。你认为该患者患
   A. 强迫症
   B. 人格障碍
   C. 抑郁症
   D. 恐怖症
3. 常用的人格障碍的心理干预方法是
   A. 团体心理治疗
   B. 药物治疗
   C. 自我控制疗法
   D. 以上均是
4. 对性心理障碍的描述不正确的是
   A. 其行为不被社会认可
   B. 属于精神病性障碍
   C. 其行为对他人可能造成伤害
   D. 性行为偏离正常
5. 尼古丁对中枢神经系统的作用是
   A. 兴奋
   B. 抑制
   C. 先兴奋后抑制
   D. 先抑制后兴奋
6. 抑郁症常见的症状不包括
   A. 食欲很差
   B. 缺乏活力

C. 兴趣丧失
D. 嗜睡

7. 异常心理的产生受各种因素的影响，以下哪项看法是错误的
A. 受遗传因素的影响
B. 受社会环境因素的影响
C. 受父母的教养方式的影响
D. 人格因素只与人格障碍有关

8. 神经性厌食症的常见表现不包括
A. 常处于担心发胖的恐惧烦恼中
B. 体重符合标准
C. 闭经、连续3次月经缺失
D. 对自身形象感知错误

9. 用“本我、自我、超我的平衡”来解释异常心理的原因，属于哪种理论模式
A. 心理动力学模式
B. 行为模式
C. 人本主义心理学模式
D. 医学模式

10. 一位护士与患者发生争吵，为此受到批评，出现情绪的不开心以及怕与此患者接触。你认为她有
A. 人格障碍
B. 应激反应
C. 强迫症
D. 抑郁症

二、是非题

1. 小A期中考试成绩不理想，情绪低落持续了一个星期。据此可以判断她是患上了抑郁症。
2. 心理障碍是精神病中的一类疾病。
3. 向焦虑症患者解释病情前应该对患者进行多方面的检查，掌握足够的资料才能让患者确信自己的病情。
4. 抑郁症患者都需要心理治疗或心理咨询，在治疗过程中得到家人、朋友、单位同事的鼓励，并获得社会支持，将对治疗起到积极的促进作用。
5. 性心理障碍是通过一些违反社会习俗的行为来获得性欲满足，从无痛苦的体验。

三、问答题

1. 异常心理的判断标准主要有哪些？
2. 患者男性，42岁，因工作负担过重，近3个月来出现失眠、早醒、食欲下降、兴趣减退、工作能力下降、自感记忆力不如以前，悲泣，郁郁寡欢，有度日如年之感，经常有想死的念头，难以摆脱。你考虑该患者可能的诊断是什么？为什么？
3. 简述最常见的诱发抑郁症的因素。

（肇庆医学高等专科学校　李　敏）

第十章　心理评估与测量技术

第一节　概　　述

一、心理评估的概念

所谓评估是对某一事物质量的评定与估测。在心理咨询和心理治疗过程中，咨询师和治疗师根据观察、晤谈和心理测验等多种方法所获得的信息，对个体某一心理行为所作的全面、系统和深入的客观的评定与估测，称为心理评估。与临床医生和护士根据患者症状、体征和辅助检查结果对患者所作的临床护理诊断相类似，心理评估对于心理咨询和心理治疗的效果具有决定性的影响。心理评估在心理学、医学、教育学、人力资源管理、军事和司法等领域和部门有着十分广泛的用途。

二、心理评估的目的

通过心理评估，主要达到以下目的：①单独或协助做出心理或医学诊断；②指导制订心理障碍或医学疾病的防治措施，估计心理障碍或医学疾病的预后；③作为判断心理咨询和心理治疗效果的指标；④为司法鉴定提供必要的依据；⑤预测个体未来成就，并作为人力资源部门选拔人才的方法；⑥作为医护心理学研究的一种重要手段和方法。

三、作为心理评估工作者的条件

心理评估是一项专业性极强的工作，这是由于心理现象是世界上最复杂的现象，同时心理评估还很容易受主观因素影响，因此，做好心理评估，对心理评估工作者的技术和心理素质都提出了较高的要求。

1. 基本理论知识与操作技能方面　要求心理评估工作者对心理学、病理心理学及其与健康和疾病关系的知识有系统的、全面的、深入的了解，对心理评估理论和操作技巧有较好的掌握，要有丰富的与各种年龄、教育水平、职业性质、社会地位及各种疾病的人交往的经验。

2. 心理素质方面　要求心理评估者本身具备健康的人格，乐于并善于与人交往，愿意助人，尊重人，并具有接纳性。如果不具备这些心理素质，便很难与被试者建立和睦关系，影响心理评估的进行，甚至得到错误的评估结果。在评估过程中，应根据不同被试者的特点，调动他们接受心理评估的动机。例如对儿童被试者不要说是来做检查，而应说“我们一起来做一些游戏”。成人也有“考试焦虑”，有人对测查的目的不明确而抱有“防御心理”，评定者应对测查的目的进行解释，使被试者理解评估的意义。

3. 职业道德方面　心理评估工作者的职业道德归纳起来主要有如下几点：①心理评估必须严肃认真、科学慎重。心理评估工作首先涉及被评估者的切身利益（个体生存发展和健康问题），有时还有法律问题（如司法鉴定等），因此，在评估过程中选择评估方法、实施评估步骤均需要严肃认真；分析评估结果、做出评估结论需要特别慎重，如绝对不要滥用智力测验，更不能给一个儿童轻易下弱智结论。②保守被试者的秘密：心理评估工作会接触被试者的个人隐私，要尊重他们的人格，保守他们的秘密（对他人有危害的，要用适当方式引起他们注意并让他们知道其行为的后果），以免增加他们的痛苦和损失。③管理好心理评估工具：心理评估尤其是心理测验从某种意义上相当于国家考试题，内容不得公开。标准化心理测验如智商测验是受管制的测量工具，只有具有资格者才能独立使用和保存，不允许向无关人员泄露测验内容。

第二节 心理测验

一、心理测验的定义

在标准的情境下，对个人行为样本进行客观分析和描述的一类技术方法称为心理测验。

1. 标准情境　所谓标准情境一是要求所有被试者均用同样的刺激方法来引起他们的反应，也就是测验的实施条件、程序、计分方法和判断结果标准均要统一；二是要求被试者处于最能表现所要测查的心理活动的最佳时期。

2. 行为样本　行为样本是指测验内容。一般情况下，人的心理活动都是通过行为表现出来的，心理测验就是通过测量这些人的行为表现来间接地反映心理活动的规律和特征的。但是，任何一种心理测验都不可能也没有必要测查反映某项心理功能的全部行为，而只是测查其部分有代表性的行为，即取部分代表全体。在编制某种心理测验时，必须考虑测查行为样本的代表性，也就是测试题的代表性。而要获得有代表性的行为样本，关键在于控制影响该行为的诸多因素，再采用许多复杂的测量学方法来筛选行为样本，这一过程称为测验内容标准化过程。心理测验是否编制成功，很大程度上取决于测验内容（行为样本）的代表性。由于只是一个行为样本，即使一个成功编制的心理测验，也难免不在一定范围内出现误差，这种误差大小可通过测验的信度来估计。

3. 结果描述　心理测验的结果描述方法很多，通常分为数量化和划分范畴两类。例如以智力商数（intelligence quotient，IQ）为单位对智力水平进行数量化描述，用记忆商数和损伤指数分别对记忆能力和脑损伤的程度进行数量化描述等。有些心理现象不便数量化，就划分范畴，如正常、可疑或异常等范畴。一般而言，可数量化的结果也可以划分范畴，如智力水平高低也可根据IQ值划分为正常、超常和缺损等。心理测验的各种特殊量数或范畴名称均有一定的涵义，为解释测验结果专用的心理测量学术语。

4. 心理测验工具　如同天平或米尺一样，一种心理测验就有一套相应的工具或器材。一套工具通常包括测验材料和使用手册。测验材料就是测验的内容，通过被试者对其作出的反应来测查他们的心理特征；使用手册则对如何实施测试，如何量化和描述测验结果给予了详细说明，还有该测验的目的、性质和信度、效度等测量学资料的必要介绍等。

二、心理测验的分类

目前，在临床工作中常用的心理测验不过百余种，通常按其目的和功能分为能力测验、人格测验、神经心理测验、临床评定量表和职业咨询测验等。

1. 能力测验　这是心理测验中一大类别，包括智力测验、心理发展量表、适应行为量表及特殊能力测验等。

2. 人格测验　此类测验数量众多，有的用于测查一般人群人格特征，如卡特尔16项人格问卷、艾森克个性问卷等；有的用于测验个体的病理性人格特点，如明尼苏达多相人格调查表等。

3. 神经心理测验　是用于评估正常人和脑损伤患者脑功能状态的心理测验，在脑功能的诊断及脑损伤的康复与疗效评估方面发挥重要的作用。

4. 临床评定量表　临床评定量表是对自己主观感受和他人行为的客观观察进行量化描述的方法。此类量表种类和数目繁多，最早应用于精神科临床，以后推广到其他广泛的临床和研究领域。

5. 职业咨询测验　常用的测验有职业兴趣问卷、性向测验和特殊能力测验等。人格和智力测验也常与这些测验联用，使评估结果更为全面。

三、标准化心理测验的基本特征

只有通过一套标准程序建立测验内容，制订评分标准，固定实施方法，而且具备主要的心理测量学技术指标，并达到了国际上公认的水平，才能称为标准化测验。标准化测验主要技术指标包括：

（一）常模

所谓常模是指某种心理测验在某一人群中测查结果的标准量数，也就是提供一个可比较的标准。某个人在某项测验的结果只有与这一标准比较，才能确定测验结果的实际意义。而这一结果是否正确，在很大程度上取决于常模样本的代表性。

1. 样本　这里指的是标准化常模样本。为了保证常模样本的代表性，一般而言，取样时需考虑影响该测验结果的主要因素如样本的年龄范围、性别、地区、民族、教育程度、职业等，再根据人口资料中这些因素的构成比情况，采用随机抽样方法来获得常模样本。如果样本代表全国的，可制订全国常模，代表某一地区的则建立区域性常模。区域性常模适用范围局限，但对相同区域被试者比全国常模更准确。如果是临床评定量表，常模样本取样还应考虑疾病诊断、病程及治疗等情况。

在使用心理测验时，必须考虑被试者情况与该测验常模样本背景资料相符合的程度。如果不得已使用了不很相应的测验，则在解释测验结果时须持谨慎态度，否则容易得到错误的结论。

2. 常模的一般形式

（1）均数　这是一种常模的普通形式，是标准化样本的平均值。某被试者在测验中的直接得分（粗分或称原始分）与之相比较时，才能确定其成绩的高低。

（2）标准分　原始分的意义非常有限，不具备可比性。如某被试者在算术测验中原始得分为15分（最高分为20分），而在词汇测验中原始得分为40分（最高分为80分），由于这两个测验分数的全距不同，测验分数在常模样本中的离散情况也可能不同，单凭原始分就很难判断该被试者哪项测验成绩更好。另外，原始分在不同年龄或不同群体被试者之间也不具备可比性。而心理测验的基本目的就是比较这两个方面的差异。要实现这一目的，运用标准分是一种较好的手段。标准分形式很多，其共同点都是基于统计学的正态分布理论。因此，采用标准分作为常模形式的基本条件就是测验的分数在常模样本中要呈正态分布。

（3）百分位 也是一种常用的常模形式，其优点是不需要统计学的概念便可理解。一般将成绩差的排列在下，好的在上，计算出常模样本分数的各百分位范围。将被试者的成绩与常模相比较，如果被试者成绩相当百分位为25（P25），说明其成绩相当标准化样本的第25位，也就是说样本中25％的成绩在他之下（或一样），75％在他之上，依此类推。

（4）划界分 在筛选测验和临床评定量表中常用。如教育领域用100分制时，60分为及格，即划界分。一般入学考试的划界分常因考生人数和录取人数而异。在神经心理测验中，将正常人与患者的测验成绩比较，设立划界分来判断有无脑损伤。如果某测验对诊断脑损伤敏感，说明划界分有效，异常诊断的假阴性人数就很少，正常诊断的假阳性也很少。如果不敏感，则假阳性或假阴性的比率增加。

（5）比率（或商数） 这类常模形式也较常用，如神经心理测验中的损伤指数就是一种比率常模形式，也就是划入异常的测验除以被测的测验数；在离差智商出现之前，心理学家早就使用比率智商。商数常模形式在发展量表中目前使用较多。

以上是通用常模形式，另外还有各种性质的常模。如年龄常模（按年龄分组建立的）、性别、区域和各种疾病诊断的常模。从可比性看，常模越特异，测验越有效；从适应性讲，则以通用常模使用方便。

（二）信度

指测验分数的可靠性，通过对测验分数测量误差的计算来估计。在测量学上，测验信度就是估计误差在测验分数总方差中所占的比例。测验误差在编制测验和实施测验中均可产生，包括内容抽样误差，即编制测验时筛选有代表性行为样本的抽样误差；时间抽样误差，即同一名被试者在不同时间接受同一种测验测查时所产生的误差；评分者误差，即同一份测验结果由不同的人评分，由于各人掌握的评分标准差异所产生的误差。估计不同的误差可采用不同的计算方法，主要有如下几种：

1. 分半信度 将一套测验的各项目按难度排序，再按项目的奇、偶数序号分成两半，对其所测结果进行相关分析，用于评价内容抽样误差。

2. 正副本相关 有的测验同时编制了平行的正副本，将同一组被试者的两套结果进行相关分析，也是评价测验内容误差的一种量数。

3. 重测信度 对同一组被试者在两次不同时间作同一套测验所得结果进行相关分析，评价时间抽样误差。

信度检验结果用信度系数表示，其数值在－1.0～＋1.0之间。其绝对值越接近1.0，表明误差越小，测验结果越可靠；绝对值越接近0，表明误差越大，测验结果越不可靠。通常，能力测验的信度要求0.80以上，人格测验的信度要求0.70以上。

（三）效度

指测验结果的有效性，即某种测验是否测查到所要测查的内容，在何种程度上测查了所要测查的内容。如一个智力测验，若测验结果表明的确测得了被试者的智力，而且测准了被试者智力水平，那么这个测验的效度就好，反之则不好。同信度检验一样，效度检验也有多种方法：

1. 关联效度 用于系统评估测验项目反映所测量内容的程度，即测验的行为取样是否能代表所测量的心理功能及代表的程度。通常通过专家评审的方法进行，主要在设计项目时考虑这一指标。

2. 效标关联效度　用来检验所编制的测验是否能预测被试者在特定情境中的行为表现，其关键之处是合理地选择效标。例如，智力测验常选用学业成绩作为效标，临床评定量表常选用临床诊断指标作为效标等。

3. 结构关联效度　反映编制的测验所依据理论的程度。例如编制了一个智力测验，必定有关智力理论，那么该测验反映所依据的智力理论程度，可用结构效度检验。因素分析是结构效度检验的最常用的方法。

（四）心理测验的选择原则与合理使用

心理测验的种类很多，临床工作者如何选用测验是很重要的。选择原则如下：

（1）根据临床或科研工作的不同目的，如心理诊断、协助疾病诊断、疗效比较、预后评价、心理能力鉴定等，选择测验种类，或组合多种测验来满足不同的要求。

（2）选择常模样本能代表被试者条件的测验，比如被试者年龄、教育程度、心理特点、居住区域等必须符合该测验的常模样本的要求。

（3）优先选用标准化程度高的测验及有结构的测验。

（4）选用国外引进的测验时，应尽可能选择经过我国修订和再标准化的测验。

（5）主试者应选用自己熟悉和具有使用经验的测验。

为了使心理测验在应用中发挥最大的效用，合理使用心理测验应注意如下几点：①心理测验的方法至今并未达到完美程度，应防止滥用心理测验。只有在临床诊断、治疗或作出决策方面的确需要时，才进行心理测验。②阅读心理测验报告的临床工作者也要学习心理学和心理测验知识，提高自己综合分析被试者有关资料的能力，从而对心理测验结果作出符合实际情况的判断。③注意选择实施测验的时机，如未建立良好协调关系时，暂时不宜进行测查。

第三节　常用心理测验

一、智力测验

智力测验是评估个人一般能力的方法，它是根据有关智力概念和智力理论经标准化过程编制而成。智力测验在临床上用途很广，不仅在研究智力水平，而且在研究其他病理情况（如神经心理）时都是不可缺少的工具。临床上多用个别智力测验，教育领域和某些研究也用团体智力测验。

（一）智商

智商（IQ）是智力测验结果的量化单位，用于衡量个体智力发展水平的一种指标。

1. 比率智商　比率智商计算方法为：IQ＝MA/CA×100（MA为智龄，指智力所达到的年龄水平，即在智力测验上取得的成绩；CA为实龄，指测验时的实际年龄；设定MA与CA相等时为100）。例如，某儿童智力测验的MA为10，而其CA为8，那么其IQ为125，说明该儿童比同龄儿童的平均能力高。如果MA为9，CA为10，IQ为90，说明该儿童比同龄儿童平均能力低。比率智商有一定局限性，它是建立在智力水平与年龄成正比的基础上，实际上到一定年龄后，智力发展稳定在一定水平，呈平台状态，此后随着年龄增加，智力便开始下降。因此，比率智商适用最高实际年龄限制在 15 岁或者 16 岁。

2. 离差智商 为了解决上述问题，Wechsler 提出了离差智商。它是用统计学的标准分概念来计算智商，表示被试者的成绩偏离同年龄组平均成绩的距离（以标准差为单位），每个年龄组 IQ 均值为 100，标准差为 15。计算公式为 IQ＝100＋15（$X—x$）/SD。公式中 x 为样本成绩的均数，X 为被试者的成绩，SD 为样本成绩的标准差，（$X—x$）/SD 是标准分（Z）计算公式。离差智商实际上不是一个商数，当被试者得到的 IQ 为 100 时，表示他的智力水平恰好处于平均位置。如 IQ 为 115，则高于平均智力的一个标准差，为中上智力水平；IQ 是 85，则表示低于平均智力的一个标准差，为中下智力水平。离差智商克服了比率智商计算受年龄限制的缺点，已成为通用的智商计算方法。

（二）韦氏智力量表

韦氏智力量表含 11 个分测验，其中 6 个分测验组成言语量表，5 个分测验组成操作量表。各分测验及其功能如下：

1. 知识测验（I） 由一些常识（包括历史、天文、地理、文学、自然等）组成，可测量知识及兴趣范围和长时记忆等能力。

2. 领悟测验（C） 由一些有关社会价值观念、社会习俗和法规理由等问题所组成，可测量对社会的适应程度，尤其是对伦理道德的判断能力。

3. 算术测验（A） 由一些心算题组成。测量对数的概念、数的操作能力（加减乘除），同时可测量注意力、解决问题的能力。

4. 相似性测验（S） 找出两物（名词）的共同性，测量抽象概括能力。

5. 背数（数字广度）测验（D） 分顺背数和倒背数两种。测量短时记忆和注意力。

6. 词汇测验（V） 给一些词下定义，测量词语理解和表达能力。

7. 数字符号（译码）测验（SD） 1～9 个数字下面有相应的规定符号，要求被试者按此规定在一些数字下面填所缺的符号。测量手-眼协调、注意力集中能力和操作速度。

8. 填图测验（PC） 有一系列图片，每张图缺少一个最重要的部分，要求指出所缺部分的名称和所在部位。测量视觉辨别能力、对组成物体要素的认识能力以及扫视后迅速抓住缺点的能力。

9. 积木图案测验（BD） 用红白两色的立方体木块复制平面图案。测量空间知觉、视觉分析综合能力。

10. 图片排列测验（PA） 调整一些散乱图片的顺序使之成为有意义的故事。测量逻辑联想、部分与整体的关系以及思维灵活性。

11. 拼物测验（OA） 将某个物体的碎片复原。测量想象力、抓住线索的能力以及手-眼协调能力。

完成全部项目测试后，分别查相应的换算表，可得到各分测验量表分数及三种智商。分测验量表分数反映各所代表的心理功能情况，而全量表智商可代表被试者的总智力水平，言语智商代表言语智力水平，操作智商代表操作智力水平。根据对各分测验因素分析结果发现韦氏智力量表的三因素智力结构，即言语理解因素（A 因素）、知觉组织因素（B 因素）和记忆/注意因素（C 因素）。言语量表大多负荷 A 因素，操作量表大多负荷 B 因素，算术、背数和数字符号分测验负荷 C 因素。对被试者作智力诊断时，不仅根据三种智商的水平，而且还要比较言语智商与操作智商的关系，以及分析各分测验量表分数剖析图等做出判断和评价。

二、人格测验

评估个体人格的技术和方法很多，包括观察、晤谈、行为评定量表、问卷法和投射测验等。每一种人格理论都假定个别差异的存在，并假定这些差异是可以测量的。最常用的人格测验方法为问卷法和投射法。问卷法也称为自陈量表，临床常用的人格自陈量表有明尼苏达多相人格调查表、艾森克人格问卷、卡特尔 16 项人格因素问卷等；常用的投射测验有洛夏墨迹测验和主题统觉测验等。

(一) 明尼苏达多相人格调查表

明尼苏达多相人格调查表（Minnesota multiphase personality inventory，MMPI）于 1940 年编制而成，最初是想编制一套对精神病有鉴别作用的辅助调查表，后来发展为人格测验。该量表问世以来，应用非常广泛，在美国出版的《心理测验年鉴》第 9 版（1985 年）中为最常用的人格测验。1989 年完成了 MMPI 的修订工作，称 MMPI-2。我国宋维真等完成了 MMPI 修订工作，并已制订了全国常模，MMPI-2 已引入我国。MMPI 适用于 16 岁以上至少有 6 年以上教育年限者。MMPI-2 提供了成人和青少年常模，可用于 13 岁以上青少年和成人。既可个别施测，也可团体测查。MMPI 共有 566 个自我陈述形式的题目，其中 1～399 题是与临床有关的，其他属于一些研究量表，题目内容范围很广，包括身体各方面的情况、精神状态、家庭、婚姻、宗教、政治、法律、社会等方面的态度和看法。被试者根据自己的实际情况对每个题目作出“是”与“否”的回答，若确定不能判定则不作答。根据被试者的回答情况进行量化分析，也可作出人格剖面图。除了手工分析方法，现在还出现多种计算机辅助分析和解释系统。在临床工作中，MMPI 常用 4 个效度量表和 10 个临床量表。

1. 效度量表

（1）疑问（Q） 被试者不能回答的题目数，如超过 30 个题目以上，测验结果不可靠。

（2）掩饰（L） 测量被试者对该调查的态度。高分反映防御、天真、思想单纯等。

（3）效度（F） 测量任意回答倾向。高分表示任意回答、诈病或确系偏执。

（4）校正分（K） 是测量过分防御或不现实倾向。高分表示被试者对测验持防卫态度。

正常人群中回答是或否的几率大致为 50/50，只有在故意装好或装坏时才会出现偏向。因此对一些量表（Hs、PD、Pt、SC、Ma）加一定的 K 分，以校正这种倾向。

2. 临床量表

（1）疑病量表 测量被试者疑病倾向及对身体健康的不正常关心。高分表示被试者有许多身体上的不适、不愉快、自我中心、敌意、需求、寻求注意等。

（2）抑郁量表 测量情绪低落、焦虑问题。高分表示情绪低落，缺乏自信，自杀观念，有轻度焦虑和激动。

（3）癔病量表 测量被试者对心身症状的关注和敏感，自我中心等特点。高分反映被试者自我中心、自大、自私、期待别人给予更多的注意和爱抚，对人的关系是肤浅、幼稚的。

（4）精神病态性偏倚量表 测量被试者的社会行为偏离特点。高分反映被试者脱离一般社会道德规范，无视社会习俗，社会适应差，冲动，敌意，具有攻击性倾向。

（5）男子气或女子气量表 测量男子女性化、女子男性化倾向。男性高分反映敏感、爱美、被动等女性倾向，女性高分反映粗鲁、好攻击、自信、缺乏情感、不敏感等男性化倾向。

(6) 妄想量表 测量被试者是否具有病理性思维。高分提示被试者常表现多疑、过分敏感，甚至有妄想存在，平时的思维方式就是容易指责别人而很少内疚，有时可表现为强词夺理、敌意、愤怒、甚至侵犯他人。

(7) 精神衰弱量表 测量精神衰弱、强迫、恐怖或焦虑等神经症特点。高分提示有强迫观念、严重焦虑、高度紧张、恐怖等反应。

(8) 精神分裂症量表 测量思维异常和古怪行为等精神分裂症的临床特点。高分提示被试者行为退缩、思维古怪，可能存在幻觉妄想、情感不稳。

(9) 躁狂症量表 测量情绪紧张、过度兴奋、夸大、易激惹等轻躁狂症的特点。高分反映被试者联想过多、过快，夸大而情绪高昂，易激惹，活动过多，精力过分充沛，乐观，无拘束等特点。

(10) 社会内向量表 测量社会化倾向。高分提示被试者性格内向，胆小退缩，不善社交活动，过分自我控制等；低分反映外向。

3. 结果和应用 各量表结果采用 T 分形式，可在 MMPI 剖析图上标出。一般某量表 T 分高于 70 则认为该量表存在所反映的精神病理症状，比如抑郁量表（D）I>70 认为被试者存在抑郁症状。但在具体分析时应综合各量表 T 分高低情况来解释。例如精神病患者往往是 D、PD、P 和 S 分高，神经症病患者往往是 Hs、D、Hy 和 Pt 分高。

MMPI 应用十分广泛，主要用于病理心理的研究。在精神医学中主要用于协助临床诊断，在心身医学领域用于多种心身疾病如冠心病、癌症等患者的人格特征研究，在行为医学中用于行为障碍的人格特征研究，在心理咨询和心理治疗中也采用 MMPI 评估来访者的人格特点及心理治疗效果评价等，现在还用于司法鉴定领域。

（二）艾森克人格问卷

艾森克人格问卷（Eysenck personality questionnaire，EPQ）是由英国 Eysenck H. J. 根据其人格三个维度的理论，于 1975 年在其 1952 年和 1964 年两个版本基础上增加而成，在国际上被广泛应用。EPQ 成人问卷适用于测查 16 岁以上的成人，儿童问卷适用于 7～15 岁儿童。国外 EPQ 儿童版有 97 项，成人版有 101 项。我国龚耀先修订的成人版和儿童版均有 88 项；陈仲庚修订的成人版有 85 项。EPQ 由三个人格维度和一个效度量表组成。

1. 神经质（N）维度 测查情绪稳定性。高分反映易焦虑、抑郁和较强烈的情绪反应倾向等特征。

2. 内-外向（E）维度 测查内向和外向人格特征。高分反映个性外向，具有好交际、热情、冲动等特征，低分则反映个性内向，具有好静、稳重、不善言谈等特征。

3. 精神质（P）维度 测查一些与精神病理有关的人格特征。高分反映可能具有孤独、缺乏同情心、不关心他人、难以适应外部环境、好攻击、与别人不友好等特征；也可能具有与众极其不同的人格特征。

4. 掩饰（L）量表 测查朴实、遵从社会习俗及道德规范等特征。在国外，高分表明掩饰、隐瞒，但在我国 L 分高的意义仍未十分明了。

EPQ 结果采用标准 T 分表示，根据各维度 T 分高低判断人格倾向和特征。还将 N 维度和 E 维度组合，进一步分出外向稳定（多血质）、外向不稳定（胆汁质）、内向稳定（黏液质）、内向不稳定（抑郁质）四种人格特征，各型之间还有移行型。EPQ 为自陈量表，实施方便，有时也可作团体测验，在我国是临床应用最为广泛的人格测验。

（三）洛夏墨迹测验

洛夏墨迹测验是现代心理测验中最主要的投射测验，也是研究人格的一种重要方法。所谓投射测验，通常是指观察个体对一些模糊的或者无结构材料所作出的反应，通过被试者的想象而将其心理活动从内心深处暴露或投射出来的一种测验，从而使检查者得以了解被试者的人格特征和心理冲突。洛夏 1921 年设计和出版该测验，目的是为了临床诊断，对精神分裂症与其他精神病作出鉴别，也用于研究感知觉和想象能力。1940 年以后，洛夏墨迹测验才被作为人格测验在临床上得到了广泛应用。1990 年龚耀先完成了该测验修订工作，现已有我国正常人的常模。

洛夏墨迹测验材料由 10 张结构模棱两可的墨迹图组成，其中 5 张全为黑色，2 张是黑色和灰色图外加了红色墨迹，另 3 张全为彩色。测试时将 10 张图片一张一张地交给被试者，要他说出在图中看到了什么，不限时间，尽可能多地说出来，也不限制回答数目，一直到没有回答时再换另一张，每张均如此进行，这一阶段称联想阶段；看完 10 张图后，再从头对每一回答询问一遍，问被试者看到的是整图还是图中的哪一部分，问为什么说这些部位像他所说的内容，并将所指部位和回答的原因均记录下来，这一阶段称询问阶段。然后进行结果分析和评分。美国于 1974 年建立了洛夏墨迹测验结果综合分析系统，目前常用于正常和病理人格的理论和临床研究。

虽然洛夏墨迹测验结果主要反映了个人人格特征，但也可得出对临床诊断和治疗有意义的精神病理指标，主要有抑郁指数、精神分裂症指数、自杀指数、应付缺陷指数及强迫方式指数等，这些病理指数都是经验性的，但在临床上很有作用。例如抑郁指数，对成年人可帮助诊断抑郁症，精神分裂症指数则对精神分裂症诊断很有帮助。

洛夏墨迹测验在临床上是一个很有价值的测验，但其计分和解释方法复杂，经验性成分多，主试者需要长期的训练和经验才能逐渐正确掌握。

三、评定量表

评定量表是临床心理评估和研究的常用方法。包括反映心理健康状况的症状评定量表，与心理应激有关的生活事件量表、应对方式量表和社会支持等量表等。评定量表具有数量化、客观、可比较和简便易用等特点。

（一）症状评定量表

1. 90 项症状自评量表（symptom check list 90，SCL-90） 由 90 个反映常见心理症状的项目组成（见附表），从中分出 10 个症状因子，用于反映有无各种心理症状及其严重程度。每个项目后按“没有、很轻、中等、偏重、严重”等级以 1～5（或 0～4）5 级选择评分，由被试者根据自己最近的情况和体会对各项目选择恰当的评分。总分：将所有项目评分相加，即得到总分。阳性项目数：大于或等于 2（或 1）的项目数。因子分：将各因子的项目评分相加得因子粗分，再将因子粗分除以因子项目数，即得到因子分。根据总分、阳性项目数、因子分等评分结果情况，判定是否有阳性症状、心理障碍，或是否需进一步检查。因子分越高，反映症状越多，障碍越明显。

10 个因子的定义、项目数及其含义：①躯体化：1、4、12、27、40、42、48、49、52、53、56、58，共 12 项，主要反映主观的身体不舒适感。②强迫：3、9、10、28、38、45、46、51、55、65，共 10 项，主要反映强迫症状。③人际敏感：6、21、34、36、37、41、

61、69、73，共9项，主要反映个人的不自在感和自卑感。④抑郁：5、14、15、20、22、26、29、30、31、32、54、71、79，共13项，主要反映抑郁症状。⑤焦虑：2、17、23、33、39、57、72、78、80、86，共10项，主要反映焦虑症状。⑥敌意：11、24、63、67、74、81，共6项，主要反映敌对表现。⑦恐怖：13、25、47、50、70、75、82，共7项，主要反映恐怖症状。⑨妄想：8、18、43、68、76、83，共6项，主要反映猜疑和关系妄想等精神症状。⑩精神病性：7、16、35、62、77、84、85、87、88、90，共10项，主要反映幻听、被控制感等精神分裂症症状。附加项：包括19、44、59、60、64、66、89，共7项，主要反映睡眠和饮食情况。

附：90项症状自评量表（SCL-90）

指导语：以下表格中列出了有些人有的问题，请仔细地阅读每一条，然后根据最近1周内，下述情况影响您的实际感觉，在5个方格中选择一格，打一个钩。

序号	问题	没有 1	很轻 2	中等 3	偏重 4	严重 5
1	头痛	□	□	□	□	□
2	神经过敏，心中不踏实	□	□	□	□	□
3	头脑中有不必要的想法或字句盘旋	□	□	□	□	□
4	头晕或晕倒	□	□	□	□	□
5	对异性的兴趣减退	□	□	□	□	□
6	对旁人求全责备	□	□	□	□	□
7	感到别人能控制您的思想	□	□	□	□	□
8	责怪别人制造麻烦	□	□	□	□	□
9	忘性大	□	□	□	□	□
10	担心自己的衣饰整齐及仪态的端正	□	□	□	□	□
11	容易烦恼和激动	□	□	□	□	□
12	胸痛	□	□	□	□	□
13	害怕空旷的场所或街道	□	□	□	□	□
14	感到自己的精力下降，活动减慢	□	□	□	□	□
15	想结束自己的生命	□	□	□	□	□
16	听到旁人听不到的声音	□	□	□	□	□
17	发抖	□	□	□	□	□
18	感到大多数人都不可信任	□	□	□	□	□
19	胃口不好	□	□	□	□	□
20	容易哭泣	□	□	□	□	□
21	同异性相处时感到害羞、不自在	□	□	□	□	□

序号	问题	没有 1	很轻 2	中等 3	偏重 4	严重 5
22	感到受骗，中了圈套或有人想抓住您	□	□	□	□	□
23	无缘无故地突然感到害怕	□	□	□	□	□
24	自己不能控制地大发脾气	□	□	□	□	□
25	怕单独出门	□	□	□	□	□
26	经常责怪自己	□	□	□	□	□
27	腰痛	□	□	□	□	□
28	感到难以完成任务	□	□	□	□	□
29	感到孤独	□	□	□	□	□
30	感到苦闷	□	□	□	□	□
31	过分担忧	□	□	□	□	□
32	对事物不感兴趣	□	□	□	□	□
33	感到害怕	□	□	□	□	□
34	您的感情容易受到伤害	□	□	□	□	□
35	旁人能知道您的私下想法	□	□	□	□	□
36	感到别人不理解您、不同情您	□	□	□	□	□
37	感到人们对您不友好，不喜欢您	□	□	□	□	□
38	做事必须做得很慢以保证做得正确	□	□	□	□	□
39	心跳得很厉害	□	□	□	□	□
40	恶心或胃部不舒服	□	□	□	□	□
41	感到比不上他人	□	□	□	□	□
42	肌肉酸痛	□	□	□	□	□
43	感到有人在监视您、谈论您	□	□	□	□	□
44	难以入睡	□	□	□	□	□
45	做事必须反复检查	□	□	□	□	□
46	难以做出决定	□	□	□	□	□
47	怕乘电车、公共汽车、地铁或火车	□	□	□	□	□
48	呼吸有困难	□	□	□	□	□
49	一阵阵发冷或发热	□	□	□	□	□
50	因为感到害怕而避开某些东西、场合或活动	□	□	□	□	□
51	脑子变空了	□	□	□	□	□
52	身体发麻或刺痛	□	□	□	□	□
53	喉咙有梗塞感	□	□	□	□	□
54	感到前途没有希望	□	□	□	□	□
55	不能集中注意力	□	□	□	□	□

序号	问题	没有 1	很轻 2	中等 3	偏重 4	严重 5
56	感到身体的某一部分软弱无力	□	□	□	□	□
57	感到紧张或容易紧张	□	□	□	□	□
58	感到手或脚发重	□	□	□	□	□
59	想到死亡的事	□	□	□	□	□
60	吃得太多	□	□	□	□	□
61	当别人看着您或谈论您时感到不自在	□	□	□	□	□
62	有一些不属于您自己的想法	□	□	□	□	□
63	有想打人或伤害他人的冲动	□	□	□	□	□
64	醒得太早	□	□	□	□	□
65	必须反复洗手、点数	□	□	□	□	□
66	睡得不稳、不深	□	□	□	□	□
67	有想摔坏或破坏东西的想法	□	□	□	□	□
68	有一些别人没有的想法	□	□	□	□	□
69	感到对别人神经过敏	□	□	□	□	□
70	在商店或电影院等人多的地方感到不自在	□	□	□	□	□
71	感到任何事情都很困难	□	□	□	□	□
72	一阵阵恐惧或惊恐	□	□	□	□	□
73	感到在公共场合吃东西很不舒服	□	□	□	□	□
74	经常与人争论	□	□	□	□	□
75	单独一人时神经很紧张	□	□	□	□	□
76	别人对您的成绩没有做出恰当的评价	□	□	□	□	□
77	即使和别人在一起也感到孤单	□	□	□	□	□
78	感到坐立不安、心神不定	□	□	□	□	□
79	感到自己没有什么价值	□	□	□	□	□
80	感到熟悉的东西变成陌生或不像是真的	□	□	□	□	□
81	大叫或摔东西	□	□	□	□	□
82	害怕会在公共场合晕倒	□	□	□	□	□
83	感到别人想占您的便宜	□	□	□	□	□
84	为一些有关性的想法而很苦恼	□	□	□	□	□
85	您认为应该因为自己的过错而受到惩罚	□	□	□	□	□
86	感到要很快把事情做完	□	□	□	□	□
87	感到自己的身体有严重问题	□	□	□	□	□
88	从未感到和其他人很亲近	□	□	□	□	□
89	感到自己有罪	□	□	□	□	□
90	感到自己的脑子有毛病	□	□	□	□	□

2. 抑郁自评量表（self-rating depression scale，SDS） 抑郁自评量表（SDS）由 20 个与抑郁症状有关的条目组成。用于反映有无抑郁症状及其严重程度。适用于抑郁症状的成人，也可用于流行病学调查。

评分：每项问题后有 1～4 四级评分选择：1-很少有该项症状，2-有时有该项症状，3-大部分时间有该项症状，4-绝大部分时间有该项症状。但项目 2、5、6、11、12、14、16、17、18、20 为反评题，按 4～1 计分。由被试者按照量表说明进行自我评定，依次回答每个条目。

总分：将所有项目得分相加，即得到总分。总分超过 41 分可考虑筛查阳性，即可能有抑郁存在，需进一步检查。抑郁严重指数＝总分/80。抑郁严重指数范围为 0.25～1.0，越高，反映抑郁程度越严重。

附：Zung 抑郁自评量表（SDS）

指导语：下面有 20 条文字，请仔细阅读每一条，把意思弄明白。然后根据您最近 1 周的实际情况在每一条文字后的适当方格里打钩。

问题	1	2	3	4
1. 我觉得闷闷不乐，情绪低沉	□	□	□	□
2. 我觉得一天之中早晨最好	□	□	□	□
3. 我一阵阵哭出来或觉得想哭	□	□	□	□
4. 我晚上睡眠不好	□	□	□	□
5. 我吃得跟平常一样多	□	□	□	□
6. 我与异性密切接触时和以往一样感到愉快	□	□	□	□
7. 我发觉我的体重在下降	□	□	□	□
8. 我有便秘的苦恼	□	□	□	□
9. 我心跳比平时快	□	□	□	□
10. 我无缘无故地感到疲乏	□	□	□	□
11. 我的头脑跟平常一样清楚	□	□	□	□
12. 我觉得经常做的事情并没有困难	□	□	□	□
13. 我觉得不安而平静不下来	□	□	□	□
14. 我对将来抱有希望	□	□	□	□

问题	1	2	3	4
15. 我比平常容易生气激动	□	□	□	□
16. 我觉得作出决定是容易的	□	□	□	□
17. 我觉得自己是个有用的人，有人需要我	□	□	□	□
18. 我的生活过得很有意思	□	□	□	□
19. 我认为我死了别人会生活得好些	□	□	□	□
20. 平常感兴趣的事我仍然感兴趣	□	□	□	□

3. 焦虑自评量表（self-rating anxiety scale，SAS） SAS由20个与焦虑症状有关的条目组成。用于反映有无焦虑症状及其严重程度。适用于焦虑症状的成人，也可用于流行病学调查。

评分：每项问题后有1～4四级评分选择：1-很少有该项症状，2-有时有该项症状，3-大部分时间有该项症状，4-绝大部分时间有该项症状。但项目5、9、13、17、19为反评题，按4～1计分。由被试者按量表说明进行自我评定，依次回答每个条目。

总分：将所有项目评分相加，即得到总分。总分超过40分可考虑筛查阳性，即可能有焦虑存在，需进一步检查。分数越高，反映焦虑程度越严重。

附：Zung焦虑自评量表（SAS）

指导语：下面有20条文字，请仔细阅读每一条，把意思弄明白。然后根据您最近1周的实际情况在每一条文字后的适当方格里打钩。

问题	1	2	3	4
1. 我感到比往常更加神经过敏和焦虑	□	□	□	□
2. 我无缘无故地感到担心	□	□	□	□
3. 我容易心烦意乱或感到恐慌	□	□	□	□
4. 我感到我的身体好像被分成几块，支离破碎	□	□	□	□
5. 我感到事事都很顺利，不会有倒霉的事情发生	□	□	□	□
6. 我的四肢抖动和震颤	□	□	□	□
7. 我因头痛、颈痛和背痛而烦恼	□	□	□	□
8. 我感到无力且容易疲劳	□	□	□	□
9. 我感到很平静，能安静坐下来	□	□	□	□

问题	1	2	3	4
10. 我感到我的心跳较快	□	□	□	□
11. 我因阵阵的眩晕而不舒服	□	□	□	□
12. 我有阵阵要昏倒的感觉	□	□	□	□
13. 我呼吸时进气和出气都不费力	□	□	□	□
14. 我的手指和脚趾感到麻木和刺痛	□	□	□	□
15. 我因胃痛和消化不良而苦恼	□	□	□	□
16. 我必须时常排尿	□	□	□	□
17. 我的手总是温暖而干燥	□	□	□	□
18. 我觉得脸发烧发红	□	□	□	□
19. 我容易入睡，晚上休息很好	□	□	□	□
20. 我做噩梦	□	□	□	□

（二）与应激和应对有关的评定量表

1. 生活事件量表（LES） 国内外有多种生活事件量表。这里介绍由杨得森、张亚林编制的生活事件量表。该量表由48个我国较常见的生活事件组成，包括三个方面的问题，即家庭生活方面（28个）、工作学习方面（13个）、社交及其他方面（7个），另外有2个空白项目，供被试者填写已经经历而表中并未列出的某些事件。

LES是自评量表，由被试者自己填写。填写者须仔细阅读和领会指导语，然后逐条一一过目。根据调查者的要求，将某一时间范围内（通常为1年内）的事件进行记录。对于表中已列出但并未经历的事件也应注明“未经历”，不留空白，以防遗漏。然后，由填写者根据自身的实际感受而不是按常理或伦理观念去判断那些经历过的事件对本人来说是好事或是坏事，影响程度如何，影响持续的时间有多久。影响程度分为5级，从毫无影响到影响极大分别计0、1、2、3、4分；影响持续时间分3个月内、半年内、1年内、1年以上4个等级，分别计1、2、3、4分。

统计指标为生活事件刺激量，计算方法如下：

（1）单项事件刺激量 该事件影响程度分×该事件持续时间分×该事件发生次数。

（2）正性事件刺激量 为全部好事刺激量之和。

（3）负性事件刺激量 为全部坏事刺激量之和。

（4）生活事件总刺激量 为正性事件刺激量＋负性事件刺激量。

生活事件刺激量越高，反映个体承受的精神压力越大。负性事件刺激量的分值越高，对心身健康的影响越大；正性事件的意义尚待进一步的研究。

附：生活事件量表（LES）

指导语：下面是每个人都有可能遇到的一些日常生活事件，究竟是好事还是坏事，可根据个人情况自行判断。这些事件可能对个人有精神上的影响（体验为紧张、压力、兴奋或苦恼等），影响的轻重程度是各不相同的，影响持续的时间也不一样。请您根据自己的情况，实事求是地回答下列问题，填表不记姓名，完全保密，请在最合适的答案上打钩。

生活事件名称	事件发生时间				性质		精神影响程度					影响持续时间				备注
	未发生	1年前	1年内	长期性	好事	坏事	无影响	轻度	中度	重度	极重	3个月内	半年内	1年内	1年以上	
举例：房屋拆迁	✓				✓		✓						✓			
家庭有关问题																
1. 恋爱或订婚																
2. 恋爱失败、破裂																
3. 结婚																
4. 自己（爱人）怀孕																
5. 自己（爱人）流产																
6. 家庭增添新成员																
7. 与爱人父母不和																
8. 夫妻感情不好																
9. 夫妻分居（因不和）																
10. 夫妻两地分居（工作需要）																
11. 性生活不满或独身																
12. 配偶一方有外遇																
13. 夫妻重归于好																
14. 超指标生育																
15. 本人（爱人）做绝育手术																
16. 配偶死亡																
17. 离婚																
18. 子女升学（就业）失败																
19. 子女管理困难																
20. 子女长期离家																
21. 父母不和																
22. 家庭经济困难																
23. 欠债500元以上																
24. 经济情况显著改善																
25. 家庭成员重病、重伤																
26. 家庭成员死亡																

生活事件名称	事件发生时间				性质		精神影响程度					影响持续时间				备注
	未发生	1年前	1年内	长期性	好事	坏事	无影响	轻度	中度	重度	极重	3个月内	半年内	1年内	1年以上	
27. 本人重病或重伤																
28. 住房紧张																
工作学习中的问题																
29. 待业、无业																
30. 开始就业																
31. 高考失败																
32. 扣发奖金或罚款																
33. 突出的个人成就																
34. 晋升、提级																
35. 对现职工作不满意																
36. 工作学习压力大（如成绩不好）																
37. 与上级关系紧张																
38. 与同事、邻居不和																
39. 第一次远走他乡异国																
40. 生活规律重大变动（饮食、睡眠规律改变）																
41. 本人退离休或未安排具体工作																
社交与其他问题																
42. 好友重病或重伤																
43. 好友死亡																
44. 被人误会、错怪、诬告、议论																
45. 介入民事法律纠纷																
46. 被拘留、受审查																
47. 失窃、财产损失																
48. 意外惊吓、事故、自然灾害																
如果您还经历过其他的生活事件，请依次填写																
49.																
50.																

2. 特质应对方式问卷　应对是心理应激过程的重要中介因素，与应激事件性质以及应激结果均有关系。近 10 年来应对方式受到广泛的重视，出现许多应对方式量表，特质应对方式问卷（trait coping style questionnaire，TCSQ）是其中之一。

特质应对方式问卷是自评量表，由 20 条反映应对特点的项目组成，包括两个方面，即积极应对与消极应对（各含 10 个条目），用于反映被试者面对困难挫折时的积极与消极的态度和行为特征。被试者根据自己大多数情况时的表现逐项填写。各项目答案从“肯定是”到“肯定不是”采用 5、4、3、2、1 五级评分。

（1）积极应对分 将条目 1，3，5，8，9，11，14，15，18，20 的评分累加，即得积极应对分。一般人群的平均分为 30.22±8.72，分数高，反映积极应对特征明显。

（2）消极应对分 将条目 2，4，6，7，10，12，13，16，17，19 的评分累加，即得消极应对分。一般人群的平均分为 23.58±8.41，分数高，反映消极应对特征明显。

实际应用中，消极应对特征的病因学的意义大于积极应对。

附：特质应对方式问卷（TCSQ）

指导语：当您遇到平日里的各种困难或不愉快时（也就是遇到各种生活事件时），您往往是如何对待的？回答从“肯定是”到“肯定不是”采用 5，4，3，2，1 五级评分。“肯定是”选择 5，“肯定不是”选择 1。

1. 能尽快地将不愉快忘掉
2. 陷入对事件的回忆和幻想之中而不能摆脱
3. 当作事情根本未发生过
4. 易迁怒于别人而经常发脾气
5. 通常向好的方面想，想开些
6. 不愉快的事很容易引起情绪波动
7. 将情绪压在心底里不表现出来，但又忘不掉
8. 通常与类似的人比较，就觉得算不了什么
9. 将消极因素化为积极因素，例如参加活动
10. 遇到烦恼的事很容易想悄悄地哭一场
11. 旁人很容易使你重新高兴起来
12. 如果与人发生冲突，宁可长期不理对方
13. 对重大困难往往举棋不定，想不出办法
14. 对困难和痛苦能很快适应
15. 相信困难和挫折可以锻炼人
16. 在很长的时间里回忆所遇到的不愉快事情
17. 遇到难题往往责怪自己无能而怨恨自己
18. 认为天底下没有什么大不了的事
19. 遇到苦恼事喜欢一个人独处
20. 通常以幽默的方式化解尴尬局面

（三）A 型行为类型评定量表

A 型行为类型评定量表有多种。这里介绍国内张伯源主持修订的，适合我国的 A 型行为类型评定量表。该问卷由 60 个条目组成，包括三部分：TH（time hurry）25 题，反映时间匆忙感、时间紧迫感和做事快等特征；CH（competitive，hostility）25 题，反映争强好胜、敌意和缺乏耐性等特征；L（lie）10 题，为回答真实性检测题。由被试者根据自己的实际情况填写问卷。在每个问题后，符合时答“是”，不符合时回答“否”。

TH 的 25 题中，第 2、3、6、7、10、11、19、21、22、26、29、34、38、40、42、44、46、50、53、55、58 题答“是”和第 14、16、30、54 题答“否”的每题计 1 分。

CH 的 25 题中，第 1、5、9、12、15、17、23、25、27、28、31、32、35、39、41、47、57、59、60 题答“是”和第 4、18、36、45、49、51 题答“否”的每题计 1 分。

L 的 10 题中，第 8、20、24、43、56 题答“是”和第 13、33、37、48、52 题答“否”的每题计 1 分。

评分指标及其意义：

L 分：将该 10 题评分累加即得 L 分。若大于或等于 7，反映回答不真实，答卷无效。

TH 分：将该 25 题评分累加即得 TH 分。

CH 分：将该 25 题评分累加即得 CH 分。

行为总分：将 TH 分与 CH 分相加，即得行为总分。

行为总分高于 36 分时视为具有 A 型行为特征。

行为总分在 28～35 分之间时，视为中间偏 A 型行为特征。

行为总分低于 18 分时视为具有 B 型行为特征。

行为总分在 19～26 分之间时，视为中间偏 B 型行为特征。

行为总分为 27 分时视为极端中间型。

附：A 型行为类型评定量表

指导语：请回答下列问题。凡是符合你的情况的就在“是”字上打钩；凡是不符合你的情况的就在“否”字上打钩。每个问题必须回答。答案无所谓对与不对，好与不好。请尽快回答，不要在每道题目上太多思考。回答时不要考虑“应该怎样”，只回答你平时“是怎样的”就行了。

1. 我常常力图说服别人同意我的观点　是　否
2. 即使没有什么要紧事，我走路也很快　是　否
3. 我经常感到应该做的事情很多，有压力　是　否
4. 即使决定了的事别人也很容易使我改变主意　是　否
5. 我常常因为一些事大发脾气或和人争吵　是　否
6. 遇到买东西排长队时，我宁愿不买　是　否
7. 有些工作我根本安排不下，只是临时挤时间去做　是　否
8. 我上班或赴约会时，从来不迟到　是　否
9. 当我正在做事，谁要是打扰我，不管有意无意，我都非常恼火　是　否
10. 我总看不惯那些慢条斯理、不紧不慢的人　是　否
11. 有时我简直忙得透不过气来，因为该做的事情太多了　是　否
12. 即使跟别人合作，我也总想单独完成一些更重要的部分　是　否
13. 有时我真想骂人　是　否
14. 我做事喜欢慢慢来，而且总是思前想后　是　否
15. 排队买东西，要是有人加塞儿，我就忍不住指责他或出来干涉　是　否
16. 我觉得自己是一个无忧无虑、逍遥自在的人　是　否
17. 有时连我自己都觉得，我所操心的事远远超过我应该操心的范围　是　否
18. 无论做什么事，即使比别人差，我也无所谓　是　否
19. 我总不能像有些人那样，做事不紧不慢　是　否
20. 我从来没想过要按照自己的想法办事　是　否
21. 每天的事都使我的神经高度紧张　是　否
22. 在公园里赏花、观鱼等，我总是先看完，等着同来的人　是　否
23. 对别人的缺点和毛病，我常常不能宽容　是　否
24. 在我所认识的人里，个个我都喜欢　是　否
25. 听到别人发表不正确见解，我总想立即纠正他　是　否
26. 无论做什么事，我都比别人快一些　是　否
27. 当别人对我无礼时，我会立即以牙还牙　是　否
28. 我觉得我有能力把一切事情办好　是　否
29. 聊天时，我也总是急于说出自己的想法，甚至打断别人的话　是　否
30. 人们认为我是一个相当安静、沉着的人　是　否
31. 我觉得世界上值得我信任的人实在不多　是　否
32. 对未来我有许多想法，并总想一下子都能实现　是　否
33. 有时我也会说人家的闲话　是　否
34. 即使时间很宽裕，我吃饭也快　是　否
35. 听人讲话或报告时我常替讲话人着急，我想还不如我来讲呢　是　否
36. 即使有人冤枉了我，我也能够忍受　是　否
37. 我有时会把今天该做的事拖到明天去做　是　否

38. 人们认为我是一个干脆、利落、高效率的人 是 否
39. 有人对我或我的工作吹毛求疵时，很容易挫伤我的积极性 是 否
40. 我常常感到时间晚了，可一看表还早呢 是 否
41. 我觉得我是一个非常敏感的人 是 否
42. 我做事总是匆匆忙忙的，力图用最少的时间办尽量多的事情 是 否
43. 如果犯有错误，我每次全都愿意承认 是 否
44. 坐公共汽车时，我总觉得司机开车太慢 是 否
45. 无论做什么事，即使看着别人做不好我也不想拿来替他做 是 否
46. 我常常为工作没做完，一天又过去而忧虑 是 否
47. 很多事如果由我来负责，情况要比现在好得多 是 否
48. 有时我会想到一些坏得说不出口的事 是 否
49. 即使受工作能力和水平很差的人所领导，我也无所谓 是 否
50. 必须等待什么的时候，我总是心急如焚，“像热锅上的蚂蚁” 是 否
51. 当事情不顺利时我就想放弃，因为我觉得自己能力不够 是 否
52. 假如我可以不买票白看电影，而且不会被发现，我可能会这样做 是 否
53. 别人托我办的事，只要答应了，我从不拖延 是 否
54. 人们认为我做事很有耐性，干什么都不会着急 是 否
55. 约会或乘车、船，我从不迟到，如果对方耽误了，我就恼火 是 否
56. 我每天看电影，不然心里就不舒服 是 否
57. 许多事本来可以大家分担，可我喜欢一人去干 是 否
58. 我觉得别人对我的话理解太慢，甚至理解不了我的意思似的 是 否
59. 人家说我是个厉害的暴性子的人 是 否
60. 我常常比较容易看到别人的缺点而不容易看到别人的优点 是 否

强化训练习题

一、选择题

1. 韦氏智力量表测得智商在110～119之间的属于
   A. 平常智力
   B. 高于平常智力
   C. 低于平常智力
   D. 边缘状态
2. 用韦氏智力量表检查，智商在69以下属于
   A. 平常智力
   B. 天才
   C. 边缘智力
   D. 弱智
3. 采用投射法进行心理测验的是
   A. 艾森克人格问卷
   B. 明尼苏达多相人格调查表
   C. 记忆测验
   D. 洛夏墨迹测验
4. 行为类型评定量表对什么疾病的研究最有价值
   A. 冠心病
   B. 精神病
   C. 恶性肿瘤
   D. 胃溃疡
5. 常用的精神症状评定量表是
   A. 气质类型测验
   B. 韦氏智力量表

C. 90 项症状自评量表
D. 卡特尔 16 项人格因素问卷

6. 卡特尔经过因素分析确定了人格的多少个根源特质
A. 16 个
B. 12 个
C. 90 个
D. 38 个

7. 大量测验的统计分析表明人们的智商是
A. U 形曲线分布
B. 倒 U 形曲线分布
C. 正态曲线分布
D. 抛物线分布

8. IQ=15（$X-x$）/SD+100，称为
A. 比率智商
B. 离差智商
C. 平均智商
D. 标准智商

9. 一个测验工具，在对同一个被试者的几次测量中所取得的一致程度反映了该测验的
A. 信度
B. 精度
C. 效度
D. 样本

10. 心理评估常用的方法不包括
A. 观察法
B. 咨询法
C. 作品分析法
D. 心理测验法

11. 检查学习障碍应选择哪项心理测验
A. 洛夏墨迹测验
B. 主题统觉测验
C. 神经心理学测验
D. 智力测验

12. 下列对心理测验不恰当的叙述是
A. 对心理行为测定并量化
B. 主要采用评定量表的形式进行
C. 需要使用标准化测验工具进行评估
D. 能力测验的信度要求达到 0.80 以上

13. 专门用于反映焦虑症状的量表是
A. 生活事件量表（LES）
B. 90 项症状自评量表（SCL-90）
C. 抑郁自评量表（SDS）
D. 焦虑自评量表（SAS）

14. 评估冠心病患者的行为特征时一般采用
A. 90 项症状自评量表（SCL-90）
B. A 型行为问卷
C. 艾森克人格问卷（EPQ）
D. 明尼苏达多相人格调查表（MMPI）

15. 对标准化心理测验应具备的具体条件，下列哪项是错误的
A. 常模、效度、信度
B. 随机使用指导语
C. 标准情境
D. 统一的计分标准

16. 信度是指测验分数的
A. 有效性
B. 灵敏性
C. 可靠性
D. 精确性

17. 一位 20 多岁的男青年与同事相处不好，总觉得他们跟自己过不去，不知如何处理而来就诊，如需做心理评估，应首先考虑选用的量表是
A. 卡特尔 16 项人格因素问卷
B. 艾森克人格问卷
C. 明尼苏达多相人格调查表
D. 韦氏智力量表

18. 对同一组被试者在两次不同时间做同一套测验的结果进行相关分析是
A. 分半信度
B. 内容关联效度
C. 重测信度
D. 正副本相关

19. 观察法通常直接观察时间应达
A. 10～20 min
B. 10～40 min

C. 15～20 min
D. 10～30 min

20. 心理晤谈常用
A. 促进性提问
B. 开放性提问
C. 对质性提问
D. 阐明性提问

21. 结构关联效度检验的最常用方法是
A. 相关分析
B. 因素分析
C. 一致性分析
D. 效标分析

22. 有关均数哪项是错误的
A. 常模的普通形式
B. 标准化样本的平均值
C. 需原始分与之比较
D. 是心理测验的首要指标

23. 标准分的基本条件是测验分数在样本中
A. 具有代表性
B. 呈正态分布
C. 呈偏态分布
D. 标准化

24. 心理测验的行为样本必须具有
A. 国际性
B. 区域性
C. 代表性
D. 整群性

25. 按韦氏智力量表，智商在 80～89 之间属
A. 平常智力
B. 高于平常智力
C. 低于平常智力
D. 边缘状态

26. 采用问卷法进行心理测验是
A. 韦氏儿童智力量表
B. 比奈-西蒙量表
C. 艾森克人格问卷
D. 以上都不是

27. 下列哪项对智力的描述是错误的
A. 智力是抽象思维能力
B. 智力测验可直接测量智力
C. 智力可分为言语智力和操作智力
D. 智力可按一定标准划分等级

28. 下列哪项分测验属于韦氏智力量表的言语量表
A. 领悟
B. 填图
C. 图片排列
D. 积木图

29. 下列哪项测验属于投射测验
A. 职业兴趣问卷
B. 主题统觉测验
C. 卡特尔 16 项人格因素问卷
D. SCL-90

30. 不能用于团体测验的人格测验是
A. 洛夏墨迹测验
B. 艾森克人格问卷
C. 卡特尔 16 项人格因素问卷
D. 明尼苏达多相人格调查表

31. 下列哪项心理测验结果提示右半球功能障碍
A. 言语困难、语言知觉能力低
B. 操作智商显著低于言语智商
C. 言语记忆成绩特别低
D. 右侧躯体存在感知觉异常

32. 以下哪项内容不符合症状评定量表的特点
A. 数量化
B. 客观化
C. 标准化
D. 复杂化

33. SDS 评估以下什么内容
A. 生活事件
B. 抑郁症状
C. 心理症状
D. 焦虑症状

34. LES 评估以下什么内容
A. 抑郁症状

B. 心理症状

C. 焦虑症状

D. 生活事件

35. 反映幻觉、妄想精神症状的量表是

A. SCL-90

B. LES

C. SDS

D. SAS

36. 反映被试者面对困难挫折时的积极或消极态度和行为特征的方法是

A. 生活事件量表

B. 症状评定量表

C. 社会支持量表

D. 应对方式量表

37. 非结构式会谈的优点是

A. 需要的时间比较少

B. 有一定重点和方向

C. 在方法上较灵活

D. 这种会谈较易把握

38. 艾森克人格问卷目前应用的有

A. 新生儿问卷

B. 婴儿问卷

C. 学龄前儿童问卷

D. 成人问卷

39. SAS 评估以下什么内容

A. 焦虑症状

B. 能力程度

C. 抑郁症状

D. 生活事件

40. 下列哪项不属于症状评定量表

A. SCL-90

B. MMPI

C. SDS

D. SAS

二、是非题

1. 所谓心理评估就是指心理测验。
2. 为保证测验的信度和效度，行为样本必须有较好的代表性。
3. 评定量表是对自己主观感受和他人行为的客观观察进行量化描述的方法。
4. MMPI 主要用于测验个体的病理性人格特点。
5. 心理测验结果的原始分比标准分更具诊断意义。
6. 标准分的重要特点之一是不呈正态的钟形分布。
7. 重测信度主要用于评价时间抽样误差。
8. 信度系数绝对值越接近 1.0，表明误差越大，结果越不可靠。
9. 行为取样是否能代表所测量的心理功能及代表的程度称为内容关联效度。
10. 用韦氏智力测验得出某被试者的智商结果为 80 分，表明其智力略高于一般人。

三、问答题

1. 简述心理评估专业人员应具备的职业道德条件。
2. 采用晤谈技术时要注意哪些方面？
3. 如何选择一个良好的心理测量工具？
4. 试述标准化心理测验的条件。
5. 合理使用心理测验应注意哪些方面？
6. 采用观察法时观察者应具备什么条件？

（湖南中医药高等专科学校　郭争鸣）

第十一章　心理咨询及其常用技术

心理咨询在西方国家早已相当普及，随着我国现代化、工业化、城镇化的稳步推进，物质文明和精神文明进步的同时，我国的心理咨询和心理治疗工作也已从北京、广州、上海几个大都市向全国各地陆续普及开展。目前在我国一些大、中城市，特别是在高校，有心理问题向心理咨询师求助，已经成为人们的共识。

第一节　概　述

一、心理咨询的定义

咨询是指通过咨询者与来访者之间的共同商谈，探索研究问题，使来访者能决定自己该做什么，如何去做。其中提出问题、征求意见和建议的称为来访者；针对问题提出解决办法和建议的称为咨询者。心理咨询是心理学的一个重要的应用分支，是专业心理咨询工作人员运用心理学的理论与方法，通过与来访者晤谈和讨论，与来访者建立良好人际关系，借助各种符号系统（语词的、非语词的）帮助当事人认识自我、发展自我、重建人格、达到自强自立的过程。简言之，心理咨询是心理咨询师协助求助者解决各类心理问题的过程。①咨询对象是正常人，咨询者是受过心理咨询专门训练的人；②着重处理人们正常需要和问题，对人提供有效帮助；③强调个人力量与价值，注意个人在制订目标、计划及扮演社会角色方面的差异；④强调认知因素在理性选择和决定中的作用。心理咨询又可分为人际心理咨询、法律心理咨询、家庭心理咨询、教育心理咨询、医学心理咨询等。

二、心理咨询的内容

心理咨询的范围十分广泛，内容也十分丰富：如何提高自信？如何克服焦虑？未来如何定位？如何选择实习、就业的地点？如何处理恋爱中遇到的问题？如何处理人际关系？如何提高学习效率？如何通过心理暗示进行治疗？如何矫正不良行为？等等。这些均为心理咨询的内容。

1. 对心身疾病和躯体疾病的咨询　如对冠心病、消化性溃疡、支气管哮喘等的病因、诊断、治疗及预防等问题的咨询。

2. 对各种情绪障碍进行咨询　对有焦虑、抑郁、恐惧、紧张等情绪障碍者，帮助分析原因、指导对策，使其消除心理危机，解除疑虑，端正态度，树立信心和勇气。

3. 对临床所出现的特殊心理问题的咨询　如对危重症、慢性病、截肢、整形、手术、仪器检查的恐惧、疑虑者的咨询，使之树立信心，调动其积极性，让家属支持和理解，促进健康。

4. 关于不良行为的矫正指导　如对毒瘾、酒瘾、网络成瘾等不良行为的矫正指导。

5. 对某些精神病的诊断和治疗性咨询　如对精神病的早期诊断和恢复期的心理指导。

6. 对心理卫生知识的咨询 优生、优育、各个年龄期心理卫生知识的咨询及缺陷、弱智及正常儿童的智力开发问题的咨询。

医学心理咨询的对象主要是正常人和正在恢复或已经恢复的患者，也包括还在患病的患者及其家属。

三、心理咨询的原则

1. 理解和支持原则 对来访者各种误解和担心给予耐心有力的说服解释，给予保证和心理上的支持，使之看到希望，树立信心。

2. 助人自助原则 咨询人员工作的主要目的是帮助来访者分析问题的所在，培养来访者积极的心态，树立自信心，让来访者的心理得到成长，自己找出解决问题的方法。

3. 时间限定的原则 心理咨询必须遵守一定的时间限制。咨询时间一般规定为每次50 min 左右，时间过长可能影响咨询效果。

4. 来访者自愿的原则 心理咨询需要来访者的配合，因此，只有来访者自愿，才能达到最佳效果。

5. 感情限定的原则 咨询师应与来访者建立良好的关系，这是咨询工作顺利开展的关键。但这种关系如果过度，则会影响咨询效果。

6. 保密原则 心理咨询涉及个人隐私、人际关系、夫妻情感和社会问题，来访者不希望他人知晓。

7. 重大决定延期的原则 心理咨询期间，由于来访者情绪过于不稳和动摇，原则上应规劝其不要轻易作出诸如退休、调换工作、退学、转学、离婚等重大决定。在咨询结束后，来访者的情绪得以安定、心境得以调理之后作出的决定，往往不容易后悔或反悔的比率较小。对此应在咨询开始时予以告知。

四、心理咨询的程序

（一）了解情况，建立合作关系

1. 了解来访者一般情况 如姓名、性别、年龄、职业、学历、民族等。

2. 让来访者对心理咨询有所了解 如咨询者的身份、心理咨询的保密原则等。

3. 了解来访者的主要问题 如来访者的躯体、精神方面的主要症状，想迫切解决的心理困扰，最痛苦的内心体验，近期重大的生活事件，想要达到的咨询目的等。

4. 了解来访者心理问题的背景资料 围绕来访者的主要心理问题，进一步了解其有关的背景资料，注意深度和广度。

（二）分析讨论，找出问题症结

这是心理咨询的深入阶段。帮助来访者进一步了解自己，发现自己的问题，弄清问题的实质。必要时可作现场调查，了解来访者社会、家庭环境情况。

（三）提供建议，改变认知结构

咨询者在一般情况下不要直接、具体地告诉来访者应该如何做，而应提出建议，初步设想可能解决的办法，以及对这些办法可能引起的结果进行评价，让来访者通过对比，自己去体会其可行性，并选择其中最适合解决自己问题的办法，或启发来访者自己运用在咨询过程中得到的领悟，制订解决目前心理症结的方案。

（四）作出小结，巩固咨询效果

咨询者应对整个咨询过程、咨询目标、存在问题、主要症结、处理建议作一简洁明确的小结，使来访者更清楚地认识问题、领悟启示，使咨询者理清思路，总结经验。

咨询过程的一般模型见图 11-1。

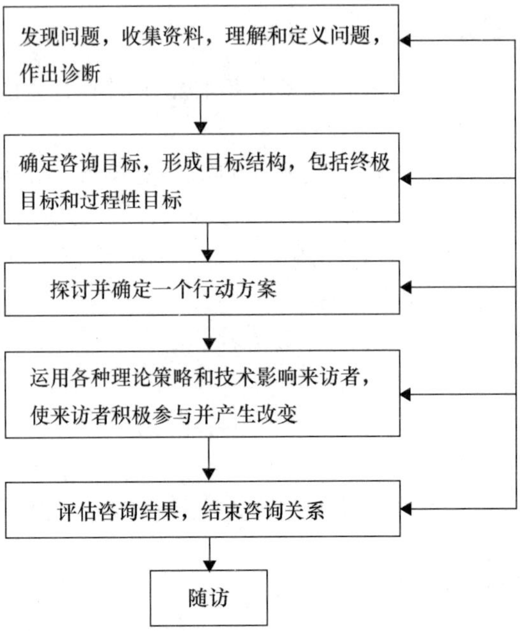

图 11-1 咨询过程的一般模型

五、心理咨询常用的形式

1. 门诊心理咨询　是最常见和最主要的形式，是由有经验的医学心理学家和经过训练的各科医护人员应诊，进行心理指导、心理治疗，还可配合辅助检查和药物治疗。特点是：面对面晤谈形式，了解详细，交谈入微，效果较好。

2. 电话咨询　电话咨询是利用电话与咨询者进行交谈。其优点是方便、迅速、及时。在防止自杀、危机干预、终止犯罪等方面，有其不可取代的作用。因此，有人将电话咨询心理热线称为“生命线”、“希望线”。

3. 网络咨询　适用于路途遥远，或难以启齿、不愿当面直接用语言表达的隐私，或不愿暴露身份等特殊情况。网络咨询的优点是简便易行，不受距离限制，因为不是面对面，咨询对象更易敞开心扉，是现在比较流行的咨询方式。

4. 现场心理咨询　指咨询人员深入到要求进行心理咨询者所在地对当事人进行集体或个别的心理咨询和指导。此形式适用于有心理异常而本人又不肯或不能到门诊咨询的人。优点是方便了咨询对象，但明显的缺点是花费咨询者较多时间，特别是一些偏远地方困难更大。

5. 专栏咨询形式　指利用报纸、杂志、电台、黑板报、宣传栏等形式开展书面咨询。显著的优点是用于普及心理卫生知识，面大量广，适用于对共同性问题进行宣传教育。无法对个体问题进行具体透彻的阐述是专栏咨询的不足之处。

6. 咨询会谈　会谈是咨询的基本手段。咨询会谈是一种特殊的会谈，它必须能够有效地促成来访者的良性改变。因此，咨询者应该是娴熟运用会谈技巧的专家。有位美国记者开玩笑地说，心理医生为什么仅靠微笑、点头就能挣大钱，就是因为他们知道在什么时候微笑、点头！这话虽有点刻薄和言过其实，倒也有几分道理。我们先讨论会谈的一些一般性问题，然后介绍会谈参与性技巧。

心理咨询中三种常用会谈形式的比较见表 11-1。

表 11-1　心理咨询中三种常用会谈形式的比较

	晤谈形式	主要优点	主要缺点
非标准会谈	不拘形式的双方自由交谈	在来访者不知不觉中获取实质性的材料	费时，易遗漏问题
标准会谈	按事先编好的固定程序和提纲提问	直截了当，重点突出，不易遗漏，适于科研	患者厌烦，有被审问的感受
半标准会谈	介于上述两者之间	可灵活运用	对咨询者要求较高

第二节　心理咨询的参与性技巧

倾听的英文原意有参与、专心、注意之意，译成汉语“倾听”虽比较贴近原意，但易误解为聆听，其实它不是指单纯地听，它包含着更多的反应。艾维把倾听区分为六种具体技巧：封闭性提问、开放性提问、鼓励、内容反应、情感反应和参与性概述。

一、倾听的一般问题

事实上，咨询者倾听的态度和习惯比具体技巧更重要。因为我们许多人在社会生活中养成了愿意说而不愿意听，习惯于说不习惯于听的倾向。人们“听话”的能力比“说话”的能力要差。造成这种情况的原因有以下几种：①人们容易带着评判的倾向来听，他们注意对方所说的与自己的价值观或看法是否一致，以此来把对方分成潜在的朋友或外人。这对于我们平时的人际关系或许是有意义的，因为这种关系与自己有利害联系。但这种主观倾向很强的“听”的习惯在咨询会谈中有妨碍作用。它妨碍我们客观地、不带偏见地进入来访者的世界。②真正的倾听是一件相当消耗精力的事。你要全神贯注，不能分心走神。时间长了，你有可能变得不耐烦。③有时说话人的话含有激起情绪反应或引发联想的作用，这又易引起听者从说者的内容分心。涉及自己也有过的经验，例如性、死、罪、公平等一类刺激词，都容易引发分心。④由于信息传递中“噪声”的影响，导致错听、错解。说的人心中是一个意思，听的人知觉到的是另一个意思。

咨询师应该明白，在咨询会谈中，许多时候听比说重要。倾听的最基本的作用乃在于鼓励来访者把他（她）的观念和感受表达出来。因此听不是一种被动活动，而是积极地对来访者传达的全部信息做出反应的过程，所以养成愿意听、习惯听的态度和习惯是首先应强调的。

二、会谈中的非言语交流

会谈并非就是说和听，人们不仅用口头言语说话，用耳朵去听，也用表情、形体动作说话，用眼睛去“听”。所以，会谈中非言语性活动是交换信息的重要手段。非言语交流提供了认识隐蔽的情绪感受的线索。虽然它不那么确切肯定，但研究表明，非言语线索比言语线索更可靠。

学习非言语交流旨在提高知觉非言语行为的能力和运用非言语行为反应的能力。大多数人都在长期的人际交往中获得了这两种能力，只是程度高下有别而已。通常缺少的是敏感性以及有意识地留意自己和对方的非言语行为的习惯。所以作为提高非言语行为能力的一个重要途径，可以从自己的经验入手来了解哪些非言语行为是有帮助的，哪些是没有帮助的，以及了解自己的非言语反应习惯如何。

1. 面部表情 面部表情中最重要的是眼睛，中国人说眼睛是心灵的窗户，可见眼睛（准确地说是眼神）在会谈中的重要性。

咨询中常运用的技巧之一是目光接触。通常，你的眼睛看着来访者，表示你对他（她）的谈话感兴趣，并有支持鼓励的意味，你仿佛在告诉他（她）“看着我，我听着你，我理解你”。但这种目光要自然、亲切，做到这一点并不难，关键是你要对来访者真的有兴趣，且自己很放松，就能自然而然地做得符合要求。但目光接触不是要始终注视对方，要视情形而定。一般地说，当来访者倾诉时，可多看来访者一些，当自己说话时，可有一些离开。如果对方主动地看着你，你应迎合他的目光，但如发现对方有意避开目光接触时，就不要一味盯着，这会加剧对方的不安。对有目光接触恐惧症状的来访者，更要特别留心目光处理。这种情况下，你的目光会唤起他的焦虑反应，但从行为治疗的理论看，你的目光注视又给他提供了一个练习脱敏的机会。

来访者回避或移开目光常是谈及重要问题、困扰或内心冲突的提示。例如，许多来访者在谈及诸如性、屈辱、罪错等问题时会移开目光。

面部表情中另一重要部位是嘴部。嘴部的一些细微变化常传递着不同的情绪和态度。

2. 形体动作 又叫身体语言。交流中，最起作用的身体语言是手势和躯体姿势。比起西方人来，中国人形体动作的幅度要小一些，频率也低一些。

两手机械地搓、手指交叉分合、玩弄手指或小物件如手绢、笔等，常提示来访者内心紧张不安；摇头，挥手，扫视面前，突然急速反复调整坐姿，常是不耐烦、不同意的表示。

从咨询者方面来说，会谈中身体姿势微微前倾，自然放松（不要正襟危坐、刻板僵直），保持开放态势是基本要领。

3. 声音特征 在咨询会谈中较重要的声音特征有音强（音量大小）、音调（高低）、语速（快慢）。每个人的声音特征都有一般模式或正常值。

三、空间距离及相对角度

与来访者之间应该保持多远的身体距离呢？从经验我们知道，相距太远或中间有隔离物，会给人疏远、冷漠、公事公办的感觉；相距过近又会产生局促不安。那么到底多远合适呢？距离 1 米左右为好。

在咨询者与来访者之间不应有将两人完全隔离开的家具，如桌子等。

两人的相对坐姿以直角侧面相向较好，因为直接面对面容易引起局促且无回避目光的自由，侧身相对既能保持视线接触，又很容易暂时分开一下。

四、询问技巧

询问是心理咨询的一项基本技巧，通常询问分为封闭式提问和开放式提问两种类型。

（一）封闭式提问

封闭式提问是可以用“是”、“否”等一两个字简短作答的提问。如“你喜欢上学吗”，“你认为母亲对你不好，对吗”这类问题通常用“是不是”、“要不要”、“会不会”等形式提出。这类提问不引导来访者提供更多的信息，不扩大话题，而是就咨询的问题进行查证。它的作用是获得特定信息、澄清事实、缩小讨论范围，或使会谈集中于某个特定问题。当来访者的叙述偏离了正题时，可以用它适时中止其叙述。在问题探索阶段，当已讨论了大量问题和事实后，咨询者可以利用这种询问补充、证实一些已谈及的材料。这种询问常用来收集资料并加以条理化，澄清事实，获取重点，缩小讨论范围。

在会谈中，这种询问虽属必要，但由于它限制了来访者进行内心探索，限制了自由表达，且使谈话趋于非个人化，因而不宜多用。在咨询中我们常会发现，一连串的封闭式提问后，来访者常常变得被动、迷惑、沉默。

（二）开放式提问

开放式提问是多数咨询者认为较适用的一种提问方式。个别专家甚至认为它是咨询会谈中唯一可以使用的提问。开放式提问通常不能用一两个字作答，它能引出一段解释、说明或补充资料。开放式提问常以“什么”、“怎样”、“为什么”、“能不能”、“愿不愿告诉我……”等形式发问。根据资料得知，以“什么”发问的提问往往引出一些事实资料；以“怎样”发问的提问，则往往涉及一件事的过程、次序或情绪性的事项；以“为什么”发问则引出一些理由、原因及合理的解释；以“能不能”、“愿不愿”发问则引致来访者做自我剖析。

在会谈中，各种提问法要根据当时情形合理使用，不能固定于其中一种问法。尤其是以“为什么”开始的发问，有些咨询者主张慎用、少用。因为过多的这样发问有使咨询关系疏远化的作用。以“能不能告诉我”、“愿不愿谈一谈”这样的形式发问能导致最开放的回答，它像对来访者谈话的一种邀请，不带强制性，故有人称之为“一般性引导”。

使用开放式提问时，应重视把它建立在良好的咨询关系的基础上，离开了这一点，就可能使来访者产生一种被询问、被窥探、被剖析的感觉，从而产生阻抗。同一句话，因咨询关系的不同，会产生截然不同的效果。

询问是咨询的需要，而不是为了满足好奇心和窥探隐私的欲望。

表 11-2 列出了五种常见的提问类型。

表 11-2 会谈提问类型

类型	要点	举例
开放式提问	让来访者自由回答，但有一定范围	“能告诉我就诊的原因吗”
促进性提问	鼓励来访者会话流畅	“能详细地告诉我当时的情况吗”
阐明的提问	鼓励、解释和扩充	“我推测您会觉得这办法…怎么样”
对质的提问	询问不一致问题	“我是否误解了你所说的……”
直接的提问	适用于与之建立了和睦关系的来访者，澄清具体问题	“您对他说了什么”

五、鼓励和重复技巧

鼓励是通过复述来访者谈话中的一两个关键词或语气词，或点头、注视等表情动作来完成的。它的首要作用是表达出对来访者的接受，对所谈的东西感兴趣，并希望不要中断这样一些意思。因此它起着支持来访者说下去的作用。

六、内容反应

内容反应即释意，是将来访者的主要言谈、思想予以综合、整理，再反馈给来访者的过程。这种反馈一般是比较简明扼要的。直接引用来访者的原话中的关键词句是经常使用的方法。内容反应使来访者有机会再次剖析自己的困扰，重新结合那些零散的事件和关系，深化会谈的内容。内容反应的基本功能乃是“澄清”，即在双方之间对来访者谈论的内容的实质取得共识。其他作用如来访者感到被理解都是由这一基本功能派生出来的，且依赖释意的准确性而转移。

七、情感反应

内容反应着重于对来访者所谈的事实内容的反馈，情感反应着重于对来访者感受性质的反应。情感反应就是咨询者用词句来表达来访者所谈到、所体验到的感受。这些感受是来访者虽感受到却不曾清楚地意识到，或未曾留意的。情感反应的基本作用就是引导来访者注意和探索自己的感受和情绪体验，或把这些感受和与之伴随的情景、事实联系起来，达到对自己的整体性的体察和认识。有时，情感反应也有稳定来访者在会谈当时的心情的作用。

像前面几种技巧一样，准确的情感反应有助于加强咨询关系，不准确的反应则会伤害咨询关系。要做出准确的反应关键在于咨询者真正进入了来访者的内心世界。当然，分辨情绪的能力和从表情、语气等线索觉察情绪的能力也是重要的。

八、参与性概述

参与性概述就是把来访者的口语叙述、情绪感受和行为进行分析综合，以整理过的形式向来访者表述出来。参与性概述可看成是一个谈话段落或一次会谈的总结。通过参与性概述把前面讨论的来访者的各种情况（情感、事实、观点看法等）系统清理一遍。可以形象地把它的作用比喻为梳辫子、穿珠子。

参与性概述的作用主要在于给来访者一种运动感，感到在探索思想、情感以及问题原因方面正取得进展。同时，也让咨询师、来访者双方对前一段会谈的内容有一个重新审视的机会，来访者通过这次审视也许能更好地认识自己，或得以补充资料，或得到反馈以确定咨询者是否正确地理解了自己。布拉默提出作出参与性概述要注意以下几点：

（1）当来访者谈话时，留心其各种主题和情绪性表现。

（2）把关键性的观念、情感的基本意思加以综合，用概括的语句表述出来。

（3）不要增添新的东西。

（4）确定是否需要作出概述，或者请来访者自己来概述。确定时考虑你的意图，是为了在会谈之初调动来访者的积极性吗？是为了使散漫的思想和情感集中吗？是为了结束这一话题的讨论吗？是为了检查来访者对会谈进程的理解吗？是为了鼓励来访者更全面地探索自己吗？是为了在结束咨询关系前作一个改进的总结吗？是为了向来访者确认会谈正很好地进行吗？

表 11-3 为心理咨询的参与性技巧总结。

表 11-3　心理咨询的参与性技巧

技巧	内容简介	会谈中的作用
封闭式提问	常以“是不是”，“要不要”等发问，来访者能以“是”、“否”或几个简单的字作答	可用来有针对性地收集资料，停止来访者滔滔不绝的言谈
开放式提问	常以“什么”、“怎样”、“为什么”、“能不能”等字眼发问。“什么”能引出事实；“怎样”能引出事情经过或情绪；“为什么”能引出原因说明；“能不能”引出一般性情况	用来收集资料，促使来访者自我分析，推动会谈进行
鼓励	复述来访者话语中的词或短语，或以语气词和非言语动作反应	鼓励对某个特别的思想或感受作深入探讨，支持谈话进行
内容反应	将来访者所讲内容的主要意思重复给来访者	促进探讨和领悟，向来访者表明他的话被咨询者所理解；检验咨询者理解的程度
情感反应	有选择地对来访者在会谈中的情绪内容予以注意和反应	澄清事件后隐藏的情绪，推动对感受及相关内容的讨论
参与性概述	完整而扼要地叙述来访者已谈过的事实、感受和原因	使来访者有机会回顾，产生咨询的进展感，结束一段或一次会谈

第三节　心理咨询的影响性技巧

心理咨询参与性技巧重在倾听。倾听技巧重在引导来访者自我探索、自我认识，在咨询者方面侧重于听，他不主动地干预来访者的探索，而是起支持作用。倾听固然是必要和重要的，但单独使用则使咨询的进展变得缓慢。影响性技巧的使用使咨询者更积极、主动地进入会谈过程，此技巧虽然作用力较大，但不宜过多使用。因为就一般而论，咨询者主导色彩太浓会损害来访者的独立自主性，而且影响性技巧也存在较大的风险，技巧使用不当会危害咨访关系和咨询效果。在咨询过程中，问题探索、目标定向和方案探讨阶段更多运用倾听技巧，治疗行动阶段较多使用影响性技巧，当然这只是一个大致情况。下面介绍的影响性技巧主要是根据艾维的命名和定义，其实还有其他技巧也具有影响性特点。

一、解释

解释就是咨询者依据某一理论构架或个人经验对来访者的问题、困扰作出合理化的说明，从而使得来访者能够从一个新的角度来看自己的问题。在咨询和治疗中，咨询者会发现来访者常常对自己的思想、情感和行为方面的问题的原因要么根本就不曾探索过，要么就是找到了一个自我损害的解释，并且被这一解释“套”住了，挣脱不开，还有的是陷入各种矛盾对立的混乱状况中，理不出头绪来。咨询者如果适当地运用解释技巧，提供自己对来访者问题的看法，有助于扩展来访者的视野，从一个新的参考系来看自己的问题，从而获得新的领悟。

咨询者作出解释的依据可以是一般心理学原理、某一咨询或治疗理论，也可以是自己的个人经验。所以对同一问题不同的咨询者可能会从不同角度进行解释。正因为如此，解释的有效性就与咨询者的理论修养和创造性思维的能力有直接关系。因此，在准备解释之前，咨询者最好自问这样一个问题：对于这位来访者的这一问题，这一解释是合适有效的吗？

解释不同于释意，释意的要义是准确地表达来访者的原意，它不改变来访者的参考系，解释则是提供咨询者自己的理解，它提供了新的参考系。

解释有很强的影响力，但这取决于来访者是否接受这个解释。解释也是有风险的。首先，倾向于解释的咨询者常常忽视来访者的主导地位，他们不能“跟着”来访者，而过多地思考、琢磨来访者，他们往往走到来访者前头去了，急于寻找一个“理论套子”来套这位来访者，这会妨碍会谈过程。其次，解释的失败率较高，而解释失败有可能损害来访者对咨询者的信任，或感到咨询者没有很好地理解自己。解释失败的原因是多方面的，除了解释本身不合乎来访者的实际之外，解释的表达方式、解释的深度、来访者的理解能力等都可能导致解释失败。艾维等人认为，对任何一次会谈来说，两三个运用得当的解释可能是最大限度，来访者现有的参考系无法承受更多的冲击。

解释只有被来访者接受才有效，因此最好的解释是来访者的自我解释。因此，把咨询者心目中的解释设法转变成来访者“自我发现”的解释是一种理想的做法。这种做法能够有效地降低直接解释的风险。解释性的设问是较好的方法之一。例如，“……，那么你认为你之所以不信任男人是因为你父亲曾那么粗暴地对待你”这一形式比“我觉得你不信任男人可能是由于小时候跟父亲的关系，你父亲曾那样粗暴地对待你”这一形式试探性强，且把解释权交给来访者。还有其他方法可用来诱导来访者自己探索解释。

解释的层次（深度）也是一个要斟酌的问题。一些初学者往往唯恐解释不深，恨不得把心理分析的最深的底蕴一下全抖落出来。结果在解释时不得不先给来访者上一堂弗洛伊德的理论课，再来“联系实际”。这除了把来访者弄得云里雾里之外，没有任何积极价值。好的解释应该既不离开来访者及其当前问题，又适合来访者的接受、理解能力。

二、指导

指导就是直截了当地指示来访者做什么和说什么，或者如何做和如何说。指导可能是影响力最强的技巧之一。指导的本质在于直接造成行为改变，它明确地指示改变什么、学习什么以及如何改变、如何学习。所以指导有强烈的行为取向色彩。行为疗法中很多技术方法都可归于指导这一类别，例如行为管理、情绪性想象、放松训练等。但也有一些派别反对使用指导，如以人为中心的疗法。但不管怎样，多数咨询者还是或多或少地运用指导。

正因为指导主要是行动定向的，单纯的指导是有局限的。对于不习惯满足于“知其然”而希望“知其所以然”的来访者，指导应配合一定的解释。

给予什么样的指导，与咨询者的理论取向有密切联系。可以把指导大致分成两类：一般性指导和作为某一疗法的实用技术的指导。实用技术的指导有一定的“套路”，需要结合不同流派的理论专门学习。例如心理分析的自由联想方法中的指导、各种行为疗法的指导等。一般性的指导是咨询者针对某一问题，以基本心理学原理或个人实践经验为参考创造性地设计出的指导。例如一考生在复习时一会儿搞数学一会儿抓历史，成天紧张兮兮的，效率却不高。辅导者根据学习和记忆的有关规律指导他如何合理分配复习时间，如何激发复习时思维的积极性等。把这类指导称作一般性指导是因为它们没有特定的套路和固定的内容，并且在大多数咨询场合都会用到。

三、劝告与提供信息

劝告与提供信息就是对来访者关心的问题提出建议，给予指导性或参考性的信息，以帮助来访者思考其问题，作出决策。劝告与提供信息的区别在于前者包含了具体建议，后者没有这一成分。我们在日常人际交往中如此频繁地给予劝告和接受劝告，使我们每个人都积累了大量给予和接受劝告的经验。要领会这一技术，最好的途径或许是反省自己的经验。我们可以自问这样一些问题：别人劝告你时你的感受怎样？根据你的体会，在什么情况下劝告有作用？一个好的劝告者有什么样的特点？

给予劝告技巧在咨询者中也是有争论的。早期职业指导曾大量使用劝告，后来这种做法遭到批评，以致许多咨询者不再使用。有人甚至这样对待劝告："除非你知道对方不会听从劝告，否则永远不要给予劝告。"批评劝告的理由主要有：①它反映了咨询者无所不知的自大倾向；②劝告助长了来访者的依赖性；③在日常生活中来访者已接受太多的劝告，以致在咨询中劝告没有什么效率。但近年来人们又倾向于认为劝告如果使用得当还是不失为一种有用的技巧。现在的看法是，如果由专家（如医生、律师、咨询者）给予有坚实的事实或科学依据的建议，且这种建议适合来访者的情况，劝告是有帮助的。

给予劝告或提供信息特别在职业辅导、家庭或学校教育辅导（针对家长或教师）类型的咨询中有用。例如职业辅导中，咨询者往往通过测验获得来访者的能力倾向、职业兴趣、价值和态度方面的资料，然后把这些信息提供给来访者，并提出选择职业的建议，帮助来访者选择适合自己的职业。值得重视的是，对于一些重大的人生选择，如"我应该离婚吗"，"我应该选择哪一项工作"，"我应该借给他这一大笔钱吗"不宜（应该说是不可）给予直接劝告。

劝告无效的一个重要原因可能是来访者一开始就不曾打算认真考虑劝告和遵循劝告。这种来访者请求忠告很可能只是需要支持、寻找依赖的情感的表露。咨询者要避免落入这个圈套。稳妥的做法是先搞清楚来访者的情感，仔细鉴别他是诚恳、直接地请求提供意见、建议，还是在表达一种委决不下或依赖性的情感。如果可疑，应该先利用情感反应等技巧处理情感问题，然后再处理请求。

过多使用劝告的确会妨碍来访者独立性的发展，它无形中把解决问题的责任交给了咨询者。而且，经常用"如果我是你……"这种方式给予劝告，会无意识地把咨询者自己的需要、态度、价值观乃至自己的问题投射到劝告中去。所以，如果可能的话，采取提供参考信息，提供合理的思维方式，帮助来访者分析、评价可能的选择方案等做法更可取。

四、自我开放

自我开放就是向交往的另一方表露自己半私人、私人和隐私性质的信息。显然，在咨询会谈中，期待来访者向咨询者自我开放，这对来访者来说成了一种不言而喻的义务。然而在所谓的文明文化中，自我开放并非一件容易的事，它遇到了许多外在、内在的禁忌和抵制。我们学会了尊重别人，不打听别人的私生活和私人情感，我们对那些见面没几分钟就大谈自己的人感到不解、不信任，觉得这人有毛病。我们也学会了不对人轻易表露自己，学会了

“防人之心不可无”。正因为如此，在咨访会谈中诱导来访者自我开放就成了一件重要工作。

杰拉德认为，自我开放的作用不仅仅限于提供有关来访者的资料，它对心理健康本身也有积极作用。自我开放实际上也是一种自我探索活动，它有助于来访者的自我认识和了解，从而也有助于自我接纳。由于这一原因，促进来访者的自我开放就不仅重要而且必要了。

咨询者具备什么样的态度，使用什么样的技巧有助于来访者的自我开放，已有许多肯定性的发现。咨询者显得可信赖，具备共感理解、温和、尊重等特质，能灵活运用倾听技巧，都能有效地促进自我开放。然而一个更有趣的发现是，咨询者方面的自我开放有最好的促进作用。社会心理学的研究观察到，当一个人向另一人做出一定的自我开放时，常常引发另一人做出相同水平的自我开放。随着这一过程的进行，双方的个人关系变得愈来愈密切。如果一方的自我开放未能引起另一人的自我开放，前一方的自我开放趋于受抑制。阿尔特曼和泰勒称这一规律为自我开放的“互报规则”。显然这一发现对于咨访关系和咨询会谈极有启发作用。后来，咨询者便自觉地运用这一原理，在会谈中把咨询者的自我开放作为一种有效的影响性技巧加以运用。

咨询者的自我开放可根据所涉及内容的时间和性质予以区分。从时间角度看，咨询者可以表达会谈当时的个人感受，也可以谈咨询者过去的经验或经历。从性质角度看，自我开放的内容有正负之分，即积极的、肯定性的经验和消极的、否定性的经验。这样，自我开放就有四种形式：现在积极的、现在消极的、过去积极的、过去消极的。

五、反馈

反馈就是咨询者表达对来访者面临的问题的种种看法。反馈与提供信息、自我开放有时不易区别。基本上，自我开放主要在情感和事实方面，反馈则主要表达一种看法、意见；提供信息主要是给出一些可能的参考线索和资料，反馈则是直接针对来访者的问题作出的正面回应。当然，这种区分不是绝对的，也没必要非要分得清清楚楚不可。

反馈的作用在于让来访者了解他（她）的问题、想法在咨询者看来是否合理、有效，达到更正确地自我审视。咨询者的反馈信息起着一种让来访者从新的角度或更开阔的视野来看待自己问题的作用。因此，反馈常伴随咨询者对自己看法的说明或解释。例如，一位考生为他的没有喘息之机的复习日程弄得紧张万分，想减少一点复习时间，却又怕准备不足。咨询者告诉他：我认为你的问题一是复习计划安排不合理，每天的任务超过了你能完成的限度；二是由于你老是认为自己没有完成任务，结果把时间浪费在担心着急上，实际用来复习的时间反而更少；三是担心、着急干扰了大脑的积极、灵活的活动能力，致使复习效率不高。而这几方面又互相促进，恶性发展。然后咨询者又就几方面互相促进、恶性发展的道理进行解释。在这段反应中，前一半是反馈，后一半是解释。这是一段相当有作用的反应，来访者立刻就能对自己的问题获得一些新认识。

反馈由于总是和咨询者的观点、看法相联系，所以容易流于滥用。多数来访者可能已经从周围的人那里得到过反馈意见，因此，咨询者的反馈如果没有新意是不会有好作用的。

六、逻辑推论

它指咨询者根据来访者所提供的有关信息，运用逻辑推理的规则，引导来访者认识其思维和行动可能得到的结果。这种影响性技巧对于理性思维能力较强、自控力好的来访者可能是一种相当有效的技术。在合理情绪疗法及其他认知疗法中，逻辑推论是一种常用技术。逻辑推论可用于症状分析（根据来访者的成长史、某些遭遇及中间过程，让来访者理解当前症状的发生原因及过程），这样的推论与解释很相近。逻辑推论更多地用于改变方案的分析，这又可能有多种情况：一种情况是根据来访者的现状和倾向，推出将导致的结果，如果来访者的现状和倾向是不合适的，必然导致否定性的结果，这种推论就能让来访者更好地认识什么是不好、不行的，从而增强改变的欲望。换句话说，这种推论使来访者的荒谬之处得到“放大”。另一种情况是对咨访双方的行动方案进行推论，达到否定、排除不佳方案的筛选作用，也能通过对将来结局的展示鼓舞来访者付诸行动的积极性。

运用逻辑推论要尽可能让来访者积极参与，让他（她）来进行推论，有时候，苏格拉底式的发问是可用的方法。可使用这样的句式：“如果……，那会怎样呢”，“让我们设想一下，照这样行动，会有哪些可能的结果……”。逻辑推论有时产生一种咄咄逼人的气氛，所以须以良好的咨访关系作基础。

七、影响性概述

影响性概述指咨询者把自己所阐述的主题、观点、意见经整理组织后，以简明扼要的形式表达给来访者。

影响性概述的作用是双方面的。它可以让来访者有机会重温前面谈论的主题，对一些要点加深印象。它也使咨询者有机会全面审视一遍前面的讨论，借助这个机会拾遗、补缺、纠偏，同时强调某些重点。

影响性概述既可在会谈中间进行，比如当一个问题讨论结束，准备转入下一主题时，它起着巩固阶段性成果的作用，并使会谈在此得到一个自然的停顿。影响性概述也可在一次会谈结束时使用，并且这种做法经常是必需的。这时的概述乃是对整个这次会谈的总结，因此，这时它常和参与性概述在内容上结合在一起。比如，在这次会谈中，来访者谈到了哪些问题和情况，对这些情况进行了什么样的分析，我们的认识是什么，我们又有一些什么样的新认识，我们准备怎样做，我们预计的目标是什么等。

影响性概述要求做到两点：条理分明，重点突出。一次会谈可能涉及相当多的问题、资料、观点、方案，信息量是很大的。如果最后不能分门别类地清理一番，来访者会感到混乱，不知所措，“吃”得多，“吸收”得少。突出重点应体现在这几方面：主题、原因、目标及达到的可能性、改变措施及行动方案。

表 11-4 为影响性技巧的总结。

表 11-4　影响性技巧

技巧	内容简介	会谈中的作用
解释	给来访者重新认识自己的处境提供一种参考系，这一参考系来自某一理论或咨询者的观察	提供一种重新认识自己问题的可能性。重新知觉和组织自己的问题有可能改变思想、信念及行为
指导	告诉来访者需要做什么、怎么做，可能是一般性的简单建议，也可能是来自某一流派的特殊技术、程序	期待来访者按指导要求去实践认知、情感和行为的改变。指导建立在咨询者判断来访者愿意实践的前提条件上

续表

技巧	内容简介	会谈中的作用
劝告与提供信息	对怎样行动、怎样思考等提供建议，提供有助于来访者看待、思考他不曾了解的信息	主要影响来访者的认知变量，也涉及新的可能的行动途径
自我开放	咨询者把自己过去的或现在的经验、体会、感受告诉来访者	有助于分享经验，建立和发展信任的、坦率开放的咨访关系，促进来访者自我剖析及开放
反馈	向来访者介绍咨询者或其他人是怎样看待、对待同样问题的	这种具体的信息可能有助于来访者认识到他人的思维和行为模式，受到启发
逻辑推理	向来访者说明、解释其问题的发生，解释思想、行动的可能结果等的一种方法。按逻辑推理法则进行，常用“假如……就会……”句式	为来访者提供另一种思考方式，可用于讨论改变方案等方面
影响性概述	多与参与性概述结合，常在一段会谈或一次会谈结束时使用，用来总结、整理会谈中所讨论的主题、意见及方案	概括、整理会谈中的材料，总结讨论的收获和结果，加深印象，帮助来访者把收获运用到生活中

强化训练习题

一、选择题

1. 心理咨询的作用不包括
   A. 解决心理上的疑难问题
   B. 改善人际关系
   C. 治疗精神疾病
   D. 促进身心健康
2. 专题心理咨询适用于
   A. 外地要求心理咨询者
   B. 公众关心的心理问题
   C. 不愿面谈者
   D. 企图自杀者
3. 下面哪项不是心理咨询的方式
   A. 门诊咨询
   B. 信函咨询
   C. 电报咨询
   D. 专题咨询
4. 关于心理咨询的手段，错误的是
   A. 宣泄
   B. 领悟
   C. 模仿
   D. 增强自信心
5. 心理咨询的问题探索阶段不包括
   A. 建立良好的医患关系
   B. 收集资料
   C. 巩固求助动机
   D. 给来访者布置家庭作业
6. 以下哪项不是心理咨询的特点
   A. 咨询对象是正常人
   B. 着重处理人们正常的需要和问题
   C. 强调咨询师的力量与作用
   D. 强调咨询对象本人的力量和价值

二、是非题

1. 心理咨询与心理治疗的理论基础是相同的，对象、任务和方法则有所区别。
2. 心理咨询的主要手段是正确使用各种精神药物。

3. 心理咨询效果的决定因素是咨询师的技巧而不是来访者本人。
4. 心理咨询的主要对象是有严重心理问题的人。
5. 心理测量既可应用于心理咨询，也可应用于心理治疗。

三、问答题

1. 心理咨询的手段有哪些?
2. 简述心理咨询的基本过程。

（湖南中医药高等专科学校　郭争鸣）

第十二章　心理治疗及其常用技术

第一节　概　　述

一、心理治疗的定义

心理治疗是以心理学原理为指导，通过良好的医患关系，经心理治疗师的语言、表情、行为及利用心理仪器训练，以改善患者的心理条件，提高抗病能力，促进心身康复的治疗方法。此定义的要素包括：①治疗者必须具备一定的心理知识与技能；②需要应用各种心理理论和技术；③治疗要按一定程序进行；④治疗的对象是具有一定精神、躯体或行为障碍的人；⑤治疗的目的是改善患者的心理功能和状态，最终消除和缓解各种心身问题，恢复健全的心理、生理、社会功能。

二、心理治疗简史

传统中医临床实践中早已总结出了一整套行之有效的心理治疗手段，如“悲胜怒、恐胜喜、怒胜思、喜胜悲、思胜恐”的情志相胜治则；“告之以其败，语之以其善，导之以其所便，开之以其所苦”的疏导式心理治疗。古希腊和古埃及也非常重视心理治疗的作用，很早就掌握了应用劝告、暗示、音乐、催眠等方法治疗疾病。19 世纪末至 20 世纪初麦斯麦的催眠疗法风靡西方，随后弗洛伊德的精神分析疗法广泛传播。继之至 20 世纪 50 年代，行为疗法、人本主义来访者中心疗法、森田疗法、认知疗法、生物反馈疗法如雨后春笋，层出不穷。

三、心理治疗的原则

1. 建立良好的医患关系　心理治疗成功与否，在很大程度上取决于治疗师与患者之间的关系。只有良好的医患关系才能获得良好的治疗效果。因此治疗师应当想方设法（如尊重、同情、支持、关心患者）在患者心目中建立信任感和权威感，从而保障患者明确的治疗动机，毫无保留地向治疗师提供心理问题细节和个人隐私，并接受和执行治疗师提供的治疗要求。

2. 制订切实可行的计划　不管采用哪种心理治疗方法，在收集患者资料的基础上设计切实可行的治疗程序都是非常重要的。计划一般包括采用的治疗手段、时间、作业、疗程、目标等，还要预测可能的结果和变化及相应的对策。治疗过程中，要详细记录病情的变化，以形成完整的病历资料。

3. 实施综合的治疗方案　来心理门诊求治的患者，其疾病往往是由心理、社会、生物多种因素相互作用而发病的。为增强疗效，加快患者康复，心理治疗师应采用多种治疗并举的综合疗法。除使用心理治疗之外，还应针对性地辅以药物治疗、物理治疗等多种治疗方法。

四、心理治疗的程序

1. 问题探索阶段　指与患者首次接触的初始时期。此期应注意以下问题：①建立良好的医患关系，通过关心和同情患者，倾听患者的陈述，同时要以精湛高超的诊疗技术获取患者的信任；②认真收集资料，了解、核实病史，摸清患者心理、社会背景，探索问题的前因后果，评定问题的严重程度；③巩固求助动机，树立患者对心理治疗的信心，渴求心理治疗帮助是取得良好疗效的关键。此期应加强对患者心理治疗目的、意义、方法与效果的宣传解释，可运用成功案例鼓励患者积极配合治疗。

2. 分析认识阶段　对前一阶段了解的资料进行分析和综合，找出关键问题，然后与患者一起制订治疗方案和计划。通过询问和提出问题要求患者自我解释，要充分调动患者配合治疗的积极性。

3. 治疗行动阶段　也就是根据方案，执行和实施计划的阶段。以一定的治疗理论为依据，结合患者具体实际，通过解释、分析、指导和训练影响患者。此期要求患者积极参与，产生出理解、领悟、模仿，形成新的行为模式和认知方式，从而朝着治疗目标转变。

4. 结束巩固阶段　根据上一阶段取得的疗效，要调整治疗方案，明确新的训练目标，布置适当的任务和作业，鼓励患者继续努力，朝着完全康复的方向前进。

五、心理治疗的适用范围

1. 精神心理障碍患者　包括神经衰弱、焦虑症、强迫症、抑郁症、癔症、恐怖症在内的各类神经症性障碍，以及恢复期精神分裂症等精神科疾病患者。

2. 有行为问题的患者　如性功能障碍、人格障碍、毒瘾、烟瘾、酒瘾、尿床等各类不良行为的矫正等。

3. 社会适应不良的患者　包括存在自卑、自责、自残、自杀、攻击等适应困难的人等。

4. 综合医院有关的住院或门诊患者

（1）心身疾病患者　心理因素为主要致病原因的心身疾病毫无疑问是需要以心理治疗的方法来治本的。可以针对致病的心理因素，通过消除、缓解患者的心理应激，减轻患者疾病症状，改变疾病发展方向，促进康复。也可以针对疾病的病理过程采用心理学矫正措施，如肢体瘫痪患者的肌电反馈治疗、高血压患者的放松训练等。

（2）急性疾病患者　急性心肌梗死等病患者往往由于起病急、病情重而出现较强烈的焦虑、抑郁、恐慌等心理反应，这种强烈的心理反应往往又会加重病情，因此在给予临床医疗紧急处置的同时，还应同时进行一定的心理治疗，如给予心理支持疗法、松弛疗法，帮助患者降低心理应激强度，增强战胜疾病的信心。对于急性疾病患者的针对性心理治疗则应在疾病基本控制的基础上伺机进行。

（3）慢性疾病患者　类风湿、慢性肾炎等疾病患者由于病程长，长期的患者角色使其社会功能减退，往往会出现较多的心理问题，这些心理问题也会对疾病康复带来负面影响。因此及时给予慢性疾病患者支持疗法和行为治疗是十分必要的。如伤残患者康复中的生物反馈治疗、慢性疼痛患者的行为矫治疗法等。

第二节　常用心理治疗技术

一、一般性心理治疗

一般性心理治疗又称精神支持疗法，是医疗护理领域应用最多的一类心理治疗方法。

1. 解释和指导　以医学心理学的原理为依据，向来访者说明道理，讲清问题的原因、性质、程度、处理方案及转归等。

2. 鼓励与安慰　提高对人生价值的认识，帮助他们振作精神，增强信心，增强应付各种危机的能力，更好地适应社会。

3. 保证和支持　以充分的事实为依据，用充满信心和坚定的语气向他们提出保证，以消除其紧张与焦虑情绪，客观对待自身的问题。

4. 教育及疏导　某些问题常常是由于来访者的无知或偏见引起的，要及时给予心理卫生知识的教育，使其端正认识，消除顾虑，培养良好的生活习惯，这样可使疾病不治而愈，恢复健康。

二、精神分析疗法

（一）理论基础

起源于弗洛伊德的心理动力理论，包括无意识论、人格构造理论、性本能理论、自我防卫机制等。弗洛伊德认为，人的心理结构由无意识、意识和前意识三部分组成。无意识（潜意识）是个体不能感知的那部分心理活动，是人体的本能欲望和冲动，具有强大的心理能量。意识是个体能够感知到的那部分心理活动，是理性的，受到现实社会的制约。前意识是须经过集中注意或加以提醒方可感知的那部分心理活动，它处于无意识和意识之间，无意识的内容只有经过前意识才能进入到意识。弗洛伊德将人格分为本我、自我和超我三个组成部分。本我是人格中最原始的部分，处于无意识的最深层，包括生物性的各种本能冲动，是无理性的，遵循的是“快乐原则”，是人类行为的动力源泉。婴儿的人格结构完全属于这种本能。自我是现实化了的本能，存在于意识之中，它既要对本我起监督作用，顺应外在的现实环境，又要在社会允许的方式下，指导自己的行为，来满足本我的需要。它遵循“现实原则”，在本我和超我中起调节整合作用。超我即理想的自我，是由社会规范、伦理道德和是非观念等内化而成的，遵循的是“道德原则”，认为是人格中最文明的一部分，其作用是按照社会道德标准来监督自我的行为。健康的人格之中这三种结构是交互的、均衡的、协调的。如果这三种力量不能保持动态的平衡关系，将会出现心理障碍。

（二）治疗方法

1. 自由联想　在了解患者基本情况之后，启发患者将其想到的一切（如生活、家庭关系、人际关系、工作、爱好等）都畅所欲言地、尽情地倾诉出来。无论陈述的内容是否关联，是否符合逻辑，均任其随想随说。在心理医生的引导下，患者进入往事回忆之中，内心世界中的潜意识就会涌现出来。当患者突然出现联想障碍时，往往表示这就是心理问题的症结所在，精神分析称之为阻抗。心理医生此时的任务就是要帮助患者克服阻抗，将潜意识中的冲突宣泄出来，从而达到排除心理障碍的治疗目的。

2. 梦的解析　弗洛伊德认为，潜意识中的心理冲突有三条表现途径，即梦、失言和神经症。梦代表一个人的愿望的满足。结合来访者的梦境作出分析和判断，以帮助来访者将被压抑到无意识中的本能欲望挖掘出来，从而悟出心理矛盾冲突的“症结”所在。对来访者的自我进行结构上的改造，用移情的方法把来访者早年形成的病理情结加以重现，帮助他们解释这些矛盾冲突的性质，使其改用新的态度与方法去适应生活。

精神分析疗法的缺点是夹杂了不少不能自圆其说的内容及纯属主观的臆测，有牵强附会的色彩，而成为后人抨击的焦点。

三、行为疗法

（一）理论依据

1. 巴甫洛夫经典条件反射学说　即有机体对某些具体刺激做出的不可避免的具体反应，说明了刺激与机体行为之间的关系。

2. 斯金纳操作条件反射学说　即有机体的行为反应是从自身发放出来的，个体行为表现的频率随该行为的结果变化而变化。

3. 班杜拉模仿学习理论　这些理论认为人们的异常行为既然像正常行为一样可以通过学习获得，那么也能通过另一种学习使之消失，各种疾病（无论是精神的还是躯体的）均可视为某一部分的活动（或行为）异常，都可以通过对这一活动（或行为）的矫正而得以治疗。

行为疗法的实质就是抓住来访者所显露的问题，以先改变行为的方法来影响其情感的调节。行为疗法又称行为矫正疗法、学习疗法，为心理治疗发展史上的第二个里程碑。

（二）适应证

1. 神经症　如强迫症、恐怖症、焦虑症等。

2. 成瘾　如药瘾、酒依赖等不良行为的矫正。

3. 人格障碍的适应不良性行为　如反社会行为、怪癖行为等。

4. 儿童或成人的各种不良行为　如遗尿、口吃、赌博、吸烟等。

5. 心身疾病　如高血压、冠心病、哮喘病、偏头痛、神经性厌食等。

6. 各种性功能障碍和性行为异常　如阳痿、早泄、恋物癖、施虐狂等。

（三）行为治疗的种类

1. 暴露疗法

（1）系统脱敏法　这种方法是将致病因素逐渐、缓慢、系统、反复地暴露给患者，使其逐渐适应，最后达到治愈的目的。在具体使用过程中将致病因素由弱到强，由远到近，由短暂到长时间，系统地、反复地与患者接触，最后消除病态反应。

（2）冲击疗法（满灌疗法）　是使患者一次性充分置身于致病因素的情境中，即使反应强烈，处于恐惧欲逃的状态，也不准其离开，直至紧张感消失为止。

2. 厌恶疗法（以毒攻毒疗法）　利用负性条件反射性刺激来对抗原有的病态行为，使之逐渐恢复正常行为的一种方法。

3. 全身松弛法　就是采取一定方法将全身紧张的肌肉放松下来。

4. 生物反馈疗法（内脏学习疗法）　是美国心理学家米勒于 1960 年倡导应用的。是用现代仪器监测系统，将生物体内的生理变化和内脏活动情况（如血压、心跳、体温等）及时地提供或反馈给被试者本身，被试者根据这些信息自我调节和控制机体功能，使之达到理想的水平。经过反复强化，从而起到治疗疾病的作用。

四、来访者中心疗法

来访者中心疗法，也称以人为本的中心疗法，产生于20世纪40年代，是美国心理学家卡尔·罗杰斯（C. R. Rogers）所创建的，20世纪60年代起被广泛运用。

（一）基本理论

认为来访者只要得到治疗者的温暖和鼓励，发挥出其内在的潜力，他们就完全有能力作出合理的选择来治疗他们自己，改变其不正常行为，并且最终达到心理健康的水平。

（二）疗法特点

（1）称患者为“来访者”、“咨客”、“询者”。

（2）以来访者为中心，引导其抒发自己的情感，发挥本人的潜能。

（3）不注重治疗的技巧，只注重治疗的环境与气氛。

（4）注重人格发展过程中的改变，而不是人格结构的改变。其治疗的效果主要与治疗者的态度有关。

五、认知疗法

是根据认知过程影响情感和行为的理论假设，通过认知和行为技术来改变患者的不良认知的一类心理治疗方法的总称。不良认知是指歪曲的、不合理的、消极的信念或思想。

（一）理论基础

认知过程是行为和情感的中介，不良认知与适应不良行为和情感有关。认知疗法的目标是与患者共同找出这些不良认知，使患者的认知更接近现实和实际。随着对不良认知正确合理的再认识，并进行有效的调整，患者的心理障碍逐步好转，适应不良行为和情感随之得到改善。

（二）主要方法

1. 合理情绪疗法　20世纪50年代由美国心理学家艾利斯（Ellis）创立。核心是ABC理论，A（activating events）指外界的刺激性事件；B（beliefs）指患者内在的非理性的认知系统；C（consequences）指出现在患者身上的情绪和行为结果。人们往往错误地把情绪不良的原因归咎于A，而忽略了起主要作用的中介因素B。本疗法突出B对C的因果关系，采用积极的、指导性的语言，指出患者认知系统中的非理性成分，通过各种练习和家庭作业，促进不良认知的矫正，达到治愈不良情绪、行为的目的。

2. 自我指导训练　是一种认知、行为结合的治疗方法，用于对抗不良认知。不良认知常引起情绪障碍，如抑郁、焦虑等，此时可有意识地采用另一种思想去对抗、辩论。

3. 认知转变法　抑郁患者的认知歪曲形式有：①过度引申：从一个具体事件的发生引申出一般规律性的结论。②任意推断：在证据缺乏或不充分时草率地作出结论。③非逻辑思考：把有些概念毫无根据地联系在一起，得出荒谬的结论。④理所当然：把承认有问题的环境看作必须由你去解决问题。⑤走极端的思维：看问题的方式非白即黑，事物只有单一色，没有中间色彩。⑥选择性概括：仅根据个别细节而不考虑其他情况便对事件作出推断和结论。⑦夸大或缩小：对客观事件的意义作出歪曲的评价。

治疗基本过程分以下四个阶段：

第一阶段：对抑郁程度作出评估测试，深入了解患者问题，建立良好的医患关系，向患者介绍认知治疗方法，制订治疗目标。

第二阶段：帮助患者识别消极的自动性思想，让患者记录这些不良认知。

第三阶段：检验这些不正确的自动性思想的真实性是中心环节。要告诉患者这些信念只是预测、推论，并非事实，与这些认知要保持距离，不要接受。

第四阶段：分析患者潜在的心理机制，预防复发。要让患者对脱离治疗有一个适应过程，不要以“突然告别”方式结束治疗。主要用于治疗抑郁症，也用于治疗神经性厌食、性功能障碍、酒瘾等。

六、催眠暗示疗法

一般认为，人可以影响肌肉、骨骼等的活动，而不能影响由自主神经控制的如内脏、内分泌腺等的活动，但在现实生活中，人们发现某些人经过训练可以主动控制自己的内脏活动，如印度的瑜伽师可以让自己的心脏跳动按照自己的意愿进行。这说明人是可以影响到由自主神经控制的脏器活动的。但这一疗法的理论基础尚无定论。

（一）催眠疗法的历史

催眠是一种类似睡眠但实非睡眠的意识恍惚状态。催眠疗法的历史和人类历史一样古老。早期有记载的系统运用催眠进行治疗的是伽斯纳神父，他宣称能接受上帝的旨意而驱除病魔。1772 年，弗朗兹・安东・麦斯麦医生在巴黎运用磁流理论治疗患者。到 19 世纪中叶，一位名为布雷德的医生研究催眠现象后，认为催眠实质上是一种心理现象，并创造了“神经催眠”术语。由于布雷德医生的努力，催眠开始与医学结合，并逐渐得到推广运用。

（二）疗法特点

催眠疗法是通过催眠师的诱导将人导入到催眠状态。在这一状态下，被催眠者可最大限度地接受催眠师的指令。这时催眠师运用暗示性的语言、动作等对被试者施加影响，达到治疗的目的。

很多人听到催眠这一词，就认为催眠似乎是帮人入睡。其实催眠状态并不是睡眠状态，但通过催眠可解决个体的睡眠障碍。此外，催眠可用来增强记忆、提高自信、开发潜能、增强体质、美容等。在医学领域，几乎所有疾病均可运用催眠疗法进行治疗，因而催眠疗法具有广泛的应用前景。

强化训练习题

一、选择题

1. 创立精神分析学派的人是
   A. 弗洛伊德
   B. 冯特
   C. 卡特尔

D. 斯金纳

2. 结合中国实际创立了中国式的心理分析疗法的学者是

A. 李心元

B. 钟友彬

C. 张亚林

D. 李心天

3. 目前国外心理治疗的现状不包括

A. 从业人员多

B. 机构设置多

C. 专业化程度高

D. 能治疗所有患者

4. 心理治疗不能改造和纠正人的

A. 思维

B. 行为

C. 性别

D. 人格

5. 心理治疗与心理咨询的相同点是

A. 理论和方法

B. 工作对象

C. 工作任务

D. 工作方式

6. 在患者意识极度狭窄的状态下进行的心理治疗是

A. 觉醒治疗

B. 催眠治疗

C. 自由联想

D. 来访者中心疗法

7. 精神分析学派创立于

A. 17 世纪

B. 18 世纪

C. 19 世纪

D. 20 世纪

8. 遵循“现实原则”行事的是

A. 意识

B. 前意识

C. 后意识

D. 潜意识

9. 正常人的部分心理活动是在以下哪种情况进行的

A. 意识

B. 前意识

C. 后意识

D. 潜意识

10. 处于无意识的最深层，生来即有的指的是

A. 原我

B. 自我

C. 超我

D. 意识

11. 钟友彬根据以下哪一理论提出了中国式的心理分析法

A. 心理动力学

B. 行为主义

C. 人本主义理论

D. 以上都不对

12. 与行为治疗无关的理论是

A. 经典条件反射

B. 操作性条件反射

C. 社会学习理论

D. 苏格拉底辩证法

13. 被称为现代心理治疗中“第三种势力”的是

A. 精神分析疗法

B. 行为治疗

C. 人本主义疗法

D. 催眠疗法

14. 行为疗法的适应证不包括

A. 偏执精神病

B. 心身疾病

C. 人格障碍

D. 弱智教育

15. 标记奖励法属于

A. 精神分析疗法

B. 来访者中心疗法

C. 行为疗法

D. 催眠疗法

16. 系统脱敏疗法的过程不包括

A. 制订焦虑等级

B. 催眠
C. 放松训练
D. 脱敏治疗

17. 采取焦虑等级由弱到强并结合放松训练进行的心理治疗方法是
A. 标记奖励法
B. 厌恶疗法
C. 系统脱敏疗法
D. 冲击疗法

18. 首次就将恐高症者带到 20 层楼楼顶，属于哪种心理疗法
A. 系统脱敏疗法
B. 满灌疗法
C. 厌恶疗法
D. 消退疗法

19. 在酗酒者酒中加入戒酒药，使其饮后恶心呕吐促进戒酒的方法是
A. 满灌疗法
B. 厌恶疗法
C. 矛盾意向疗法
D. 消退疗法

20. 与生物反馈疗法有关的理论不包括
A. 学习理论
B. 信息论
C. 人格发展理论
D. 控制论

21. 用增强生理活动的生物反馈疗法可以治疗
A. 心身疾病
B. 情绪障碍
C. 行为障碍
D. 中风偏瘫

22. 生物反馈疗法属于
A. 行为疗法
B. 人本主义疗法
C. 精神分析疗法
D. 认知疗法

23. 下列哪项组合是错误的
A. 弗洛伊德—精神分析疗法
B. 华生—行为疗法
C. 罗杰斯—来访者中心疗法
D. 冯特—催眠疗法

24. 系统脱敏疗法最适合于
A. 抑郁症
B. 焦虑症
C. 恐怖症
D. 疑病症

25. 在治疗有冠心病的恐怖症患者时忌用
A. 系统脱敏疗法
B. 冲击疗法
C. 生物反馈疗法
D. 认知疗法

26. 下列哪项不是行为治疗
A. 厌恶疗法
B. 冲击疗法
C. 来访者中心疗法
D. 生物反馈疗法

二、是非题

1. 生物反馈疗法主要适应于心身疾病患者。
2. 满灌疗法最适合治疗恐怖症兼有冠心病的患者。
3. 按照认知理论，人的理智是可以战胜情绪的。
4. 弗洛伊德认为潜意识对正常人是不起任何作用的。
5. 行为主义认为正常的行为是可以通过学习获得的，异常行为则是先天具备的。

三、问答题

1. 认知心理治疗的核心内容是什么？

2. 简述人本心理学治疗的基本特点。
3. 心理动力治疗的具体方法有哪些?
4. 试述人本主义心理治疗的理论基础。
5. 简述精神分析学派的基本理论。

（湖南中医药高等专科学校　郭争鸣）

第十三章　患者心理

第一节　患 者 角 色

一、患者行为

疾病是由身体功能失调引起的一种躯体状况。症状是疾病最先可视的征兆。当它出现时，个体也许会到医院通过身体内部的检查来评估那些症状。在这个过程中，个体可能会让家人或朋友陪同一起去看医生，在医院里，患者会向医生详细描述不适感和相关症状，并会从医生那里获得治疗，从家人、朋友处得到帮助和支持。这个评估症状、获得医疗帮助和得到支持的过程就是患者行为。患者行为也可以被定义为患者和其治疗人员的一种社会角色的期望。

二、患者角色

患病个体在患病后会采纳一种典型的、常规性的行为。这些行为是常规的，因为社会将它们视为对患者而言习惯性的和可以接受的。这些行为是个体在一个灾难性情境中的合法化标签。个体很可能是通过一个社会学习过程学会这些行为的。社会学习过程开始于家庭内，导致一种认知描述或一套规则内化，告诉此人在哪种情况下哪种行为是被期待的。患病对个人和家庭、社会而言都是令人不快的。如果病情轻微，患者至少需要忍受不适感；如果病情严重，要经历的也许就是难以忍受的疼痛。如果疾病迁延，工作、社交和休闲活动、家人的陪伴以及夫妻生活都将受到影响。患病也许会威胁家庭的稳固、收入、工作的安全以及将家庭置于债务纠缠之中。

社会学家帕森兹（Parsons）从社会学的角度，观察患者与周围人的互动，将之归为四类，称为患者角色要素：①免除平日的社会角色；②有接受协助的义务；③负有恢复健康的责任；④负有寻求医疗协助的责任。患者原来的角色特性与患者角色越不同，越容易产生适应上的困难；反之，则越容易接受患者角色。

三、患者就医行为基本类型

由于心理、社会等各方面因素的影响，患者就医行为有两种类型：

1. 主动就医行为　即患病后主动寻求医疗帮助，是大多数患者采用的正常就医情况。还常见于一些对自身健康特别关注的个体、疑病症个体、有药物依赖的个体等。

2. 被动就医行为　即患者在亲戚朋友的劝说、督促或强迫下寻求医疗帮助的行为。被动就医多发生在有病感而不愿或不能主动求医者，缺乏自主意识者或讳疾忌医者身上。

第二节 患者需要

一、患者需要的基本特点

1. 社会角色退化 患病后，患者原有的生活环境和人际关系发生了变化，患者角色占主导地位，甚至取代了其他所有的社会角色。

2. 自控能力下降 患者认同了患者角色的社会要求，出现软弱依赖、情绪多变、意志力减低和适应能力、控制能力下降的情况。

3. 求助愿望强烈 为了减轻病痛的折磨和尽快痊愈，积极主动请求帮助，积极寻医问药或请人帮助就医。

4. 合作愿望增强 进入患者角色以后，渴望尽快康复，配合医护人员，积极接受诊断、治疗和护理。

二、患者需要的主要内容

1. 躯体需要 是指生理、病理的需要，如对空气、休息与睡眠、饮食与水、排泄、活动、安全等的需求。

2. 感情的需要 由于环境陌生，接触新异的检查与治疗，与亲友分离，因此患者需要亲人探视与关怀、医护人员同情与关心。

3. 受尊重的需要 要求他人尊重自己，重视自己。

4. 被接纳与社交的需要 适当的活动及精神生活、良好的人际关系可以迅速消除陌生感。

5. 精神上的需要 有事业心的人，希望继续发挥个人才能，实现事业上的成就。

6. 提供信息的需要 需要了解疾病的知识，自己疾病的诊断、治疗方法及其作用，手术效果，主管医生、护士水平，疾病预后等。

第三节 患者心理活动的一般规律

一、患者心理活动概述

莱德勒（Lederer，1965）提出生病是一个复杂的心理形成过程。她提出三个相互独立但又彼此重叠的接受疾病的时期：

第一阶段：从健康到生病期。当个体意识到他生病时，有几件事情需要完成：放弃原来的社会责任，接受别人的帮助、诊断和治疗，与人合作以恢复健康，寻求适当的帮助。此阶段适应良好的患者，能接受诊断和忍受治疗所带来的不适应与限制，并定期就诊。相反，适应不良的患者，可能会否认出现的症状，利用不明显的症状逃避责任，或来操纵别人。

第二阶段：接受生病期。此期始于患者接受生病的事实，且扮演患者角色的时候。患者的行为变得以自我为中心，对周围其他事情的兴趣降低，因为需要依赖他人同时又怨恨这种依赖行为，情感显得矛盾，会特别注意身体上的一些变化。不适应性的行为包括放弃复原的希望、拒绝接受协助、对治疗怀疑、避免谈及自己的问题与感觉及不能合作等。

第三阶段：恢复期。此期个体放弃患者角色，扮演健康人的角色。患者随着体力的恢复而逐渐能独立，愿意协助自己，积极参加复康活动，可以多做一些决定，并逐渐增加对周围事物的兴趣，表示自己已在康复之中。不适应的患者行为会停留在第二阶段。

患者一旦知道自己患了病，在心理上必然有反应。概括起来，患者易于产生如下各种心理活动。

（一）抑郁

抑郁是一种闷闷不乐、忧愁压抑的消极心情，它主要是由现实丧失或预期丧失引起的。因为疾病对任何人来说都是一件不愉快的事，多少都伴随着丧失，所以多数患者都会产生轻重不同的抑郁情绪。

（二）焦虑

任何人在一生当中都难免因故焦虑。患者患病，当然更避免不了焦虑情绪。焦虑乃是一个人感受到威胁而产生的恐惧和忧郁。这种威胁主要分两大类：一是躯体的完整性受到威胁，二是个性受到威胁。对患者生理及心理上的威胁往往是统一的，而且会一直持续下去，直到患者在生理与心理再度达到安全稳定为止。

（三）怀疑

患者的怀疑大都是一种自我消极暗示，由于缺乏根据，常影响对客观事物的正确判断。患病后常变得异常敏感，听到别人低声细语，就以为是在说自己的病情严重或无法救治。对别人的好言相劝半信半疑，甚至曲解原意。疑虑重重，担心误诊，怕吃错了药、打错了针。有的凭自己一知半解的医学和药理知识，推断药物，推断预后。害怕药物的副作用，担心偶尔的医疗差错或意外不幸降落在自己身上。身体某部位稍有异常感觉，便乱作猜测。如果严重偏执，甚至会出现病理性的妄想。

（四）孤独感

患者住院后，离开了家庭和工作单位，周围接触的都是陌生人。医生只在每天一次的查房时和患者说几句话，护士定时打针送药，交谈机会也较少。这样，患者很容易产生孤独感。

（五）被动依赖

患者进入患者角色之后，大都产生一种被动依赖的心理状态。

（六）否认

在临床上还可以看到有的患者怀疑或否认自己患病。

（七）同情相怜

人都有同情心、怜悯心和亲和的需要。患者一旦住在一起，就能很快相互认识和相互理解。他们关心病友的病情变化，乐于向医务人员介绍病友的痛苦症状，并乐于帮助病友克服困难。

（八）侥幸

患者大都程度不同地存在着侥幸心理。例如，疾病初期不少人迟迟不愿进入患者角色，总希望医生的诊断是错误的。尤其那些对病感不敏感的人，侥幸心理尤为严重。有些已经明确诊断的人，也往往存在侥幸心理。

二、患者心理活动与疾病严重程度

（一）急性病患者的心理活动

急性病患者是指那些发病急、病情重因而需要紧急抢救的患者。过去有种错误的观点，认为急性病患者病势危急，医护人员的任务就是以最佳的技术和最快的速度抢救患者，无须实施心理护理。近十年来，随着抢救护理科学的形成和发展，人们越来越认识到对急性病患者也同样需要进行心理护理。因为急性病患者不是面临生命威胁，就是遭受躯体伤残，心理正处于高度应激状态。此时，如果进行良好的心理护理，就会缓和其紧张情绪，有助于转危为安。否则，如果在病患者心理处于高度紧张之时，再加上抢救时的种种劣性刺激，就会加重病情，甚至造成严重后果。

急性病患者具有明显的焦虑、恐惧、紧张不安，渴望得到最佳和最及时的抢救，以便转危为安。但急性病患者的心理活动又是复杂的，多种多样的。瞬间袭来的天灾、人祸或恶性事故等超常的紧张刺激，可以摧毁一个人的自我应对机制，出现心理异常。一向自以为健康的人突然患了心肌梗死，也会因过分恐惧而失去心理平衡。还有那些慢性疾病突然恶化的患者，易于产生濒死感，恐怖、悲哀、失助、绝望等消极情绪往往可以加速患者的死亡。病情、年龄、社会文化背景、经济条件等不同也对患者的心理活动有影响。因此，医护人员要善于具体分析每个急性病患者的心理状态，以便有针对性地做好心理护理。

（二）慢性病患者的心理活动

慢性病患者因为需要承受长期的疾病折磨，经历漫长的病程，所以往往产生极为复杂的心理活动。慢性病患者一开始大都有侥幸心理，即不肯承认自己真的患了疾病，迟迟不愿进入患者角色；一旦确诊，又易产生急躁情绪，恨不得立即服上灵丹妙药，于朝夕之间把病治好。这时他们对自己的疾病格外敏感、格外关心，向医护人员寻根刨底，向病友“取经”，或翻阅大量有关书籍，渴望弄清疾病的来龙去脉，企图主动把握病情。但是，目前许多慢性疾病还没有令人满意的特效治疗方法，所以迫使广大慢性病患者无可奈何地去适应漫长的疾病过程。

慢性病患者随着病情变化，有时高兴、有时悲伤、有时满意、有时失望，紧张、焦虑、忧愁、愤懑、急躁、烦闷等消极情绪也经常出现。由于长期的疾病折磨，慢性病患者极易产生忧郁、不悦的情绪，有些甚至人格特征也发生变化。那种兴高采烈、生机勃勃的形象不见了，代之以动作迟缓、情感脆弱、谨小慎微、被动依赖、敏感多疑、自我中心等表现。他们过分关注机体感受，过分计较病情变化，一旦受到消极暗示，就迅速出现抑郁心境，有时还可产生悲观厌世之感。

（三）传染病患者的心理活动

患者被确诊为患传染性疾病后，不仅自己要遭受疾病折磨之苦，更痛苦的是自己成了对周围人造成威胁的传染源。为了避免疾病的传染和蔓延，对传染性疾病者患都要实行隔离治疗。人是社会的人，都有爱与归属的需要，都有社会交往的需要。隔离就是对这些需要的限制与剥夺，这在患者心理上必然要引起剧烈的变化。

1. 强烈的孤独感　传染病患者开始都会产生一种自卑、孤独的心理和愤懑的情绪。他们一旦进入患者角色，立即在心理上和行为上都与周围的人划了一条鸿沟，自我价值感突然失落，感到自己成了人们望而却步的人，成了惹人讨厌的人。

2. 强烈的自卑　为了防止疾病的传播，医务人员和家属都采取一定的隔离措施，患者不理解而产生反感与自卑心理。许多传染病患者不敢理直气壮地说出自己所患疾病，经常把肺结核故意说成是“肺炎”，把“肝炎”说成是“胆道感染”等，这些都是害怕别人鄙视和厌恶自己的表现。

3. 失助自怜　患者在被隔离后易产生一种愤懑情绪，悔恨自己疏忽大意，埋怨别人传染给自己，甚至怨天尤人，恨自己倒霉。有这种愤懑情绪的人，有时还迁怒于人和事，易激惹，爱发脾气。

4. 敏感猜疑　因为许多传染性疾病具有病程长、难根治的特点，所以患者在治疗期间又易产生急躁、悲观情绪和敏感、猜疑等心理。因为治病心切，所以对周围的事物特别敏感，经常揣度别人尤其是医生、护士谈话的含义，搜集与己有关的信息。他们格外关注自己身体的生理变化，十分重视各项检验检查。应当注射什么针剂，应当服用什么药物，他们都想知道，尤其想掌握各项治疗的机制和效果。

根据患者的这些心理活动特点，医护人员应耐心细致地讲清楚目的和意义，尽量消除患者的顾虑和猜疑。

（四）重危病患者的心理活动

大部分患者的疾病经过诊治可以治愈，但不论医学发展到什么程度，总有一小部分患者因医治无效而面临死亡。不管死亡是突然发生还是久病造成的，一般来说护理重危病患者和安慰这阶段患者的家属，是护理上最难处理的情况。临终患者的心理状态极其复杂，大多数面临死亡的患者心理活动变化分为五个阶段：

1. 否认期　不承认自己病情的严重，对可能发生的严重后果缺乏思想准备，总希望有治疗的奇迹出现以挽救生命。有的患者不但否认自己病情恶化的事实，而且还谈论病愈后的设想和打算。也有的患者怕别人悲痛，故意保持欢快和不在乎的神态，以掩饰内心的极度痛苦。

2. 愤怒期　度过了否认期，患者知道生命岌岌可危，但又禁不住地想这种致死的病为什么落在自己身上，怨自己命不好。表现得悲愤、烦躁、拒绝治疗，甚至敌视周围的人，或是拿家属和医务人员出气，借以发泄自己对疾病的反抗情绪，这是患者失助、自怜心理的表露。

3. 妥协期　患者从愤怒期转入妥协期，心理状态显得平静、安详、友善、沉默不语。这时能顺从地接受治疗，要求生理上有舒适、周到的护理，希望能延缓死亡的时间。

4. 抑郁期　患者已知道自己面临垂危，表现得极度伤感，并急于安排后事，留下自己的遗言。大多数患者在这个时候不愿多说话，但又不愿孤独，希望多见一些亲戚朋友，愿意得到更多人的同情和关心。

5. 接受期　这是垂危患者的最后阶段。患者心里十分平静，对死亡已做好充分准备。也有的在临终前因疼痛难忍而希望速死。如有一位仅 28 岁的青年，从事 X 线专业工作，因防护不善而患了放射病，由于极度疼痛，几次想自杀。有些人病情虽很严重，意识却十分清醒，表现得留恋人生，不愿死去。

三、不同年龄阶段患者的心理活动

（一）儿童患者的心理

儿童患者的突出特点是年龄小，对疾病缺乏深刻认识，心理活动多随活动情境而迅速变化。患病后离开熟悉的家庭环境，来到陌生的医院，会感到莫名其妙，面对陌生的戴口罩的医生护士、亮闪闪的针头、苦苦的药水等感到惊惧万分。因为他们注意力转移较快，情感表露又比较直率、外露和单纯，只要依据其心理活动特点进行护理，就易于引导他们适应新的环境。

因病情需要而必须住院的患儿，因为他们身患疾病，经受着生理的痛苦与折磨，正值需要亲和、依恋和支持的时候，突然连亲人也看不到了，这对他们幼小的心灵容易留下创伤。根据儿童心理学家研究，乳儿从6个月到1周岁是建立“母子联结”的关键期，促进儿童心理发展的重要因素之一是母爱。孩子离开妈妈，大都恐惧、焦虑和不安，经常哭闹、拒食及不服药。

（二）青年患者的心理

青年人正处在人生朝气蓬勃的时期，对于自己患病这一事实会感到很震惊。他们往往不相信医生的诊断，否认自己得病，直到真正感到不舒服和体力减弱才逐渐默认。

青年人一旦承认有病，主观感觉异常敏锐，而且富有好奇心，事事询问：为什么打这个针、吃这个药，病程需要多长，有无后遗症等。他们担心疾病耽误自己的学习和工作，对自己恋爱、婚姻、生活和前途有不利的影响。有的青年不愿意把自己的病情告诉自己的同事或同学。

青年的情绪是强烈而不稳定的，有时欢快，有时不愉快或愤怒。从自信到自贬，从自私至利他，从热心至冷漠，从兴高采烈至消极失望，皆能在转瞬间有所改变，容易从一个极端走向另一个极端。他们对待疾病也是这样。倘若病情稍有好转，他们就盲目乐观，往往不再认真执行医疗护理计划，不按时吃药。但病程较长或有后遗症的青年患者，又易于自暴自弃、悲观失望，情感变得异常抑郁而捉摸不定。由于疾病的巨大挫折，他们会出现严重的精神紧张和焦虑，甚至导致理智失控，产生自杀念头，出现难以想象的后果。

（三）中年患者的心理

中年人的社会角色比较突出，既是家庭的支柱，又是社会的中坚力量。当他们受到疾病折磨时，心理活动尤为沉重和复杂，他们担心家庭经济生活，牵挂着老人的赡养和子女的教育，又惦念着自身事业的进展和个人成就等。中年患者患病后常见的心理反应有：

1. 忘我　患病后将停止一切工作，强烈的工作责任感和事业心让他们感到无法忍受的痛苦和损失。因而迫切要求早检查、早治疗、早出院。

2. 忧郁　自觉患病后给家庭和工作带来许多困难和损失，因而显得忧心忡忡。

3. 多疑　中年期是诸多疾病的多发期。患者会对多种检查顾虑重重，怀疑患上不治之症，这种多疑心理常使患者心神不安、食欲不振、失眠多梦等。

4. 回避　有些患者担心患病后失去原来的职位和工作而不承认有病，有的为了减轻亲人的痛苦，常常隐瞒病情，回避现实。

（四）老年患者的心理

老年人尽管理解衰老是生物体不可抗拒的规律，但一般都希望自己尽量健康长寿。他们自己不服老，也不希望别人说自己衰老，表现出强烈的怕死心理。老年人一般都有慢性或老化性疾病，所以当某种疾病较重而就医时，他们对病情的估计多为悲观，心理上也突出表现为无价值感和孤独感。有的情感变得幼稚起来，甚至和小孩一样，喜欢听恭维话，为不顺心的小事而哭泣，为某处照顾不周而生气。有些老年人怕患病后遭到儿女们的嫌弃而不承认患病。他们突出的要求是被重视、受尊敬。

四、患者心理活动与治疗方式

（一）门诊治疗患者的心理

门诊是患者就诊的第一场所。患者到医院求治，从挂号、候诊到医生诊查、检验透视、实施治疗直至最后取药离开医院的整个医疗过程中，由于程序复杂、环境生疏，加上疾病的痛苦，常使患者产生复杂的心理活动。任何一种不良刺激均可引起患者的情绪变化，甚至发生病情突变。因此门诊医护人员掌握患者的心理，是做好工作的重要保证。门诊治疗患者的心理主要表现为以下几点：

1. 明显的焦虑感　表现为焦躁不安，急于就诊。特别是那些病情较重、对病情模糊不清的患者，就诊心情更加迫切。常常表现为坐卧不宁或来回踱步，不断询问就诊的号码，围观医生诊室等。

2. 挑选高明的医生　初次就诊，患者对自己的疾病知之甚少，希望经验多、技术好的医生诊治，往往选择那些年长、两鬓斑白、态度和蔼的医生就诊。有的患者在门诊治疗为了达到请高明医生诊治的目的，不惜托熟人找关系，甚至送礼求治。

3. 祈求心理　就诊时祈求医生会对他进行全面检查，给予正确的治疗。患者往往顺从检查，叙述病情极其详细，以期得到重视。这时若医生不耐心倾听，便会产生自责和不安。医护人员应注意维护门诊治疗患者的自尊。

4. 紧张不安心理　当患者在门诊治疗终于得到就诊机会时，情绪会变得十分紧张，诉说病情不知从何说起，或诉说杂乱无章。若遇到医生面露厌烦状时，更感到惊慌和不安。

（二）住院治疗患者的心理

住院患者由于离开了原来熟悉的工作环境和家庭生活，打乱了正常的生活秩序，且由健康人角色转变为患者角色，会产生一系列的心理变化。主要表现有：

1. 适应性的变化　从居住环境、生活习惯、人际交往等各方面都要进行重新的适应。

2. 苦闷心理的产生　患者住院后，对自己的工作、学习、婚姻家庭、经济等问题产生担忧，对自己的疾病也顾虑重重，于是心里苦闷、不安、忧虑、烦躁。这些情绪的产生，对疾病的治疗和健康的恢复很不利。

3. 恐惧不安的心理　常常发生于为诊断某种疾病而进行的检查或手术前。惧怕检查带来的痛苦，更惧怕检查后所证实的病情，表现出明显的生理功能紊乱的现象，如心跳加速、脸色苍白、四肢无力、全身冒冷汗等。

4. 期待心理　患者饱受疾病带来的痛苦和心理上的折磨，住院后便将一切希望寄托在医生身上，期待医生能妙手回春，使自己早日康复。这种心理往往表现在经常询问病情，对检查及治疗方法不断提问，有的甚至偷看病历，希望对自己的疾病有更多的了解。

（三）手术治疗患者的心理

1. 患者术前的心理　无论手术何等重要，也不论手术大小，对患者都是较强的紧张刺激。患者意识到了这种紧张刺激，就会通过交感神经系统的作用，使肾上腺素和去甲肾上腺素的分泌增加，引起血压升高、心率加快，有的患者临上手术台时还会出现四肢发凉、发抖、意识域狭窄，对手术环境和器械等异常敏感，甚至出现病理心理活动。我国医学心理学工作者通过调查发现患者术前常有如下的心理活动，对手术一是害怕，二是担心。怕的是疼痛与死亡，担心的是是否会出意外，是否会残废和毁容等。大量临床观察和研究均证明，患者术前的这种恐惧和焦虑，将直接影响手术效果，如失血量大、愈合慢等。而且，这种恶劣的情绪状态还易于引起并发症。

另据研究报道，术前焦虑程度对手术效果及预后恢复得快慢也有很大的影响。资料表明：有轻度焦虑者，效果较好；严重焦虑者，预后不佳；而无焦虑者，效果往往更差。这是因为无焦虑的患者由于对医生或手术过度依赖，过分放心，对生理上带来的不可避免的痛苦缺乏应有的心理准备。

2. 患者术后的心理　患者经过手术，尤其承受大手术的人，一旦从麻醉中醒来，意识到自己已经活过来，颇感侥幸，这时他们渴望知道自己疾病的真实情况和手术效果。由于机体组织受到程度不同的损伤，都会体验到伤口疼痛，加之躯体不能自主活动，又怕伤口流血或裂开，多产生焦躁不安的心情。开始，他们感到当前的痛苦难熬，过 2～3 天疼痛缓解之后，就开始担心预后了。因此，应做好对术后患者的心理护理。

（四）药物治疗患者的心理

药物治疗过程中，患者和医生都喜欢使用作用强、见效快、安全的药物。药物是否取得良好的疗效，还要受到经济、社会、文化及个人心理因素的影响。

1. 医生的权威　医生的态度、敬业精神、行为举止等会影响患者对药物的选择和药物的效果。患者希望在医生的指导下，病情迅速好转并最终痊愈。

2. 社会因素的影响　人的行为是在社会中通过经验学习得来的。文化背景、习惯和偏见、对所用药物的民间传说、广泛的传媒舆论等的信任程度将影响患者选择药物的行为。如有的人只相信西医西药，而有的人却对中医中药确信无疑，百般依赖。

3. 经济因素的影响　享受公费医疗的患者喜欢用新药、进口药、名贵药，而经济条件差的患者则希望用价廉而有效的药物。

4. 患者的心理状态　一般认为，不同的性格和精神状态，对药物的感受性有显著的影响。如果患者对治疗充满信心，情绪愉快，可能凭借自我暗示的心理作用，使药物的作用加强。

除上述因素外，患者的年龄、社会地位，药品的名称、生产厂家、包装等因素均能影响药物的疗效。

第四节　患者常见心理问题

一、情境性心理失调

许多患者在知道自己的病情之前，精神状态与机体状态都较好，一旦得知患病，角色发生改变后就产生消极情绪，悲观失望、绝望、怨恨命运、好激动、发脾气、多愁善感、郁郁寡欢、对事对人冷漠等，致使病情急转直下，甚至在没有明显病情加剧的情况下，几天内突然死去。这都是极度绝望的消极情绪使心理防线土崩瓦解，从而生理免疫功能遭到彻底破坏的后果。

二、人格性心理学偏差

临床观察与研究发现，个性特征与疾病的发生、发展和预后相关。国外对癌症患者和潜在患者进行耗时颇长的追踪调查研究后得出结论认为，人的个性可分为以下类型：Ⅰ型：依赖性强，忧虑时易产生绝望感和无力感，不奋发，不敢发泄情绪，压抑；Ⅱ型：依赖性大，忧虑时易激动，发脾气；Ⅲ型：具有Ⅰ、Ⅱ型两型的两面性；Ⅳ：有自制力，应激能力好，善于适应环境。研究者认为，Ⅰ型为易得癌症型；Ⅱ型为易得缺血性心脏病型；Ⅲ型为轻度性格障碍型，该型的人虽有Ⅰ、Ⅱ型某些特征，但由于程度轻，且经常变换情绪的处理方式，因而很少死于癌症和心脏病；Ⅳ型为正常型。Ⅰ、Ⅱ型个性对人的健康有极大威胁。可见，长期忧郁不易解脱，不善于发泄情感的人一般对外界刺激反应敏感，但却难以应付和处理突发情境与事件，因而更容易引起紧张、焦虑、绝望等消极情绪体验。因此，在治疗阶段保持良好的情绪有利于提高治疗效果。

三、常见不良心理反应

患者，尤其是一些慢性病患者在心理上会发生一系列变化，出现许多容易被常人误解的心理问题。了解这些不良的心理反应，不仅有助于对平常人的理解和体谅，而且还能更好地照料患者，有利于其疾病的康复。患者主要有以下常见的不良心理反应：

1. 感觉异常敏感，心里总想着自己的病，而对其他事物很少关心，这很容易被别人误解为自私或冷漠。

2. 生病属于劣性刺激，势必影响患者的情绪，形成不良的心境，往往看什么都不顺眼，好生闷气，好发脾气，给人以不近人情的感觉。这种消极的情绪，不仅容易被人误解，使人不愿接近，而且极不利于患者的康复。

3. 由于患病后受到亲人的关怀与照顾，患者会变得越来越被动、懒惰，情感变得脆弱，甚至幼稚，总希望亲友多照顾、多关心自己。

4. 患者往往会变得神经过敏，疑虑重重。听人低声说话，就以为是谈自己的病，对医护人员和亲友的好言相劝，也常半信半疑。

5. 许多住院患者看到周围的病友病情加剧或死亡，会产生恐惧心理；怕疼痛、怕死亡，求愈心切，希望早一天确诊，早一天手术，早一天出院。这种心理对康复极为不利。

强化训练习题

一、选择题

1. 患病后产生的焦虑心理属于

A. 生理反应

B. 情绪反应

C. 情感反应

D. 心身反应

2. 患者的权利不包括

A. 享受足够的医疗与护理
B. 享受保守个人秘密的权利
C. 知道处方上的内容
D. 协助医院随访工作

3. 关于患者角色的叙述，以下哪些是错误的
A. 一旦患了某种病，就进入了患者角色
B. 健康人进入患者角色是顺利的过程
C. 进入患者角色的过程越短，越有利于治疗
D. 进入患者角色后，原有的社会义务会发生改变

4. 术前患者常见的心理问题为
A. 焦虑
B. 抑郁
C. 谵妄
D. 愤怒

5. 常常在后期要与医护人员商讨，提出一些挽回“失落感”的条件是以下哪个时期
A. 否认期
B. 接受期
C. 抑郁期
D. 愤怒期

6. 经过了愤怒期后，患者开始理智地处理问题，对生命抱有希望是以下哪个时期
A. 否认期
B. 接受期
C. 抑郁期
D. 妥协期

7. 对患者来说，最重要的、最优先的需要常常是
A. 生理需要
B. 经济保证
C. 良好的就医环境
D. 家人的理解

8. 当一个人真的意识到病情严重，初次感到死亡的威胁时，典型的反应是
A. 感到抑郁
B. 感到异常愤怒
C. 感到震惊，并否认疾病
D. 接受事实，并寻找可能的补救办法

9. 慢性病患者由于病程较长、症状固定或反复发作，易出现
A. 厌世心理
B. 揣测心理
C. 恐惧心理
D. 以上都正确

10. 患者心理问题的干预对策不包括
A. 尊重患者的个性
B. 尊重患者的人格
C. 深入了解患者的个性特点
D. 把自己的想法、感觉投射到对方身上

11. 手术时突然停电，此时患者最强烈的需要是
A. 安全需要
B. 交往需要
C. 尊重需要
D. 感情需要

12. 进入患者角色的内容不包括
A. 失去原有社会权利
B. 修改原有社会权利和义务
C. 学习新的行为模式
D. 改变原有生活环境和人际关系

13. 因家庭和工作因素，患者退出患者角色称为
A. 角色行为减退
B. 角色行为恐惧
C. 角色行为冲突
D. 角色行为缺如

14. 进入患者角色的根本原因是
A. 从原有社会角色中解脱
B. 环境发生改变
C. 患病
D. 处于被帮助地位

15. 患者角色的涵义不包括
A. 有生理或心理异常
B. 被医生确认其疾病状态

C. 寻求医疗帮助
D. 有特殊权利义务和行为模式

16. 以努力恢复健康为前提而暂时免除原有责任和义务是
A. 条件性获益
B. 非条件获益
C. 耻辱性获益
D. 继发性获益

17. 影响药物疗效的心理因素包括
A. 医生的权威
B. 社会因素的影响
C. 经济因素的影响
D. 以上都是

18. 患者惧怕检查带来的痛苦和检查后所证实的病情，属于
A. 适应不良
B. 恐惧不安
C. 期待心理
D. 苦闷心理

19. 中年患者常见心理包括
A. 多疑
B. 抑郁
C. 回避
D. 以上都是

20. 对空气、休息与睡眠、饮食与水、排泄、活动等的需求称为
A. 感情需求
B. 躯体需求
C. 尊重需求
D. 信息需求量

二、是非题

1. 在手术前，无焦虑的患者比焦虑患者手术预后更好。
2. 求医行为的产生除与生理因素有关外，还与心理和社会因素有关。
3. 患者的否认心理是一种心理防御反应。
4. 患者在进入患者角色后，有认识环境、了解病友、了解医生的需要。
5. 对患者任何新的治疗措施都应事先告诉患者，主要是为了增加医患间的相互信任。
6. 药物疗效主要取决于药物本身的理化性质，与患者心理、社会因素无关。
7. 传染病患者隔离治疗既有利于社会，也能更好地满足患者的心理需要。
8. 老年患者因为更加成熟，所以生病后不会出现心理上的脆弱与幼稚。
9. 临终患者对死亡的心理反应往往有一个由否认到接受的转变过程。
10. 术前有轻度焦虑者，手术效果较好；严重焦虑者，预后不佳；而无焦虑者，效果往往最差。

三、问答题

1. 患者的心理需要是什么？
2. 简述外科手术患者的心理特征。

（肇庆医学高等专科学校　李　敏）

第十四章　医患与护患关系

第一节　概　　述

一、医患、护患关系的概念与特征

（一）医患关系的概念与特征

医患关系是指医务人员与患者之间在临床诊疗活动中，相互联系、相互影响的交往过程，是一种特殊的人际关系。医患关系是人际关系中的一种，是人际关系在医疗活动中的一种具体化形式，其实质是医护人员运用自己掌握的专业知识和技能来帮助患者摆脱病痛，预防疾病，保持健康的过程。与其他人际关系相比，医患关系具有以下几个特征：

(1) 医患关系以医疗活动为中心，促进医患关系健康为目的。医患交往的核心是治疗疾病，维护健康的医疗活动，因此医患关系也是一种工作关系。

(2) 医患关系是一种帮助性的人际关系，医患交往的过程是医疗人员以自己的专业知识和技能来帮助患者摆脱病痛，处于帮助者的地位，患者因其健康问题处于被帮助者的地位。

(3) 医患关系是以患者为中心的人际关系，一切医疗过程和医患交往过程都要作用于患者并以解决患者健康问题为目的，评价医患关系应以对患者的作用和影响为标准。

（二）护患关系的概念与特征

护患关系是指在护理工作中，护理人员对护理服务对象的躯体、心理以及社会的需求做出反应，并进行全方位的关怀和照顾而建立的一种相互影响的关系。护理的独特功能是帮助患者获得超过他们生病时所具有的理性和人际间的能力。护士做为一个帮助者有责任使其护理工作达到积极、建设性的效果，从而起到治疗作用。因此护患关系实质上是治疗性关系，不是一种普通关系，而是一种有目的的需要谨慎执行、认真促成的关系，是以患者的需要为中心的关系。除了受一般生活经验等因素影响外，护士的素质、专业知识和技术也将影响到治疗性关系的发展，即护理工作的效果。护患关系具有以下几个特征：

(1) 护患关系的目的性　在护患关系中，护士对患者的照顾，既有权利又有专业与法律的责任，护士应用临床护理技能、心理学知识以及个人品质与患者共同努力，帮助患者产生内省，达到认知、情绪和行为方面的改变，促进躯体、心理及社会功能的全面发展。

(2) 护患关系是以患者为中心的认知和情感两方面的联系　在人际关系中，通过交往和联系而建立人与人之间的心理关系，它反映了人们追求需要和满足的心理状态；在护患关系中，通过接触使护士和患者相互了解和认识。护士在了解患者痛苦时还有情感的促动，使护士能在不同程度上设身处地理解患者。

(3) 护士尊重患者　护士应把每一个护理对象当做独特的个体。因为每一个人的观念、思维方式、对人的态度、处理事情的方法不同，受家庭条件、文化背景、受教育水平等多种因素的影响，因此护士必须注意了解和接受患者的个人特点，在不与治疗和护理计划发生矛盾的情况下，允许存在个人习惯。

（4）护士有尊重患者、保守患者秘密的权利　由于疾病给患者生理、心理以及社会方面带来一定程度的损害，也给患者带来许多不利因素和问题，患者常常表现为既需要得到帮助又不愿意把自己的不利处境和问题过多地公开。做为一名护理工作者，在与患者交往中，应以自己高尚的职业道德和良好的行为规范赢得患者的信任，涉及患者敏感的个人隐私，则应明确向患者表示，一定为其保密，让患者放心，以减轻其心理压力。保守患者的个人秘密会在提供支持和帮助的同时给患者带来心理安抚作用。

二、护患关系的建立

1. 良好的护患关系是护理工作顺利开展的重要条件　每一项护理工作都必须通过护患双方的合作才能顺利地进行。为了对患者做出正确的诊断和实施相应的护理措施，护理人员需要患者能提供详尽的病史资料，及时地反馈信息，因此患者的合作是非常重要的。护患之间的相互信任、相互尊重的良好关系能明显提高护患之间的合作程度，也有助于护理措施有效地实施。

2. 良好的护患关系是对患者的一种心理和社会支持　良好的护患关系具有积极的心理帮助和社会支持的功效。护理措施的效果与护患关系有着密切的关系。临床实践中可以见到，知识和技能相仿的护理人员对同类患者的护理效果会有较大的差异。这就说明护理效果不仅取决于护理人员所学的知识及操作技能，同时也取决于护患关系。

3. 良好的护患关系可造就良好的心理气氛和情绪反应　对患者而言，可消除或减少由疾病所带来的心理应激，减轻痛苦，而且还可以获得良好情绪所致的躯体效应。对于护理人员来说，则可使护理工作变得丰富多彩，保持与增进心理健康。

三、护患关系的行为模式

护患关系有以下三种基本行为模式：

1. 主动-被动模式　这是一种沿用很久的护患关系模式，其特征是护士具有绝对权威，在护患关系中处于主动、支配性的地位，患者则完全听从安排和处置，居于被动服从地位。这种模式主要适用于急诊抢救患者的医疗过程。如对于昏迷、休克及呼吸、循环骤停的复苏抢救等。该模式也适用于新生儿，全麻、瘫痪患者等。由于这类患者一般部分或完全失去了正常的思维能力，所以要求护士具有良好的职业道德、高度的工作责任心以及对患者的关心与同情。

2. 指导-合作模式　这种模式的特点是护士起主导作用，患者主动接受指导并积极配合，护患双方在医疗活动中都是主动的。尽管患者的主动是以执行医护人员的意志为基础的，医护人员的权威性在护患关系中仍然起主要作用，但患者可以提供自己疾病的相关信息，对医疗工作提出意见。这一模式常用于以药物和器械诊疗为主的住院患者，如发药、洗胃、导尿、灌肠等护理工作。

3. 共同参与模式　在这种模式中，护患双方作为伙伴一起工作，有着大致相同的权利与主动性。其特点是通过共同参与、相互协商来决定医疗措施的实施，其优越性在于能充分调动护患双方的积极性，变单向作用为双向作用，有利于消除患者因不知情而产生的紧张，使其在良好心态下接受诊疗，同时更能提高对疾病的诊疗效果。这种模式适用于具有较高文化素养、智商较高的患者。

第二节 护患心理沟通

一、心理沟通的概念与目的

（一）心理沟通的概念

沟通又称交往，是人与人之间在共同的社会活动中彼此交流各种观念、思想和情感的过程。沟通具有交流信息、传递情感和建立关系三大功能。但是心理沟通并不是简单意义上的信息传递过程，而是一切人际关系的前提和基础。护患沟通是护理人员与患者之间的信息交流过程，所交流的信息既有同疾病诊治直接有关的内容（如疾病诊断、医疗操作、躯体护理、辅助检查等），又包括双方的思想、情感、愿望和要求等方面。沟通是人与人之间发生相互联系的主要形式，也是建立和维持人际关系的手段和过程，沟通越多，认识愈深，关系就愈密切。同时，要建立良好的护患关系，护患就必须彼此沟通，通过沟通达到心理相互认同、默契，缩小护患之间的心理距离。

（二）心理沟通的目的

1. 心理信息的收集　患者各种资料的收集对护理工作非常重要。在日常护理过程中，护理人员一般是通过常规的临床检查获得有关患者身体健康状况的资料，但是，还需要了解患者的社会、家庭背景、心理特征以及需求等多方面的心理信息。这些信息必须通过沟通才能获得。离开了沟通，则无法得到患者的真实的心理信息，给患者心理护理的实施带来困难。

2. 建立和改善护患关系　各种人际关系都是在人际交往的基础上建立的，护患关系也是如此。护士在心理沟通中处于主导地位，其任务是以患者为中心，有目的地为患者健康服务。良好的沟通不仅可以使护士能够获得患者完整、真实的心理信息，而且在沟通过程中能使患者体验到友好、尊重、融洽的情感，因此护士应做到无损于患者心身健康，不违背患者主观意愿，不泄露患者个人隐私等，使患者对护士的工作产生信任，形成良好的护患关系。反之，则可导致护患关系紧张或冲突。

3. 实现理想护理效应　心理沟通是一种影响他人的重要手段，它能够调整或改变他人的认识、情绪，从而使患者积极、主动地配合诊疗和护理。沟通不仅能收集患者的相关信息，而且能使护士与患者共同探讨、确定存在的护理问题，制订护理目标，不仅为患者提供必要的知识和心理支持，而且还能为患者设计个性化的多层次的护理计划和方案，这样患者必然会尊重护士，积极配合，从而增加护理工作的协调性、合作性及有效性，得到较理想的护理效果。

二、心理沟通的特点与过程

（一）以患者为中心的观点

护理人员与患者之间建立关系需要双方的参与。护患关系建立的主要目的是帮助或维护患者的健康，患者是核心。因此，与患者沟通应该以患者为主体，护理人员的话题应围绕患者的问题，制订计划也应是为了满足患者的健康要求，而不是闲暇时的聊天或者是谈论护理人员本身的问题。虽然护理人员也有自尊及情感需求，但一个有沟通言语技巧的护理人员不会因此忽视患者的需要，会从亲戚、朋友以及咨询人员那里寻求适当的帮助来满足个人的需要，而将其所有精力用在满足患者的需求上。凡事都应符合以“患者为中心”的原则，以患者为主体来进行沟通。

（二）接受和尊重

在临床护理工作中，患者的认知、言行可能出现偏差，护理人员应该随时监测自己在沟通中自我价值观的呈现，并随时进行调整，这时护理人员的同情心及主动倾听意识在沟通中会起到非常重要的作用。应该注意的是，接受和尊重并不是不能提出反对的意见，尤其是当患者的认识或行为不正确时，护理人员可以诚恳、善意地给患者提出反对意见。

护理人员有接受患者现存功能的义务。有时候由于疾病的原因，与患者的沟通会受到某些限制，甚至让人看起来可能是无理的、令人不愉快的或古怪的，这时护理人员必须接受患者的行为，并以不加批判的态度来协助患者，进行有效的沟通。

（三）协助患者维持希望

“每个患者都是有希望的”，这是每个护理人员必须具有的信念，并在与患者进行沟通时表达此信息，协助患者维持希望，使患者消除疑虑、增强治疗的信心。如果护理人员对患者的治疗不抱希望，就会在同患者沟通的过程中，自然流露出这样的信息。患者可能会十分敏感地感觉到“我的病没有多大希望了”，而导致丧失治疗信心，出现恐惧及紧张情绪。

（四）注意隐秘性

护士在与患者沟通、互动时，一切都应遵守隐秘原则，只有在对患者有益的情况下，才可以将患者的特定资料提供给其他人员。而且护理人员应事先向患者解释这种可能的状态及其重要性。护理人员对患者的特殊要求必须保持诚恳、稳重的态度，注意谈话的技巧及治疗环境的安排与布置，这样才能使患者在隐私方面所感受的威胁减至最轻的程度。

三、沟通的方式

沟通是医务人员与患者之间的信息交流过程。沟通的方式一般分为两种：言语沟通与非言语沟通。这两种方式在大多数情况下是合为一体的，但在医疗情境亦可出现某一沟通方式不能被使用的情况。

（一）言语沟通

言语沟通是指借助于语言而实现的沟通，是最准确、最有效的沟通方式，是信息交流的重要形式。言语沟通可分为口头言语与书面言语两种。口头言语是指借助口头语言实现的沟通，是护患间交流思想和感情的主要方式。它可以清楚、迅速、直接地转达信息，表达情感。护理人员的语言操行，不仅是医德问题，而且直接关系到患者的生命与健康。因此，护理人员一定要注意自己的语言修养，善于用患者能听懂的语言同患者交谈；应尽量使用明确的语言交流，避免歧义；要善于说安慰、鼓励和支持的话，避免说伤害性的话，讲究沟通技巧。书面言语沟通即借助于书面文字材料实现的信息交流，例如同聋哑患者间的沟通、医院里的导诊牌、入院须知等，均可视为是书面沟通方式。

（二）非言语沟通

由于言语沟通的障碍，患者不能用口头和书面言语形式表达自己的思想和情感，或不能接受来自于护理人员的言语活动所传递的信息。①疾病可能造成患者言语沟通的障碍，患者不能用口头和书面言语形式表达自己的思想和情感，或不能接受来自于护理人员的言语活动所传递的信息。②某些患者不愿意或害怕向陌生人诉说自己的感受与体验，或对自己的情况不能准确地利用语言来表达。③护理人员不能认识、理解患者的需要，迫使患者异常重视从医务人员的非言语沟通中揣摸和推测的信息。

非言语沟通可分为三类：①通过动态无声的手势、面部表情、目光接触等实现沟通，如点头、摇头、耸肩、微笑、皱眉以及各种手势、抚摸和拥抱等。②通过静态无声的身体姿势、空间距离和衣着打扮等实现沟通，如容貌，体格，坐、站、蹲姿，仪表等。③副语言，指通过说话时的语调、音量、音重、语速、节奏等来实现的沟通。

四、不良沟通的主要影响因素

（一）不适当的环境与气氛

与患者的沟通交谈，应该在安静、不嘈杂的环境中进行，以免患者受到外界的干扰，不能集中注意力谈病情或表达自己的想法。交谈时不应有无关的人员在场，如特殊情况需要有外人在场时应该征求患者同意。有无关人员在场时，会直接影响患者表达自己的真实思想。患者不能如实说出与疾病的发生和发展有关的隐私，会影响沟通效果。有的亲友出于对患者的关心，想在患者和护理人员进行谈话时，了解有关患者的情况。如果患者并不愿意将自己的情况暴露在亲属面前时，护理人员应从专业角度出发，说明道理，让其亲属回避，使患者能畅所欲言。除环境对沟通有影响外，护理人员本身也会对环境气氛造成影响，如果护理人员表情过于严肃会给患者带来心理压力，使患者感到紧张、害怕，因而无法从容不迫地谈出自己想要讲的问题等。因此，与患者的交谈、沟通应该单独进行，并应与患者并排而坐。

（二）不适当地打断患者谈话

患者住在医院总是希望得到护理人员的同情，希望能够充分了解自己的病情。有的患者总是不厌其烦地向护理人员倾诉自己的病情，还有些患者为了弥补自己记忆不好，将自己的病情写了很多张纸，十分详细，想让医护人员深入掌握自己的病情。这种情况在医护人员忙于工作，或未注意其所关心的问题时，可能表现出不够耐心，轻易地打断患者的倾诉，从而扰乱了患者思路，给患者带来不愉快，并使患者产生不信任感，给今后的沟通带来困难，也会给患者的治疗和护理带来困难。因此，护理人员应准确掌握谈话进程，若不需要患者继续诉说一个话题时，可以回答“是”或“否”的简单问句提问，待患者回答后，再继续提出自己想要知道的问题。如果患者的谈话离题太远，护理人员可在适当的时候插入简单问句，如“你今天感觉好多了吧”，这样做不会使患者感到护理人员对这个问题不感兴趣，因为提问正是根据患者自己的谈话内容进行的。

（三）不适当地承诺或保证

不应对某些患者做出不适当的承诺和保证，如给儿童患者打针时，患儿不合作，患儿家属可能会这样说：你听话，这是最后一针。但次日还要照常给患儿打针。如果护理人员附和家属给予患儿做这样的保证，将会使患儿对医院和其他医务人员产生恐惧和不信任感，从而影响沟通效果。此时应采取实事求是的态度。另外，护理人员在向患者介绍预期治疗效果时，要基本符合实际情况，不能偏离太远。否则，会使患者不但不能得到安抚，反而感到不可信，认为护理人员在敷衍他，从而削弱沟通的作用。

（四）知识的缺乏

由于护理人员缺乏应有的相关学科的知识，可能会给沟通带来不同程度的障碍，如知识的缺乏可以影响自身的表达，亦可影响对患者表达的理解。要使护患关系的一般沟通达到治疗的目的，需要护理人员具有心理学、社会学、行为科学等方面的综合性知识。否则，如果护理人员缺少相关学科知识，在交谈中不能恰当、准确地运用知识，会造成患者无所适从的心理负担，使护患沟通不能达到既定的目标。

第三节　护患冲突与护患关系的调控

一、护患冲突概述

在临床工作中，护患冲突往往成为损坏护患关系和交往的重要因素之一。虽然在医疗过程中患者和医护人员都有积极交往的愿望，但在实际交往中仍会出现冲突现象，影响交往的广度和深度。产生护患冲突的原因，既有护理人员方面的，也有患者方面的。护理人员方面的原因主要有：①对患者的关心、支持不够，甚至产生厌烦、鄙视，使患者产生失落感和不安全感；②以权威、救世主自居，缺乏应有的职业道德和医德修养；③过分看中个人的功利，并明显地表现在与患者的交往过程中；④护理人员本身存在心理问题，在与患者的交往中表现出人格、认知、情绪等心理素质方面的薄弱。患者方面的原因主要有：①对护理人员期望和要求过高，因现有条件不能达到期望而产生失望及沮丧，认为护士业务水平不够或认为护理人员对其不尽心尽力，而对护理人员的信任感下降，影响护患关系；②因疾病导致患者出现情绪和心境方面的反应，如敏感、易激惹、抱怨、愤怒、抑郁等；③患者在患有躯体疾病的同时存在着心理方面的障碍，使护患关系转入反感和对立状态；④受其他社会因素的不良影响，对护理人员过分挑剔、抱有成见。

二、护患关系的调控

护患关系的调控主要从以下几个方面着手：

1. 充分认识护患关系的重要意义，改变不正确的态度与认识。
2. 转变错误的健康观和疾病观，重视患者的心理社会方面的需要。
3. 提高护理水平，学习并熟练掌握人际沟通和相互影响的技巧。
4. 加强医德医风的教育与培养，树立一切为患者服务的思想观念。
5. 培养良好的个性品质，不断提高心理健康水平，增强耐受挫折的能力，提高自知力、自制力。增强自我调控不良情绪的能力，给予患者应有的关心、体贴、帮助与支持。
6. 不断加强自身修养，培养高尚的职业道德，同情、爱护、尊重患者，将患者的利益、健康和舒适放在首位。

强化训练习题

一、选择题

1. 非言语沟通不包括下列哪项
   A. 手势、面部表情、目光接触
   B. 身体姿势、动作
   C. 容貌、仪表
   D. 说话语调、节奏
   E. 语言通俗易懂
2. 对一个因昏迷而入院治疗的患者最适宜运用的护患关系模式为
   A. 主动-被动模式
   B. 指导-合作模式
   C. 参与-协商模式
   D. 指导-被动模式
   E. 主动-协商模式
3. 医护人员与患者交谈时不恰当的沟通方式是
   A. 语气平和、态度诚恳
   B. 善于控制与展现自己的表情
   C. 认真倾听、适时提问
   D. 避免目光与患者直接接触
   E. 恰当的距离和身体的接触
4. 影响护患沟通的主要因素不包括
   A. 护理人员对患者的关注程度
   B. 护理人员的心理状态
   C. 患者对护理人员的期望和要求
   D. 患者的个性特征
   E. 患者对医学知识的掌握深度
5. 张女士，46 岁，因上消化道出血入院治疗，之后确诊为胃癌，但患者尚不知真情，患者反复向护士询问自己的病情。护士应
   A. 将全部病情告诉患者，并详细解释机制
   B. 尽量安慰患者，使其毫无顾虑
   C. 强调有关疾病问题应由医生回答
   D. 说话中尽量转移话题，避而不谈
   E. 注意保护性医疗措施，恰如其分地解释病情
6. 护士小李与患者王某第一次交谈就失败，其原因可能是
   A. 小李热情介绍自己
   B. 小李在患者吃饭时进行交谈
   C. 小李表情沉着、从容
   D. 小李仪表大方、整洁
   E. 小李选择在病房进行交谈
7. 非言语沟通方式是
   A. 动作
   B. 表情
   C. 仪表、姿态
   D. 声调
   E. 以上都是
8. 护士在各项护理操作过程中应
   A. 动作轻柔协调
   B. 操作娴熟、敏捷
   C. 态度严肃、刻苦
   D. 仪表整洁、大方
   E. 以上都是
9. 对糖尿病、冠心病患者的护患关系模式主要应采用
   A. 主动-被动模式
   B. 指导-被动模式
   C. 指导-合作模式
   D. 共同参与模式
   E. 主动-协商模式
10. 对于进行器械诊疗的住院患者采用的护患关系模式主要是
   A. 主动-被动模式
   B. 指导-合作模式
   C. 参与-协商模式

D. 指导-被动模式
E. 主动-协商模式

11. 心理沟通的目的有
A. 心理信息的收集
B. 建立和改善护患关系
C. 有目的地为患者健康服务
D. 实现理想护理效果
E. 以上都是

12. 关于心理沟通的叙述，以下哪项是错误的
A. 以患者为中心
B. 护理人员的话题应围绕患者的问题
C. 接受和尊重患者
D. 协助患者维持希望
E. 因治疗的需要护理人员不用事先向患者解释而提供某些隐私方面的资料

13. 关于言语沟通方式的特点，下列哪项是错误的
A. 借助语言而实现的沟通是最准确、最有效的沟通方式
B. 是信息交流的重要形式
C. 口头言语能清楚、迅速、直接地转达信息
D. 医院里的导诊牌、入院须知等不属于语言沟通
E. 护理人员应讲究沟通技巧，实现护患沟通

14. 非言语沟通在医疗情境中有时可成为护患间唯一的沟通方式，其原因是
A. 疾病造成患者语言沟通障碍
B. 某些患者不愿意向陌生人诉说自己的感受与体验
C. 患者不能接受来自于护理人员的言语活动所传递的信息
D. 护理人员不能认识、理解患者的需要
E. 以上都是

15. 下列哪项不是影响护患沟通的因素
A. 不适当的环境与气氛
B. 不适当地打断患者谈话
C. 不适当地承诺或保证
D. 护理人员缺乏应有的相关学科的知识
E. 交谈时没有无关人员在场

16. 影响护患关系的因素是下列哪一项
A. 护士的身心状态
B. 护士的个性特征
C. 护士相关知识的缺乏
D. 护士表情过于严肃
E. 以上都是

17. 产生护患冲突护理人员方面的主要原因是哪一项
A. 对护理人员期望和要求过高
B. 对护理人员过分挑剔、抱有成见
C. 护理人员本身存在心理问题
D. 认为护士业务水平不够
E. 认为护理人员不尽心尽力

18. 产生护患冲突患者方面的主要原因是哪一项
A. 患者患有躯体疾病的同时存在心理方面的障碍
B. 护理人员对患者的关心、支持不够
C. 护理人员对患者产生厌烦、鄙视，使患者产生失落感和不安全感
D. 护理人员缺乏应有的职业道德和医德修养
E. 护理人员过分看中个人的功利

19. 下列哪项属于言语沟通
A. 面部表情
B. 身体姿势
C. 说话时的声调
D. 医院里的导诊牌、入院须知
E. 目光接触

20. 调控好护患关系所采取的措施不包括
A. 重视患者的心理、社会方面的需要
B. 充分认识护患关系的重要意义
C. 学习并熟练掌握人际沟通和相互影响的技巧

D. 树立一切为患者服务的思想观念

E. 护士自身的心理健康水平不会影响护患关系

二、是非题

1. 护士在护患关系中起主导地位，因此患者应绝对服从护士的护理。
2. 主动-被动模式主要适用于急诊抢救患者的医疗过程。
3. 指导-合作模式主要适用于糖尿病、冠心病等患者。
4. 共同参与模式主要适用于药物和器械诊疗为主的住院患者。
5. 沟通的方式一般分为言语沟通与非言语沟通，大多数情况下是采用言语沟通，而不采用非言语沟通。
6. 言语沟通就是指用口头语言实现的沟通。
7. 在与患者沟通过程中患者的谈话离题太远时，护理人员可打断患者谈话，将话题引入到病情的询问中。
8. 护患沟通过程中应遵守隐蔽原则。
9. 护理人员对患者的谈话做出不适当的承诺和保证，也是影响护患沟通效果的主要因素。
10. 沟通具有交流信息、传递情感和建立关系三大功能。

三、问答题

1. 简述医患关系的特征。
2. 简述护患心理沟通的目的。
3. 非言语沟通有哪些？
4. 护患冲突的原因有哪些？
5. 护患沟通的主要影响因素有哪些？

（湖南中医药高等专科学校 杨小兵）

第十五章　患者的心理护理

第一节　心理护理的概念

心理护理是指针对患者现存的和潜在的心理问题、心理需要及心理状态等，护士运用心理学知识和技术给予患者以关心、支持和帮助，以满足患者的要求，解决患者的心理问题，提高患者认知水平和战胜疾病的信心和能力，同时增强患者对社会的适应能力，促进疾病的康复，维护患者的健康。

心理护理强调个体化的护理。每个人不仅有生理活动，还有情感、意识和智能等心理活动，同时也是社会的人。躯体疾病过程会带来情绪反应，而情绪的变化又由于每个个体对同类事物的认识不同而表现不同。由于个人的先天素质、后天受教育程度、成长的环境、生活方式、社会实践、个人主观能动性等诸多方面的不同，形成了个体的独特性。如他们可能是不同的民族，具有不同的性别、年龄、文化水平，有干部、知识分子，也有工人和农民，有经济条件好的，也有条件差的，他们承担着不同的家庭角色，病情也不同，他们的脾气、性格特点更不一样。因此会造成他们需要、动机不同，对待疾病的心理反应及行为方式也不同。护士的责任就是帮助这些不同的个体达到治疗和健康所需要的最佳心态。心理护理就是在观察疾病发展的基础上，了解在疾病发展中所表现的认知、情绪、行为反应等个体特征，采取一系列心理护理措施，对被护理对象的心理进行干预及心理支持。

心理护理是一个复杂的影响过程。心理护理同给患者注射给药是截然不同的，注射给药时，只要药液注入体内，便开始吸收而产生作用，心理护理的目标是让患者在认知、情感、行为方式等方面发生变化，这些是受患者主观因素影响的，因此，护士的责任是调动患者的积极性。当患者没有愿望接受护士的帮助或情绪不允许他理智地思考问题时，护士的努力可能达不到理想的护理效果。还有许多其他因素能影响心理护理的效果，如护士和患者对某一事物在认识上存在分歧，而护士没有站在患者的角度产生同情，这时患者可能会误解护理措施的意义，甚至产生防御心理，或者由于沟通不当，患者不能理解护理措施的真正含义等。因此心理护理不是替代过程，而是协助和促进的过程。

心理护理的最终目标是最大限度地满足患者的生命过程的合理需要，提高生命质量，促进患者的健康发展、自我实现、自我接受，真正地增加自尊，提高自信心与个人完善水平，促进人际关系的发展，提高整体适应能力。为达到这一目标，护士应提供帮助，患者也要积极参与。护患沟通是双向的，是通过对话和讨论的形式进行的，而不是护士单方面的行动。护士与患者一起研究患者生活的各个方面，同时允许患者表达个人想法和感受，并将这些与观察到和报告的资料联系起来，明确冲突与焦虑的内容，解决沟通中存在的问题，辨认和强化患者的自我优势，鼓励社会交往，调整不良适应模式，尝试新的行为方式，增加适应性应对机制。护理工作中必须以患者为中心，尊重患者的各种权利，护士在任何情况下都不能因为自己是专业工作者便认为自己会给予患者最佳的治疗或护理，而把患者置于不能自助的角色中。只有将生理护理和心理护理两者融为一体，使之并存于护理工作中，才能真正提高护理工作的效果。所以，护士应学习好心理学、护理心理学，并加以运用，提高个人的心理品质及护患沟通技巧，才能出色地胜任职业角色。

第二节 心理护理程序

心理护理是整体护理不可分割的有机组成部分，它是一个连续的、动态的过程。心理护理的目的是为患者解决心理问题，提高其心理健康水平。心理护理程序归纳起来主要包括六个环节。

一、建立良好的护患关系

建立良好的护患关系是心理护理成败的关键。良好的护患关系对心理护理效果起到非常重要的作用，并始终贯穿于心理护理全过程。这包括运用人际关系沟通技巧，主动与患者建立融洽的护患关系，切实做到无损于患者的身心健康，不违背患者的主观意愿，不泄露患者的个人隐私等。

二、收集心理信息，客观、量化地进行心理评估

1. 收集患者心理信息　要想准确掌握患者的心理状态，必须全面收集反映患者心理状态的各种信息，通常应与收集患者的其他临床资料同时进行。收集的信息内容包括患病后的心理反应及心理需求，以往心理健康状况，此次患病心理因素与疾病的关系、家庭经济状况、家族史等。在方法上，采用观察法、交谈法、护理查体、心理测验等方法。护士借助现代心理学的研究方法和工具，确定患者的心理状态，确保心理护理科学、有效地实施。

2. 进行心理测评　要对各种患者的心理状态实施准确评估，须酌情选用不同的测定方法和心理测评工具，才能客观、准确地分析出患者心理问题的性质、程度和主要原因，从而采取有效的心理护理对策。其评定结果应既可以反映某些特殊疾病过程中患者心理反应的共同点，又可以较好地区别患者的个性特征。如某些特殊疾病，在不同年龄阶段、性别、职业、文化程度等因素制约下的患者状态的共性规律及患者的个性化特征，都可以通过量化评定获得比较客观的依据。根据患者心理问题的特点，可分别选用人格量表、情绪量表、需要问卷、疾病认知等测评工具。

三、确定患者的基本心理状态

1. 对患者心理状态进行分类　明确患者的基本心理状态，实施有效的心理护理，减少护理的盲目性，确保一些患者的严重心理失衡得到重点调控。可从两个方面考虑患者的心理状态：首先确定患者的基本心理状态特点，从总体上大致划分为好、中、差几种状态，重点分析出患者占主导地位的具有本质特征的消极心理状态，分析是否存在焦虑、抑郁、恐惧、担忧等，并加以区分。其次是确定患者存在的消极心理状态的基本强度，用轻度、中度、重度加以区分。确定患者的基本心理状态时，应客观准确，既不可忽略也不宜夸大，以便为选择心理护理的对策提供有价值的参照依据。

2. 确定患者心理状态　确定患者基本心理状态，与对患者的临床病症进行确诊一样，

越具体、越清晰，越有利于护士对患者基本心理的掌握。如“严重焦虑”的含义比较含糊、笼统，会使护士对它的理解产生差异性。但是量化的焦虑值评定，能帮助护士比较准确地掌握患者焦虑情绪状态的严重程度，从而采取相应的对策。另外，对患者的焦虑值进行再次量化评定的结果，可作为心理护理实施效果的评价依据。

四、分析主要原因和影响因素

1. 分析影响患者情绪的心理社会因素　在临床上，患有同类疾病且本人背景基本相似的患者，可因其自身个性的差异，而导致心理状态的性质、程度等方面的不同。因此，在选择心理干预对策前，必须对导致患者消极心理状态的基本原因和主要影响因素做分析。

2. 确定患者的个性类型　个体在遭遇疾病、意外等挫折时所产生的心理反应强度及采取的应对方式，主要取决于个体的性格类型，而他们所患疾病的性质、程度等因素的影响，则处于次要地位。个性特征决定了个体对疾病等挫折所采取的基本态度，虽然个体对疾病的情绪反应及应对方式可能会因病情的轻重有所不同，但不会因病种不同而出现心理反应上的本质差异。乐观积极的个体，即使身患绝症，大多在经历一个短暂的痛苦阶段后，便很快会找到新的人生支点，不会终日以泪洗面，郁郁寡欢，不会轻率地结束自己的生命。此外，性格外向的人，因疾病产生负性情绪时，会通过自己的言行使不良情绪得到宣泄。性格内向的人，则可能终日闷闷不乐。

五、选择适宜对策

1. 先考虑共性规律　患者在疾病过程中的心理状态可因个体差异而千差万别，但在很多方面，又有共性规律可循。患者的心理状态也是个性与共性的对立统一体，对患者实施个体化心理护理，首先要考虑的就是患者心理状态的共性规律，然后再结合患者的个性特征，确定实施心理护理的总体原则。

2. 实施规范化护理　在共性化心理护理中规范标准的临床应用模式是提高心理护理质量的重要保障。如对于入住急诊观察室、重症监护室等的患者，不同的护士在为患者做各种解释时，应使用统一、规范的专用解释性的指导语，要求每个护士都能熟练掌握，以避免因护士各自的职业阅历、工作经验不同而导致对患者的不同影响。

六、评价

1. 综合性评价心理护理效果　包括患者的主观体验和患者身心康复的客观指标。可设置实验组和对照组，设法控制复杂的干扰因素，使结果具有可比性。建立起一套心理护理效果的评价体系，有规范统一的评定标准。

2. 分析确定下一阶段工作计划　护士还须在心理护理效果评定的基础上，分析未实现预期结果的原因，这些原因可能有：①预期结果不切实际，标准过高；②护理措施不当；③病情迅速恶化；④护患关系不协调，患者不合作；⑤医护协作不好；⑥护理资源不足等。然后，对前阶段心理护理的实施做出小结，并能根据不同的结果，确定新的方案。

需要说明的是，对患者实施心理护理不可能是一劳永逸的，心理护理的过程是一个动态的过程。患者的心理活动总是受到其疾病过程中各种因素的影响，而且与其所患疾病的严重程度不成正比。因此，心理护理的程序是相对的，步骤是灵活的，过程也是循环往复的，心理护理的理论也须在临床实践中不断地发展和完善。

第三节 不同患者的心理护理

一、儿童患者的心理护理

（一）根据患儿不同年龄特点采取不同的心理护理措施

1. 6个月左右的患儿 心理反应虽然小，但非常需要母亲的爱抚，护士应经常对他们轻拍、抚摸、搂抱及逗笑，这样能调节患儿大脑的兴奋和抑制过程，使其产生一种在母亲怀中的安全感。

2. 6个月至4岁的患儿 心理反应明显，最好允许家长陪护，这样较容易使患儿建立起对周围环境的安全和信任感。对这类患儿，护士更应多关心体贴，避免呵斥、责备，可通过与患儿一起做游戏，如讲故事、玩玩具、看图画等建立良好的互相信任的护患关系，帮助患儿克服对医院的恐惧感。

3. 年幼患儿 病情变化快，不善用言语表达自己的感受，要求护士多观察，留意其非言语行为，如患儿表情、目光、体态等，随时发现病情变化和对患儿心理需求做出估计，以便采取相应的护理措施。

4. 年龄较大的患儿 能较好地用言语进行沟通，能够与病房其他患儿建立伙伴关系。护士应尽可能地与患儿进行沟通，解释住院和诊治的原因，取得患儿的信任和合作。也可让患儿做些力所能及的事情，如收拾自己的东西，帮助病重患儿拿些东西等，对患儿的积极行为要及时鼓励和表扬，从而使患儿主动参与和积极配合医护工作。

5. 致残患儿 往往具有严重抑郁、自卑心理，更要加倍呵护，给予积极的支持和鼓励。护士应经常巡视，给他们讲一些小故事，讲身残志坚的故事，增强他们对生活的热爱和治疗的信心。

（二）医院环境布置要符合儿童心理特点

1. 儿科病房工作的护士着装应提倡工作服颜色多样化，只有负责治疗的护士才着白色工作服，戴操作帽，其他护士可穿彩色工作服，以便缓和紧张的气氛，减轻患儿惶恐不安的心理。

2. 儿科病房布置应儿童化，墙壁的颜色应鲜艳多彩，布置一些吸引儿童的图案，门窗可装配一些彩带或其他饰物，要有一些吸引儿童的安全的玩具，这样看起来好似一个游艺场，使患儿心情愉悦，以便进行良好的沟通。

二、老年患者的心理护理

（一）尊敬老年患者

老年患者突出的心理需求是需要受到重视和尊敬，因此要求护士重视对老年患者的尊敬。对老年患者称呼要有尊敬之意，言行要有礼貌，举止要庄重，谈话要有耐心，而且听他们讲话时要专心，回答询问要慢，由于老年人听力下降，讲话声音要大些。对老年患者决不能奚落、挖苦，损伤他们的自尊心。

（二）关心老年患者

对老年患者的关心应体现在生活安排和心理调适两方面，做到精神支持和对老年患者生活无微不至的照顾。精神支持是指密切地关注老年患者的心理变化，掌握他们的心理需求，护士要针对其问题进行耐心的解释，打消他们的顾虑，增强其解决问题的信心。进行精神支持时，要尽可能地做到共情，设身处地从老年心理的角度考虑他们的问题和困难，帮助解决。老年患者因住院治疗，打破了习惯的生活方式而感到生活很不方便，但又不肯经常求助别人，因此护士对老年患者的住院生活要更加细心照顾。护理老年患者时要勤快、细心、耐心、周到、不怕麻烦，要充分考虑老年患者的特点和习惯，如把物品放在容易取到的地方，饮食上尽量适合老人的口味，不要勉强其吃不喜欢的食物，提供安静、舒适、温暖、安全的睡眠环境。同时，病室的设备和布置要考虑老年人运动的需要，如走廊、厕所及浴缸两边应有扶手，病室放有轮椅，地面干燥、防滑等。

（三）给予老年患者恰当的心理护理干预

根据老年人心理特点采取一些心理护理干预措施。首先，老年人所患疾病大多为慢性病，由于患病时间较长，他们积累了丰富的自我保健经验和应对疾病的独特方式，因此护士要善于发现总结这些经验，不要轻易否定老年患者行之有效的应对方式。其次，组织老年患者参加集体活动，鼓励他们互相交流。护士要向他们讲解一些疾病及其保健基本知识，可邀请一些有经验的恢复较好的患者现身说法，传经送宝，提高老年人战胜疾病的信心。还可安排老年患者进行一些集体运动，如室外散步、打太极拳、练气功等，以调节他们的情绪，使其克服孤独感。老年人具有易忘事、刻板、古怪等特点，应给予积极的帮助。如帮助老年患者制订日常生活时刻表，按时提醒，以保持行动的计划性。

（四）给予老年患者尽可能多的社会支持

调动老年患者的各种社会关系，在精神和物质上给予他们关怀，要告诉患者家人多来探视，给他们带喜欢吃的东西。鼓励患者亲友、老同事及单位派人看望，亲人、朋友、同事的探望哪怕几分钟，对老年人而言也是莫大的安慰。但是，护士要提醒探视者切莫谈论过于刺激性的话题，以免使老年患者因过于激动发生意外。

三、手术患者的护理

（一）术前患者的心理护理

术前患者的心理反应因人而异，个体差异较大，护士应根据患者术前心理反应的程度和种类、手术性质而灵活地采用心理护理措施，使之发挥更大效应。

1. 提供有关手术治疗的必要信息　护士应耐心地与患者进行交谈，听取患者的意见和要求，确定患者的心理反应，建立起良好的护患关系，及时向患者及其家属提供有关手术信息。①详细介绍患者的病情，说明手术的重要性和必要性，对手术的安全性要作出恰当的解释。对于手术复杂、危险性大的患者，应介绍医护人员是如何对病情进行反复研究而确定最佳手术方案的，使患者感到医护人员对其病情十分了解，对手术极为负责。②提供有关医院章程制度及生活事务准备信息。③采用适当的语言，使患者在轻松自如的气氛中了解手术中的真实的痛苦体验、术后各种护理措施及对患者的具体要求。

2. 应用行为控制技术，及时减轻患者术前焦虑　常用的焦虑行为控制技术有：①让患者做放松、深呼吸、咳嗽等动作练习能够有效地对抗焦虑，减轻术前焦虑和术中痛苦感。

②让手术效果良好的患者介绍相关情况可帮助患者克服术前恐惧。护士在对患者进行行为控制技术指导时，应安排 2 至 3 个单元时间与患者共同讨论，以便评估患者对这些方法的掌握程度及效果。

3. 增强社会支持 与已手术成功的患者同住一室、家属的及时探视、同事和朋友的安慰和鼓励，能增强患者治疗疾病的信心，减轻患者的术前焦虑。

4. 手术室环境方面要求 手术室环境应保持整洁、寂静，医护人员谈话应轻柔和谐，遇到意外事件时要保持冷静，不要惊慌失措，以免对患者产生消极暗示，造成患者紧张。

（二）术后患者的心理护理

术后患者的心理护理应根据患者具体病情和心理反应进行，主要有以下几个方面内容：

1. 及时向患者反馈手术信息 术后患者回到病房或麻醉苏醒后，护士应立即告诉患者手术顺利完成，达到了手术的目的，让患者放心。应向患者多传递有益信息，给予鼓励和支持，减轻患者术后心理负担。

2. 正确处理术后疼痛 护士应及早告诉患者术后几天之内伤口疼痛较重，让患者预先有心理准备。有时患者会向护士主动表达疼痛，也有些患者强忍疼痛，不愿表达，此时护士可从患者的表情、姿势等非言语表达方式观察疼痛情况，及时给予处理。应积极给予镇痛剂以减轻疼痛，一般术后 6 h 内给予镇痛剂可减轻术后整个过程疼痛；鼓励患者运用术前训练的放松技术和深呼吸技术；让患者听自己喜欢的音乐有时也可以起到减轻疼痛的作用。有些患者害怕疼痛和伤口裂开，不敢及早活动，应告诉患者采用正确的咳嗽、翻身和四肢活动方法，使其敢于活动，提早康复。

3. 帮助患者克服消极情绪 术后患者出现焦虑、抑郁等消极情绪的原因很多，如大多数术后患者愿意把自己与做过相同手术的患者比较，或者与自己术前对术后疗效的期望比较，而产生术后感觉不良。此时，护士应告诉患者正确评价疗效的方法，应根据个人的病情特点、手术情况及术后检查情况来评价，让患者感到自己正在康复之中，不必紧张，同时护士也应在生活上、心理上给予全面支持，鼓励患者战胜消极情绪。

4. 帮助患者做好出院准备 大多数患者伤口拆线后就可出院回家，但此时各方面功能尚未完全恢复，因此应向患者详细介绍出院后自我锻炼的知识，如什么时候才能进行哪些活动，饮食上有何特殊要求等。有的患者手术后带来部分生理功能丧失（如子宫、卵巢切除）或残缺（如截肢）等，给患者带来心理上的重大创伤。对这类患者，更要进行心理支持，努力为其提供克服困难和适应新生活的手段，使他们勇敢地走向新的人生道路。

强化训练习题

一、选择题

1. 患者最重要的需要一般是
   A. 被社会认识和尊重
   B. 及时诊断治疗
   C. 需要得到各种信息
   D. 生活规律
   E. 环境舒适清洁
2. 患者患病后依赖性增强的主要原因不包括
   A. 体力消耗过多
   B. 家庭经济情况

C. 社会角色转变
D. 疾病的痛苦
E. 患病后信心不足
3. 不属于心理护理收集信息的内容是
A. 患病后的心理反应及心理需求
B. 此次患病过程中是否有心理因素的影响
C. 既往心理健康状况
D. 家庭每个成员的健康史
E. 家庭经济状况及家庭成员间关系
4. 在对患者实施心理护理时，其提出有关本人疾病的问题时，护士应如何做
A. 将全部病情告诉患者，并详细解释机制
B. 告诉患者有关病情应由医生回答
C. 尽可能回避，不予回答
D. 注意保护性医疗，恰当地解释病情
E. 尽量安慰患者，使其毫无顾虑
5. 对老年患者的护理，应首选的护理措施是
A. 动员亲友、邻居经常来看望
B. 鼓励交知心朋友
C. 鼓励参加社会活动，充实生活
D. 要求原单位多关心
E. 家人、亲戚多看望
6. 李先生，30 岁，患风湿性心脏病 15 年，决定置换心脏瓣膜而入院，术前准备阶段患者失眠、恐惧，害怕手术发生意外，但又因病情严重必须手术。此时护士不应采取的措施是
A. 评估引发上述表现的原因
B. 告诉患者根本不需要考虑手术意外
C. 向患者说明手术目的
D. 教会患者使用放松技术
E. 请家属给予患者心理支持
7. 心理护理程序中哪一项是心理护理成败的关键
A. 收集心理信息，进行心理评估
B. 确定患者的基本心理状态
C. 建立良好的护患关系
D. 分析主要原因和影响因素
E. 选择适宜对策
8. 6 个月左右的婴儿心理护理特点是
A. 患儿心理反应明显
B. 护士多留意患儿的非言语行为
C. 允许家长陪护
D. 护士应经常对他们轻拍、抚摸、搂抱及逗笑
E. 护士可呵斥、恐吓患儿
9. 心理护理程序中收集心理信息的方法不包括
A. 对家庭成员的各项检查
B. 交谈法
C. 观察法
D. 心理测验
E. 护理查体
10. 关于儿童病室环境的布置，下列哪项是错误的
A. 墙壁的颜色鲜艳多彩
B. 门窗可装配一些彩带或其他饰物
C. 室内要有些吸引儿童的安全的玩具
D. 儿科病房工作的护士着装应提倡工作服颜色多样化
E. 负责治疗的护士也可不穿白色工作服，不戴操作帽
11. 对年龄较大患儿的心理护理可采取下列哪项措施
A. 不善用言语表达自己的感受，要求护士多观察
B. 不能够与病房其他患儿建立伙伴关系
C. 护士不能与患儿进行很好的沟通
D. 不必解释住院和诊治的原因
E. 对患儿的积极行为要及时鼓励和表扬，使患儿主动参与和积极配合医护工作
12. 有关老年患者的心理护理措施，下列哪项是错误的
A. 不要轻易否定老年患者积累的自我

保健经验和应对疾病的独特方式
B. 组织老年患者参加集体活动，鼓励他们互相交流
C. 减少老年患者亲友、老同事的看望，以免使其因过于激动发生意外
D. 可安排老年患者在室外散步、打太极拳、练气功等
E. 护士应向老年患者讲解一些疾病及其保健基本知识

13. 对老年患者的心理护理应做到
A. 尊敬老年患者
B. 关心老年患者
C. 给予老年患者恰当的心理护理干预
D. 给予老年患者尽可能多的社会支持
E. 以上都是

14. 心理护理未实现预期结果的可能原因有
A. 预期结果不切实际，标准过高
B. 护理措施不当
C. 护患关系不协调，患者不合作
D. 医护协作不好
E. 以上都是

15. 关于手术前患者的心理护理，下列哪项是正确的
A. 不必提供有关手术治疗的信息
B. 可向患者保证手术的安全性
C. 让患者单独住一病室，减少打扰
D. 指导患者应用行为控制技术，及时减轻术前焦虑
E. 对于手术复杂、危险性大的患者，应减少向患者介绍病情以免造成患者紧张

16. 手术前患者的心理护理措施有
A. 提供有关手术治疗的必要信息
B. 应用行为控制技术
C. 增强社会支持
D. 手术室环境方面的要求
E. 以上都是

17. 手术后患者的心理护理措施有
A. 及时向患者反馈手术信息
B. 正确处理术后疼痛
C. 帮助患者克服消极情绪
D. 帮助患者做好出院准备
E. 以上都是

18. 关于手术后患者的心理护理措施下列哪项正确
A. 术后患者回到病房后，护士不能立即告诉患者手术完成情况
B. 一般术后 6 h 内不给予镇痛剂
C. 告诉患者采用正确的咳嗽、翻身和四肢活动方法，不会使伤口裂开
D. 大多数患者伤口拆线后，由于各方面功能尚未完全恢复，所以不能出院
E. 术后几天之内伤口疼痛较重，应限制活动

19. 张先生，公司经理，已到退休年龄，正在办理交接工作，最近出现情绪不稳，易激动、失眠、头痛、健忘，不愿意与老朋友交往。对张先生的心理护理措施不正确的是
A. 评估心理问题的程度
B. 进行有针对性的疏导和帮助
C. 与其讨论导致心理问题的原因
D. 鼓励其做剧烈活动发泄
E. 指导其运用有效的心理应对机制

20. 一般性心理护理的方法包括
A. 建立良好的护患关系
B. 促进亲属、同事、亲友的友好交往
C. 促进病友间的良性交往
D. 加强健康教育和指导
E. 以上都是

二、是非题

1. 心理护理应根据每个人的生理活动、情感、意识和智能等多方面的不同，采取个体化的护理。

2. 心理护理同给患者注射用药是相同的，只要对患者实施护理，即可产生作用。
3. 心理护理的最终目标是最大限度地满足人的生命过程的合理需要，提高生命质量。
4. 收集心理信息，进行心理测评是心理护理成败的关键步骤。
5. 确定患者的基本心理状态，与对患者的临床病症进行确诊一样，越具体、越清晰，越有利于护士对患者基本心理的掌握。
6. 个体在遭遇疾病、意外等挫折时所产生的心理反应强度及采取的应对方式，主要取决于他们所患疾病的性质、程度等因素。
7. 医院环境布置要整洁、严肃，即使儿科病房护士也应穿白色工作服。
8. 老年患者的病室设置应考虑老年人运动的需要，可在走廊、厕所及浴缸两边安放扶手。
9. 对手术前患者的心理护理不需要向患者提供手术治疗信息，以免增加患者的恐惧感。
10. 术后患者回到病房或麻醉苏醒后，护士应立即告诉患者手术顺利完成，达到了手术的目的，让患者放心。

三、问答题

1. 如何收集患者心理信息进行心理评估？
2. 术后患者的心理护理主要有哪几方面？
3. 对老年患者的心理护理方面有哪些要求？
4. 简述儿科病房的环境布置特点。
5. 术前患者的心理护理主要有哪些措施？

（湖南中医药高等专科学校　杨小兵）

第十六章　中医心理学

在几千年中国传统文化的积淀中，蕴含着丰富的心理学思想。早在先秦时期，中国古代哲学思想就渗透到中医理论体系中，成为中医理论的组成部分，两千多年来，一直有效地指导着临床实践。中医学中虽然没有“心理学”一词，但却有着极为丰富的中医心理学思想与实践经验。

第一节　中医心理学概述

一、中医心理学的概念

中医心理学是继承中国古代哲学对心理现象的认识，运用中医基础理论和实践，与现代心理学相互渗透和交叉，研究心理现象发生、发展规律及心理因素在人体疾病过程中的作用及其规律的一门学科。中医心理学的基础理论，是引用古代的哲学思想，运用中医基本理论，结合现代心理学的研究，论述中医心理学的物质基础、理论基础与实验研究。同时，中医心理学基础理论对心理卫生保健、心身疾病的病因病机和辨证论治的确立、心理护理等具有广泛的指导意义。

中医学以整体观念为基础，把人体看成一个有机的整体，强调了形与神的统一性；把人与自然环境、社会环境看作一个统一体，强调了人与自然、社会的内外统一性。中医理论体系中有着丰富的心理学思想，这些心理学思想贯穿了中医的整体观思想，突出体现了人的精神、意识、思维活动是建立在脏腑功能基础之上的；人的心理活动有个体差异性，同时必然受到自然环境和社会环境的影响。在传统中医学中也有着丰富的治疗心理疾病的临床实践经验。因此，中医心理学是中医体系的重要组成部分。中医心理学是从中医学这个母体中分化出来的学科，它的理论基础体现了中医学的基本特点，在继承中国古代心理学思想的基础上，运用现代心理学的框架，着重研究心理现象发生、发展的规律，研究心理因素在人体生理、病理、疾病的诊断和治疗过程中的作用及其规律。

二、中医心理学的形成和发展

远古时代，社会生产力十分落后，人类对自然缺乏正确的认识，对于疾病的产生原因，常常看作是神灵惩罚或恶魔作祟。因此，治病手段就是对两者的“软硬兼施”，或祈祷神灵的保佑和宽恕，或驱鬼、辟邪。远古时代的医生虽然也掌握了一部分药物和针灸治疗手段，但主要医疗方法还是“祝由”，因为这种使用语言行为进行治疗的方法最方便、最易实施。“祝由”这样的医疗活动实际上包含了许多现代心理治疗方法。此期就是中医心理学思想的萌芽时期。

《内经》是我国科学史上的一部重要的著作。它将古代哲学思想系统地运用于医学，确定了中医的整体观念，提出了脏象经络学说，阐发了病因病机，制订了诊治大法，标志着中医理论体系的确立。在中医理论体系中，中医心理学是一个重要的组成部分。《内经》也是中医心理学雏形的标志。中医心理学基础理论中的阴阳五行学说、心主神明、脏象学说等均在《内经》中基本奠定，形成了七情学说的雏形。《内经》中的“九气”、“五志”都是后来南宋陈无择定型七情学说的基本依据。对睡梦等心理现象、个体心身发展的基本观点、心理过程、人格体质学说等一系列问题都形成了基本的认识。四诊心法、心理病机、心理疗法、心理卫生等一系列中医心理学的临床实践方面的基本内容都包含在内。历代的医学家，无论从基本理论还是医疗实践方面，都在《内经》的基础上极大地丰富和发展了中医心理学。

在心理治疗方面，我国杰出的医学家华佗，有许多精辟的论述及治验病案。《华佗神医秘传》中说：“忧则宽之，怒则悦之，悲则和之，能通斯方，谓之良医。”意即一个高明的医生，必须能针对患者的不正常的情志进行心理治疗。他曾明确提出医心的重要性，指出：“夫形者神之舍也，而精者气之宅也，舍坏则神荡，宅动则气散。神荡者昏，气散则疲，昏疲之身心，即疾病之媒介，是以善医者先医其心，而后医其身。”华佗十分重视心理因素在致病中的作用，其所提出的“先医其心”的主张很有科学价值，也说明心治是一种病因疗法。

张仲景所著《伤寒杂病论》至今仍有效地指导着临床。他强调了心身调理的治疗思想，并把精神、情志的异常变化作为诊断、辨证的重要依据。他形象地描述了奔豚病的证候，明确指出本病“皆从惊恐得之”，并创奔豚汤、桂枝加桂汤治之。他首先提出“脏躁”病名，描写其症状表现为“喜悲伤欲哭，像如神灵所作，数欠伸”。指出患脏躁症的患者，无故悲伤欲哭，或哭笑无常，连续打哈欠、伸懒腰，动作言语都不能自控，似有“神灵附体”一般。可见脏躁是一种精神障碍疾病，其病因以情志刺激为多见。张仲景创甘麦大枣汤治之。对诸如百合病、惊悸、失眠等常见的与心理因素密切相关的疾病都确立了完整的理、法、方、药辨证论治原则。根据隋唐医事制度，太医署中均设有祝禁科，并设有咒禁博士、咒禁师等医疗官职。如果把祝禁科看成最早的原始蒙昧的“心理治疗科”，那么咒禁博士、咒禁师等可谓官方命名的最早的“心理治疗医生”。

孙思邈是唐代著名医学家，他的医学心理学思想受到了当时盛行的佛教及儒家、道家思想的影响，重视养生、养性。他在《千金方》中具体介绍了运用“内视法”、“调气法”、“呼音法”等气功养性方法来疏通气机、调畅情志。同时，还记载类似现代暗示疗法的咒禁疗法，每种疗法中的律令（即行禁时的咒语）对病情都有针对性，并配合药物，对患者有明显的暗示治疗作用。特别是孙思邈在其临床实践中把某些心理活动的变化看成是内在脏腑病变的部分症状，从而把心理活动的变化纳入了脏腑辨证体系，指出：“心气虚则悲不已，实则笑不休……悲忧思虑则伤心，心伤则苦，惊喜善忘”，进而提出：“治心实证，惊梦，喜笑恐畏，悸惧不安，用竹沥汤”，“治心不足，善悲愁恚怒……善忘，恐不安，妇人崩中，面色赤，茯苓补心汤”。由此看来，孙氏对心神病证的辨证论治是理、法、方、药密切联系的。

宋、金、元时期是中医心理学成长、发展的时期。陈无择所著的《三因极一病证方论》中，将各种致病因素归结为内因、外因、不内外因，统称为“三因”。其中内因即喜、怒、忧、思、悲、恐、惊。陈氏在论述三因致病时，特别突出了情志因素的致病作用，所创立的“七气汤”、“大七气汤”、“小定志丸”、“菖蒲益智丸”等方剂，为中医诊治情志病做出了贡献。

金元四大家从不同的角度，丰富和发展了中医心理学思想。刘完素以倡“火热论”著称。他提出“五志化热”的著名理论，即“五脏之志者，怒、喜、悲、思、恐也……若五志过度则劳，劳则伤本脏，凡五志所伤皆热也”。因而提出一套以降心火、益肾水为主的治疗火热病的方法，并注重调理情欲。这当然也包括心神疾病的治疗。李杲认为“百病皆由脾胃衰而生”，而脾胃受损的原因主要有饮食不节、寒温不适、劳役过度及情志因素，其中情志因素常为先导，“饮食失节，寒温不适，脾胃乃伤。此因喜、怒、忧、恐损耗元气，资助心火，火与元气不两立，火胜则乘其土位，此所以病也”。在治疗上他也非常重视情志因素的作用，主张服用“补中益气汤”时，必须“宁心绝思，药必神效”。张从正是杰出的中医心理治疗大师。他在《儒门事亲》中指出：“悲可以治怒，以怆恻苦楚之言感之；……此五者，必诡诈谲怪，无所不至，然后可以动人耳目，易人视听”。他的心理治疗医案流传至今，而且有治有论，在理论及实践方面均有创见。

明、清时代，临床各科的心理学思想、心理治疗都有一定发展，太医院十三科中仍然保留有祝由科。各科医家对七情病因病机普遍重视。张介宾在《类经·会通》中专列“情志疾病”29条。《景岳全书》中对痴呆、癫、狂、痫、郁、诈病等与精神因素密切相关的病证论述颇详，还特别指出“以情病者，非情不解”，“若思郁不解致病者，非得情舒愿遂，多难取效”。缪希雍在《本草经疏》写到：“以识遣识，以理遣情，此即心病还将心药医之谓也”。这个时期，心理治疗运用广泛，具体方法丰富多样，像情志相胜疗法、两极情绪疗法、激情刺激疗法、暗示疗法、说理开导疗法、移精变气疗法等，在临床上都取得很好疗效，许多医家的医案中都有详细、生动的记载。各种心理疗法应用广泛，影响很大，甚至在当时的文学作品中都有所反映，如吴敬梓的《儒林外史》中记述的“范进中举”，因过喜而连叫“我中了”呈疯癫状，后经他平时最惧怕的岳父胡屠户打了一个耳光而治愈。

第二节 中医心理学基础理论

一、心神感知论

祖国医学在心主神明论的基础上，提出人的感知活动都是在心神的主导下进行的。《灵枢·本神》说：“所以任物者谓之心”。正因为神舍于心，心神是人类感知活动的中枢，所以脏象之心才成为反映所感知客观事物的所处。目、耳、鼻、舌、身是机体五种重要的感觉器官，分别司视、听、嗅、味和体表痛、温、触压觉。

1. 视觉 目为视觉器官，为心神任物的主要门户。经由此门户，心神可辨明暗，分色泽，知形状；还可感知时间、空间和运动的变化。目与五脏均有联系，但与肝联系最为密切。故《内经》称：“目者，肝之官也”。目、肝的关系主要体现在“肝藏血”，血气是视觉的物质基础。另一方面是“肝藏魂”，魂游于目而为视。目与心的关系也十分密切，表现为心神对目所接收的外部客观事物映象的正确感知上。神志正常时，可准确、快速地反映视力所及的外部客观世界的映象；反之，心神失常时，即使肝、目无病，视觉也不能正确反映客观事物。临床上所见的邪闭心窍、神志昏迷患者的视觉失常，邪扰心神、神志失常患者的幻觉均表现了心与目的关系。

2. 听觉　耳为听觉器官，用以辨别不同音质、音量，通过经络与各内脏特别是心、肾紧密相连。故《内经》称："耳者，肾之官"。"肾气通于耳，肾和则耳能闻五音"。"心主血脉，耳得血而能听"。临床上若心神不明，肾气不行，则可导致听觉异常。正所谓"狂，目妄见，耳妄闻"。

3. 嗅觉　鼻为呼吸门户，也是嗅觉器官，用以分辨各种气味。中医认为鼻是肺所主官窍。鼻的功能正常与否，主要取决于心、肺功能的正常与否。肺气通于鼻，肺和则鼻能知香臭。五气入鼻，藏于心肺，心肺有病则鼻为之不利。

4. 味觉　舌为味觉器官。除肺以外，五脏均通过经络与舌有直接联系。舌以部分言之，五脏皆有所属，以症言之，五脏皆有所主。五脏之中又以心、脾与舌关系最为密切。故有"心气通于舌，心和则能知五味"。又有"脾气通于口，脾和则口能知五谷"。一旦脾失健运，就会出现纳呆食少，口淡无味。

二、脏合情志论

中医继承古代哲学的情志理论，发展为喜、怒、忧、思、悲、恐、惊七情学说。并将五脏与七情的关系归纳为"心在志为喜，肝在志为怒，脾在志为思，肺在志为悲，肾在志为恐"。而七情致病则表现为"怒伤肝，喜伤心，悲伤肺，恐伤肾，思伤脾"。

三、人格体质论

祖国医学的人格体质理论是建立在阴阳整体论的基础之上的，因此，在目前的文献资料中多以阴阳人格体质学说称之。《内经·灵枢》"通天篇"和"阴阳二十五人篇"较为系统地论述了阴阳人格体质学说。"通天篇"根据个体阴阳气的多少将人格分为太阳、少阳、阴阳和平、少阴、太阴等五大类。

1. 太阴型　表面谦虚，内心另有所谋，好得恶失，抑郁，面色阴沉，爱哭泣，如林黛玉。

2. 少阴型　喜好小利，嫉妒心重，幸灾乐祸，站立时躁动不安，走路时似俯身向前，反应较迟缓，如蒋干。

3. 阴阳和平型　安静自处，不好名利，寡欲无喜，顺应事物，适应变化，从容稳重，如诸葛亮。

4. 少阳型　自尊心强，爱慕虚荣，活泼好动，好交际，好抛头露面，昂首挺胸，手常背于后，如程咬金。

5. 太阳型　好高骛远，意气用事，过于自信，易冲动，感情用事，不易控制，如张飞。

湖南中医药高等专科学校阴阳人格分类量表编制课题组以阴阳人格体质理论为依据，以现代心理测量学为基础，首先精心编制设计了《阴阳人格分类手工量表》，随后又借助现代计算机技术，编制了《阴阳人格分类电脑量表》。初步测试结果分析表明，该量表信度、效度完全满足量表的基本要求。

【附】阴阳人格分类手工量表

指导语：下列 75 道题中你认为与自己情况：①很符合的，计 2 分；②比较符合的，计 1 分；③介于符合与不符合之间的，计 0 分；④比较不符合的，计－1 分；⑤完全不符合的，计一2分。

1. 考虑问题或做决策时总是瞻前顾后，生怕出差错。
2. 钱财对人的一生而言应该是多多益善、永无止境的。
3. 对个人名利看得比较淡。
4. 喜欢与他人一起高谈阔论。
5. 即使是一已蝇头小利，也从不马虎了事。
6. 看到他人遭受挫折时总有一种说不出的高兴。
7. 对现实感到满足，对未来充满信心。
8. 获得丰厚报酬时总是显得格外高兴。
9. 虽有远大抱负和理想，总觉得客观条件限制了这些理想的实现。
10. 善于与各种各样的人交朋友。
11. 尽管常遭受挫折，但从不怨天尤人。
12. 从不为一件值得高兴的事欣喜若狂。
13. 为了达到自己的目的宁愿冒险也不愿坐等时机。
14. 在他人获得名誉利益时总有一种眼红和不舒服的感觉。
15. 不太愿意做默默无闻的工作。
16. 不管什么场所，尽管自己有自己的想法，也不愿发表自己的见解。
17. 城府较深，喜怒哀乐从不溢于言表。
18. 对自己所追求的目标总是采取顺其自然的心态。
19. 不管是什么场所，总是抬头挺胸、目空一切。
20. 同事、同学和朋友都说我为人随和，好打交道。
21. 走路总是情不自禁地左右摇摆。
22. 有许多美好的打算，目前为止真正实现的几乎没有。
23. 考虑问题及言行举止总是容易受他人影响。
24. 能随时代的进步而不断更新自己的思想观念。
25. 工作和生活中一些常规任务总需要他人催促才能完成。
26. 无论什么场合下都能严格约束自己，注重自己的形象、仪表与衣着。
27. 不管在什么环境下都能很快适应自如。
28. 对读过的书，听过的课通常都有很深印象。
29. 只要能达到挣钱的目的，一切手段都能用得上。
30. 为了复习考试，再好看的电视也能忍住不看。
31. 在观念和生活方面从不追求前卫和时髦。
32. 在各种考试和比赛中都能比别人提早交答卷。
33. 胜任工作，能写会算，业余生活，能歌善舞。
34. 遇到不公正的事总爱打抱不平。
35. 每当需要支付某项费用时，总要不断地讨价还价。
36. 内心感受不愿告诉他人。
37. 不太注意衣着打扮。
38. 对家庭、集体、他人和自己的重大事情总是操心不断。

39. 乐于参加各种活动，并成为他人关注的目标。
40. 相信天道酬勤的道理，在事业上肯花功夫。
41. 对别人的缺点和问题总是忍不住要当面指出，否则总觉得不舒服。
42. 即使现实情况相当不错，但仍觉得灾难就要降临。
43. 别人生气时，虽与自己无关，但也会因此而烦恼。
44. 别人哭得再伤心，也很难打动自己。
45. 对分外财物从不心动。
46. 遇到对自己有利的事总是抢着去做。
47. 尽管有些事情是客观条件造成的，但仍旧不断地责怪自己。
48. 容易接受新知识和新事物，但经常是点到为止，不做深入研究。
49. 喜欢以理服人，讨厌权势压人。
50. 不会受他人影响而改变自己的目标。
51. 在经济上信奉“亲兄弟、明算账”的观念，决不含糊。
52. 遇到重大事件从不乱表态，很少乱发言。
53. 从不因困难和挫折放弃自己的计划。
54. 做事只有五分钟热情，经常是有始无终。
55. 对人生的看法较为消极，显得多愁善感。
56. 经常反思检讨自己，不断激励鞭策自己。
57. 在各种激烈的比赛中往往都有较好表现。
58. 相信“面包会有的”，“一切都会有的”。
59. 做事、说话以及处理问题总是比别人要慢半拍。
60. 遇到问题总是喜欢问是什么、为什么。
61. 对自己的弱点和不足往往看得较多，从不炫耀自己的优势。
62. 做事专心致志，不受外界干扰。
63. 在上级领导和知名专家面前能准确表达自己的想法。
64. 在我看来，同学、老乡、战友甚至是家里人都是靠不住的。
65. 活动中比别人玩得更尽兴，安静时也能耐得住寂寞。
66. 观察事物、分析问题比别人更仔细。
67. 一般不发言，一旦开口，总是一鸣惊人。
68. 乐于助人，不图回报。
69. 对领导、父母、老师总是百依百顺，从不在他们面前顶牛。
70. 在大庭广众面前容易红脸。
71. 在不开心的时候也能够控制自己的情绪。
72. 在处理和解决问题时，总认为自己的办法是最高明的。
73. 一旦遇到困难和挫折，容易灰心丧气，甚至绝望。
74. 从不指望“天上会掉馅饼”。
75. 待人温和，与人为善。

阴阳人格分类计分表

太阳	题号	4	9	11	20	22	28	34	37	41	48	54	57	63	70	72
	得分															
少阳	题号	1	10	15	19	21	26	32	39	43	50	53	58	65	66	74
	得分															
平和	题号	3	7	12	18	24	27	31	40	45	49	52	56	62	68	75
	得分															
少阴	题号	5	6	14	16	25	30	33	38	44	46	51	60	61	69	73
	得分															
太阴	题号	2	8	13	17	23	29	35	36	42	47	55	59	64	67	71
	得分															

结果判断：①如果某一类人格得分明显高出其他四种，均高出 4 分以上，则可定为该类人格，如果该型人格得分超过 20 分，则为典型型，该型得分若在 10～20 分之间，则为一般型。②2 种人格得分接近，其差异低于 3 分，而且又明显高于其他 3 种，高出 4 分以上，则可定为这 2 种人格的混合型。③3 种人格得分均高于其余 2 种，而且接近，则为 3 种人格的混合型。

第三节　中医临床心理学

一、中医心理卫生

1. 清静养神　所谓清静养神是指保持安宁的心境，保养充足的神气，从而维持心身健康。《素问・上古天真论》指出：“恬淡虚无，真气从之，精神内守，病安从来。”中医名家刘河间也曾论述“心乱则百病生，心静则万病悉去”。应该注意的是，清静养神并非无欲无心、无理想、无抱负、无作为的懒惰心理，只是一种神情专注、淡于功利、排除杂念的平和心态。

2. 择时调神　所谓择时调神是指按照自然界的时间节律来调节人的心理神态，从而达到神调体健的目的。《素问・四气调神大论》指出：“春三月，此谓发陈，天地俱生，万物以荣，夜卧早起，广步于庭，披发缓形，以使志生，生而勿杀，予而勿夺”。与一年四时变化节律相类似，一日昼夜变化也表现为“日出为春，日中为夏，日落为秋，夜半为冬”。中医心理学认为，个体顺应四时之律，即可保持神明体健，若违背四时之律，则可导致心身疾病的产生。所以一个人保持正常的生活规律，对于维持心身健康是非常重要的。

3. 节欲保精　所谓节欲保精是指节制性欲，休养肾精，以存元真。中医认为，精、气、神是人体的重要组成部分，其中精是化气生神的基础，是人体抵御外邪的重要物质。一个人肾精充盛，则气旺神清体健；反之，若肾精亏损，则气衰神疲体倦。性欲是人的正常生理、心理需要，但过于纵欲常常是导致肾精亏损的主要原因。中医认为：“年少近色，多夭”，“过则为灾”。因此，节欲保精是维持心身健康一个非常重要的措施。

4. 调神畅气　所谓调神畅气是指协调七情，防止偏激，从而保障气机条达疏畅。喜、怒、忧、思、悲、恐、惊七情是人之常情，但七情过激，则可扰乱气机，损伤脏腑，若能协调七情，气机条达，则能应对各种不良刺激，保持心理平衡。中医认为，调神畅气必须“自讼、自克、自悟、自解”，也就是要不断自我反省，自我解嘲，自我克制，自我疏导。

二、中医心理治疗

1. 脱敏渐适法 中医认为：“惊者平之，平者常也”，意指突然强烈的刺激可以导致疾病，通过由轻到重，由少到多的顺序接触刺激物，使之渐渐适应，可以不再敏感，与现代心理治疗的行为脱敏疗法是完全类似的。

2. 情志相胜法 情志相胜是一种有意识地调动某种情绪活动，调节和控制因另一种情绪所引起的疾病的心理治疗方法。中医名家张子和根据中医理论“悲胜怒、恐胜喜、怒胜思、喜胜忧、思胜恐”，并总结临床实践而提出：“悲可以治怒，以怆恻苦楚之言感之；喜可以治悲，以谑浪亵狎之言娱之；恐可以治喜，以迫遽死亡之言怖之；怒可以治思，以污辱期罔之言触之；思可以治恐，以虑彼思此之言夺之。”

3. 移情易性法 是一种通过转移病人情绪注意点，改变其不良行为习惯的治疗方法。《临证指南医案》指出：“情志之郁，由于隐情曲意不伸，郁症全在病者能移情易性”。说明情郁之症可以移情易志之法治疗。《理瀹骈文》认为：“七情之病者，看书解问，听曲消悉，有胜于服药者矣”。棋、琴、书、画、垂钓、旅游均可达到移情易志，改变不良行为习惯的作用。

4. 说理开导法 让患者了解病情真相，消除顾虑，使其主动配合治疗，提高疗效。《灵枢·师传》载有：“人之情，莫不恶死而乐生，告之以其败，语之以其善，导之以其便，开之以其苦”。这里所述告之、语之、导之、开之就是说理开导。《昭明文选·七法》载有：“论天下之释微，理万物之是非而使楚太子涩然汗出、霍然病已”。是中医以说理开导心理治疗的著名病案。

5. 导引吐纳法 导引吐纳即气功疗法，在意念引导下调动正气达于病所，以驱邪治病。葛洪在《抱朴子》中说：“服药虽为长生之本，若兼能行气，其益甚速。若不能得药，但行气而尽其理气，亦得数百岁……善行气者内以养身，外以却病恶”。可见，气功通过调节意念和气息运动，激发经气，疏通气机经络，调和气血，可达到抗病驱邪的功效。

三、中医心理护理

中医心理护理是指运用中医基本理论，在护理过程中，通过医护人员的言行调节患者心理状态，消除或减轻心理致病因素，促进康复的护理方法。其基本特点是整体观念和辨证施护。

1. 整体观念 中医认为人是形神统一的整体，人既具有躯体的生理活动，又具有复杂的心理活动。生理活动与心理活动相互影响、相互作用、相互制约。同样，人体疾病无一不是生理与心理活动变化的结果。生理的变化必然会反映为心理的变化，而心理的问题也必然影响到生理状态的改变。

2. 辨证施护 所谓辨证施护就是将中医辨证施治原则应用到护理过程之中，从而提高护理效果的一种护理原则。也就是在护理过程中首先要运用四诊方法，观察和了解病情，通过辨证分析，正确认识疾病，在此基础上制订出护理计划并精心实施护理。

强化训练习题

一、选择题

1. 下列哪项不是中医心理学的特点
   A. 强调整体观念
   B. 强调人与自然的统一
   C. 强调心身相互影响
   D. 强调药物在心理问题的应用
2. 关于“祝由”的说法，错误的是
   A. 是一种典型的迷信
   B. 是暗示心理治疗的雏形
   C. 是由时代所决定的
   D. 有一定治疗效果
3. 下列哪部医典奠定了中医心理理论基础
   A.《内经》
   B.《伤寒杂病论》
   C.《千金要方》
   D.《三因极一病证方论》
4. 为中医诊断治疗情志疾病做出较大贡献的是
   A. 华佗
   B. 扁鹊
   C. 陈无择
   D. 刘完素
5. “忧则宽之，怒则悦之，悲则和之，能通斯方，谓之良医”出自
   A.《内经》
   B.《周易》
   C.《华佗神医秘传》
   D.《本草纲目》
6. 从理论和实践丰富和发展以情胜情治疗方法的代表是
   A. 张仲景
   B. 张子和
   C. 李杲
   D. 刘完素
7. “怒伤肝，喜伤心，悲伤肺，恐伤肾，思伤脾”阐述的是
   A. 人格体质论
   B. 心神感知论
   C. 脏合情志论
   D. 心主神明论
8. 下列哪项不是阴阳人格体质的类型
   A. 太阳型
   B. 太阴型
   C. 少阳型
   D. 抑郁型
9. 安静自处，不好名利，寡欲无喜，适应变化，从容稳重，如诸葛亮。其人格类型属于
   A. 太阳型
   B. 阴阳和平型
   C. 少阳型
   D. 少阴型
10. 少阳型人格的主要心理行为特点是
    A. 自尊心强，爱慕虚荣
    B. 好高骛远，意气用事
    C. 喜好小利，嫉妒心重
    D. 安静自处，不好名利
11. “恬淡虚无，真气从之，精神内守，病安从来”阐述的心理卫生是
    A. 清静养神
    B. 节欲保精
    C. 择时调神
    D. 调神畅气
12. 节欲保精是指
    A. 禁止性欲
    B. 节制食欲
    C. 防止纵欲
    D. 放纵一切欲望
13. “悲可以治怒，以怆恻苦楚之言感之”

讲的是
A. 情志相胜疗法
B. 脱敏渐适疗法
C. 说理开导疗法
D. 导引吐纳疗法

14. “惊者平之，平者常也”讲的是
A. 情志相胜疗法
B. 脱敏渐适疗法
C. 说理开导疗法
D. 导引吐纳疗法

15. 中医心理护理整体观念不包括
A. 形神统一
B. 心身互动
C. 心理决定生理
D. 人与环境协调

16. 首先提出“脏躁”并创甘麦大枣汤治之的是
A. 张仲景
B. 华佗
C. 张子和
D. 刘完素

17. 某人自尊心强，爱慕虚荣，活泼好动，昂首挺胸，如程咬金。其人格类型可能属于
A. 太阳型
B. 太阴型
C. 少阳型
D. 少阴型

18. 中医心理护理的主要特点之一是
A. 局部观念
B. 对症护理
C. 辨证施护
D. 基础护理

二、是非题

1. 祝由虽然只是一种应用语言行为“求神驱魔”的方法，但却具有一定的科学性，并对精神障碍性疾病具有显著的治疗效果。
2. 刘完素提出“五志化热”的著名理论，并创立了一套以降心火、益肾水为主的治疗火热病的方法。
3. 孙思邈认为“治心实证，宜用茯苓补心汤；治心不足，用竹沥汤”。
4. 中医脏合情志理论将七情致病的关系描述为“怒伤心，喜伤肺，悲伤脑，恐伤肾，思伤脾”。
5. 某人喜好小利，嫉妒心重，幸灾乐祸，反应迟缓，如蒋干。其人格类型可能是少阴型。
6. 情志相胜法指的是“悲胜怒、恐胜喜、怒胜思、喜胜忧、思胜恐”。
7. 中医心理学根据个体阴阳气的多少将人格分为太阳、少阳、少阴、太阴四大类。
8. 所谓移情易性法是一种通过转移患者情绪注意点，改变其不良行为习惯的治疗方法。
9. 中医整体观把人看成是形与神的统一体，强调人与环境的统一性。
10. 所谓脱敏渐适法就是有意识地调动某种情绪活动，调节和控制因另一种情绪所引起的疾病的一种心理治疗方法。

三、问答题

1. 试述脏合情志论的基本观点。
2. 何谓阴阳人格体质理论？该理论将人格分为哪几个类型？
3. 归纳小结中医心理治疗的几种常用的方法。
4. 简述中医心理护理的主要特点。

（湖南中医药高等专科学校　郭争鸣）

参考文献

1. 马存根，周郁秋. 医学心理学. 2 版. 北京：人民卫生出版社，2002.
2. 董湘玉，李琳. 中医心理学基础. 北京：人民卫生出版社，2003.
3. 胡佩诚. 医护心理学. 北京：北京医科大学出版社，2002.
4. 徐传庚，郭争鸣. 医学心理学. 北京：中国统计出版社，1994
5. 蒋乐兴，郭争鸣. 职业学校学生心理指导. 济南：山东科技出版社，2004.
6. 姜乾金. 医学心理学. 北京：人民卫生出版社，2000.
7. ［美］理查德·格里格著. 心理学与生活. 王垒译. 北京：人民邮电出版社，2003.
8. ［美］Dennis Coon 著. 心理学导论. 郑钢译. 北京：中国轻工业出版社，2003.
9. 肖水源，郭争鸣. 护理心理学. 长沙：湖南科学技术出版社，2005.
10. 郭争鸣等. 自编《阴阳人格分类量表》测试结果的分析研究. 湖南中医药导报，2004，10（12）：8-9.
11. 李心天. 医学心理学. 北京：北京医科大学中国协和医科大学联合出版社，1998.
12. 彭聃龄. 普通心理学. 北京：北京师范大学出版社，2001.